虹のむこうには
為さん・大作さんの言葉

ハンセン病取材二十年の記録

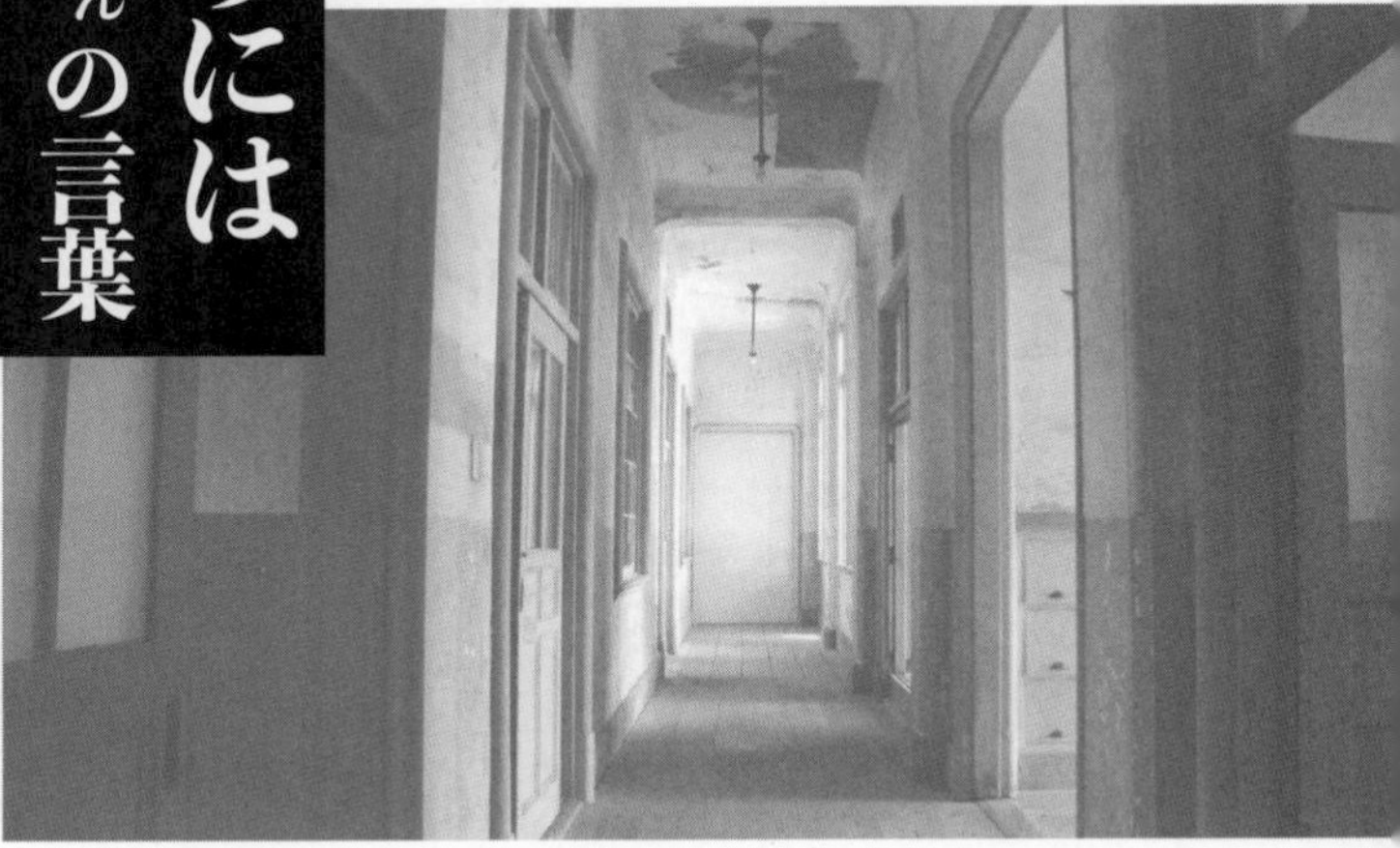

小川秀幸

皓星社

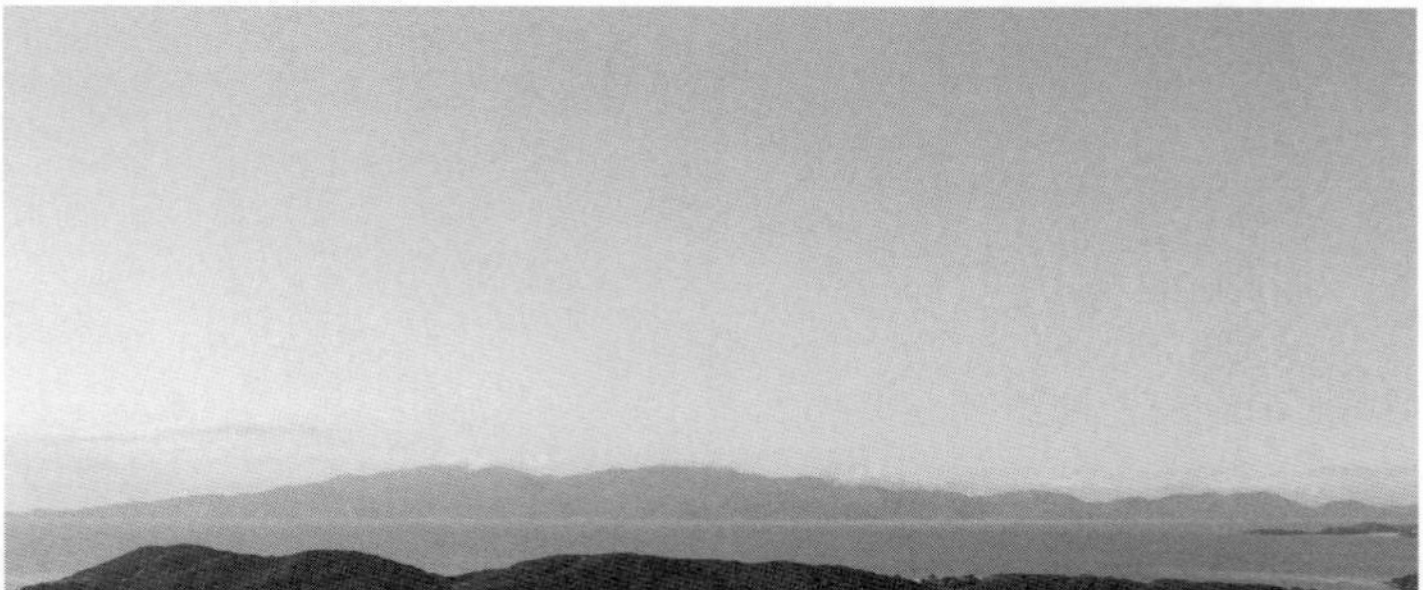

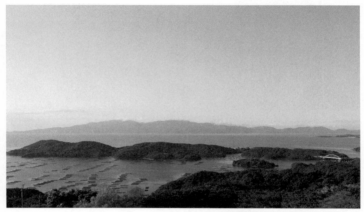

ふたつのハンセン病療養所がある長島（岡山県瀬戸内市）

はじめに

二〇二一年三月二十六日、私は岡山県の斎場にいました。その斎場は、診療棟の最上階にありました。ここは、国立ハンセン病療養所。医療機関の中に斎場も納骨堂もあるのです。

この日、島にある療養所では、ひとりの男性の告別式が行われていました。参列者のほとんどは、同じ島で暮らす〝仲間〟。ただ、少ないながら故郷からかけつけた親族の姿もありました。

旅立ったのは川北為俊さん。療養所で暮らす三重県出身者のまとめ役でした。享年八十六。

私が初めて川北さんとお会いしたのは、今から十九年ほど前。私が三十五歳のときでした。隔離政策の違憲性を問う裁判（原告勝訴）を機に取材を始めた私を受け入れてくれたのです。

私は一九九〇（平成二）年、地元の放送局である三重テレビに入社しました。その後、ニュースの特集や情報番組の報道コーナーを担当し、そのなかでたまたま出会ったのが〝ハンセン病〟でした。

それ以来、細々とではありますが島に通い、ハンセン病に関する取材を重ねてきました。回復者の六十三年ぶりの帰郷や知事の療養所訪問、県主催帰郷事業の半世紀到達といった話題が入ってきたとはいえ、川北さんとの出会いがなければ、こんなに長くひとつのテーマを追い続けることはなかったでしょう。

川北さんは取材対象というだけでなく、三重の大先輩として様々なことを教えてくれたり励ましてくれる存在でした。筆舌に尽くしがたい体験を聞かせてもらったこともありましたし、他の三重県出身者を交えて鍋をつついたことも度々。いずれも忘れられない思い出です。

心にあいた大きな穴。大切な人との別れにより深い悲しみに陥ったと同時に、私が療養所で見聞きしたことや体験したことすべてが一気に遠い過去のものになっていくような気がして、寂しくてなりませんでした。

三重テレビ放送はこれまで、ハンセン病を題材に九本のドキュメンタリーを制作してきました（制作記録は巻末に記載）。

そのうち「大ちゃんと為さん〜あるまちの風景〜」（二〇一六年初回放送）は、岡山県・長島の療養所で暮らす人たちの日常にスポットをあてた番組です。その〝主人公〟が川北為俊さん＝「為さん」であり、同郷の「大ちゃん」＝吉田大作さんでした。吉田さんも発病によりつらい経験をしていますが、明るさを失わず、日々前向きに生きています。

番組は、第五十四回（二〇一六年度）ギャラクシー賞選奨（すぐれた放送番組などに贈られる伝統ある賞。放送批評懇談会が主催）などを頂き、海外を含め何局かで放送してもらいましたが、五十五分間の番組には入らなかった部分も伝えたいという気持ちをずっと持っていました。

また、全国のハンセン病療養所で暮らす入所者の平均年齢が八十七歳に達しているという現状があります（二〇二一年五月現在、厚生労働省調べ）。ハンセン病に対する偏見差別で苦しんだ人が日本からいなくなる日は、そう遠くではありません。

これまでインタビューに応じてくれた入所者は約四十人。差別なき社会への願いを語ってくれた人たちの声を、何かの形で残しておきたいという思いもありました。

本書のおもな舞台は長島。長島愛生園、邑久《おく》光明園というふたつの国立ハンセン病療養所がある島です。

長島愛生園は、日本で最初の国立ハンセン病療養所として、一九三〇（昭和五）年に設立されました。一方、邑久光明園は、大阪にあった公立の外島保養院が室戸台風で壊滅的状況に陥ったため一九三八（昭和十三）年に移転したものです。島は長い間、船でしか行き来することができず、橋がかかったのは、今からわずか三十年余り前のことでした。

本書は、収容された人たちの証言に加え、橋が果たす役割や入所者の帰郷の現状、市民が療養所を訪ねたフィールドワーク、元患者家族の人生被害などについてまとめたほか、新型コロナウイルスとハンセン病の関係についても考察しました。

編集にあたっては、取材先で撮影した写真や資料をできるだけ入れるよう心がけました。読者の皆さんの理解につながれば幸いです。

また、あえて「仮名」と記していなくても、本名でない方がいることをご理解いただきたいと思います。

なお、川北さんは周りの人からは親しみをこめて「為さん」「為やん」、吉田さんは「大作さん」「大さん」などと呼ばれていることから、本書でもそのように呼ばせてもらうことをお許しください。

巻末には、俳優の常盤貴子さんが素晴らしい文章を寄せてくださいました。「大ちゃんと為さん」をはじめ、三重テレビのいくつかのドキュメンタリーでナレーションを担当いただいた常盤さん。あたたかいまなざしと社会への冷静な視点が感じられるその文章にぜひふれてください。

この本を手にとってくださった皆さん、私たちと一緒に〝橋を渡り〟ハンセン病問題に目を向けてみませんか。

＊本書で表示する年齢は刊行時（二〇二一年九月）のものとし、特に必要のある場合は「当時」として取材時の年齢を記した。

虹のむこうには　為さん・大作さんの言葉＊目次

第一章　大きな存在～為さん～

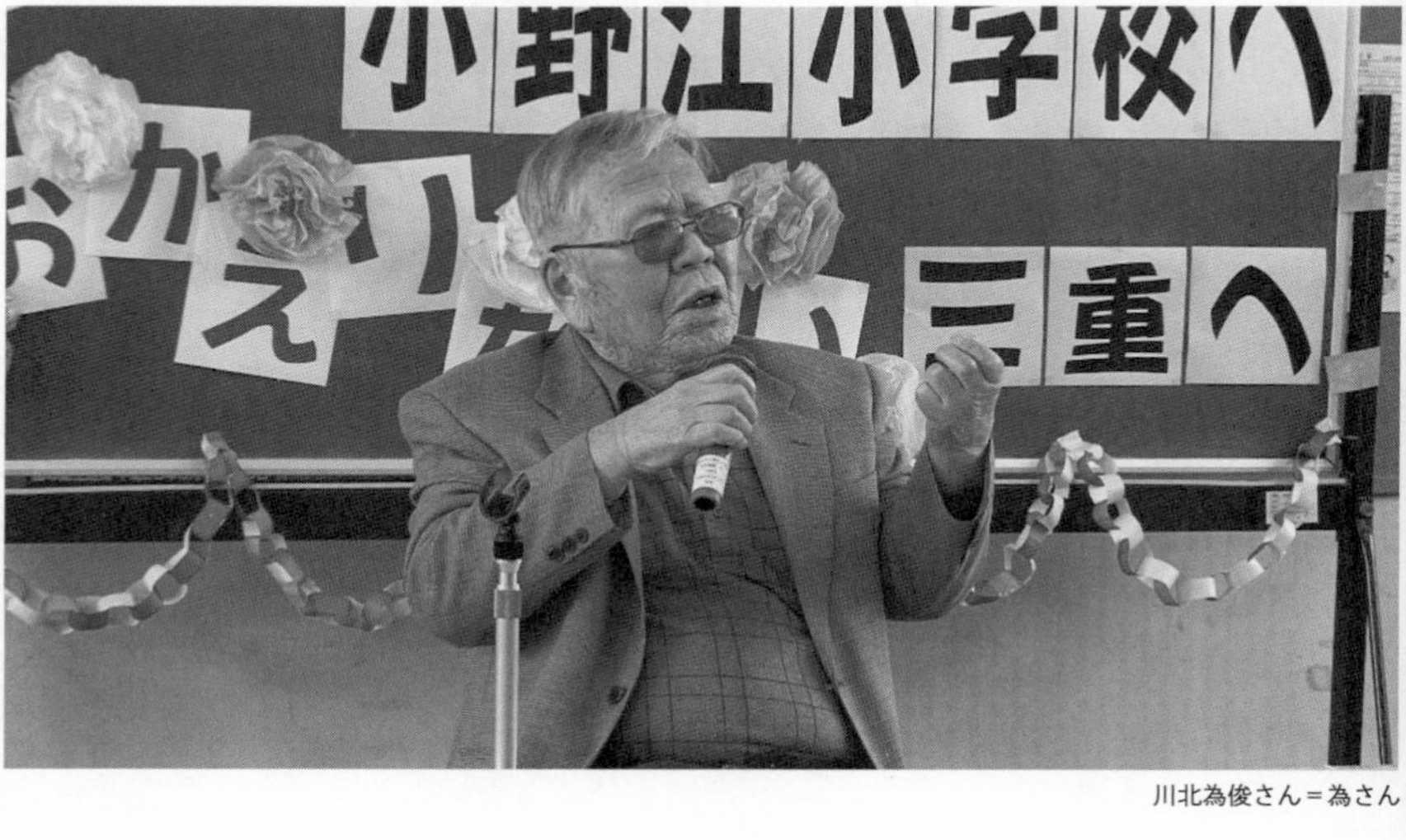

川北為俊さん＝為さん

初めて会った日のこと

〝為さん〟と最初に会ったのは、二〇〇二（平成十四）年の二月下旬。もう二十年近く前になります。その場所は、岡山県にあるJR赤穂線の邑久《おく》駅。国立ハンセン病療養所・長島愛生園を訪れるため駅に降り立った私を、為さんは自家用車で迎えに来てくれていました。

私はその前年のらい予防法違憲国家賠償請求訴訟の判決後にハンセン病問題の取材を始めたのですが、療養所を訪問するのはこのときが初めてでした。

当時、三重県出身者が最も多く暮らしていた療養所が長島愛生園。為さんは、その療養所で暮らす三重県出身者のまとめ役＝県人会長を務めていました。当時六十七歳。

前年から取材を申し込んでいて最初はなかなか認めてもらえなかったものの、取材でお世話になった三重県庁の元ハンセン病担当官の口添えもあって、為さんの了解をもらっていたのでした。下手な文章でしたが、私が取材の意図をしたためた手紙をお送りしたことも、訪問を認めてもらった一因かもしれません。

岡山には車で行くケースがほとんどですが、当時は初めてということもあって公共交通機関を使いました。ひとりでテレビ取材用のカメラを持って新幹線と在来線を乗り継ぎ邑久駅に着いたのが午前十一時頃。

改札を出た私がカメラを抱えているのを見た為さんは「カメラは、ちと具合悪いな」。その言葉にヒヤッとしたものの「まぁ、直接（入所者に）交渉してもろたらええけど」という言葉に少し安堵。軽自動車の助手席に乗せてもらい長島へ。水色のアーチ橋にさしかかり「これが新聞や書物で見た〝人間回復の橋〟だ！」と感動したのもつかの間。車は橋を渡りきり、気がつけば「右に見えるのが光明園」という為さんの言葉。私が初めて目にしたハンセン病療養所でした。

そして長島愛生園へ。橋を渡ってから十分近くはかかったでしょうか。病院がふたつあるだけの島なら一日で歩いて回れるかな？　などと軽く考えていたのですが、全くそうではありませんでした。下調べ不足の最たるもの。報道マンとしては失格です。島の周囲は約十六キロ。とても歩いて回れるものではありません。

為さんは、息子のような年齢の私を車に乗せて園内の様々な場所を案内してくれました。

診療棟はもちろん、自治会や集会所、理髪室、ショッピングセンター、宗教施設、恵の鐘[1]、納骨堂……。そして、入所者の皆さんが暮らしている多数の住居。私がそれまで抱いていた、病院や福祉施設といったイメージとは違って、ひとつの町のような印象を受けました。

（1）仏教関係団体から寄贈されたもので一九三五（昭和十）年に完成。入所者が処遇改善を求めた「長島事件」の舞台にもなった。

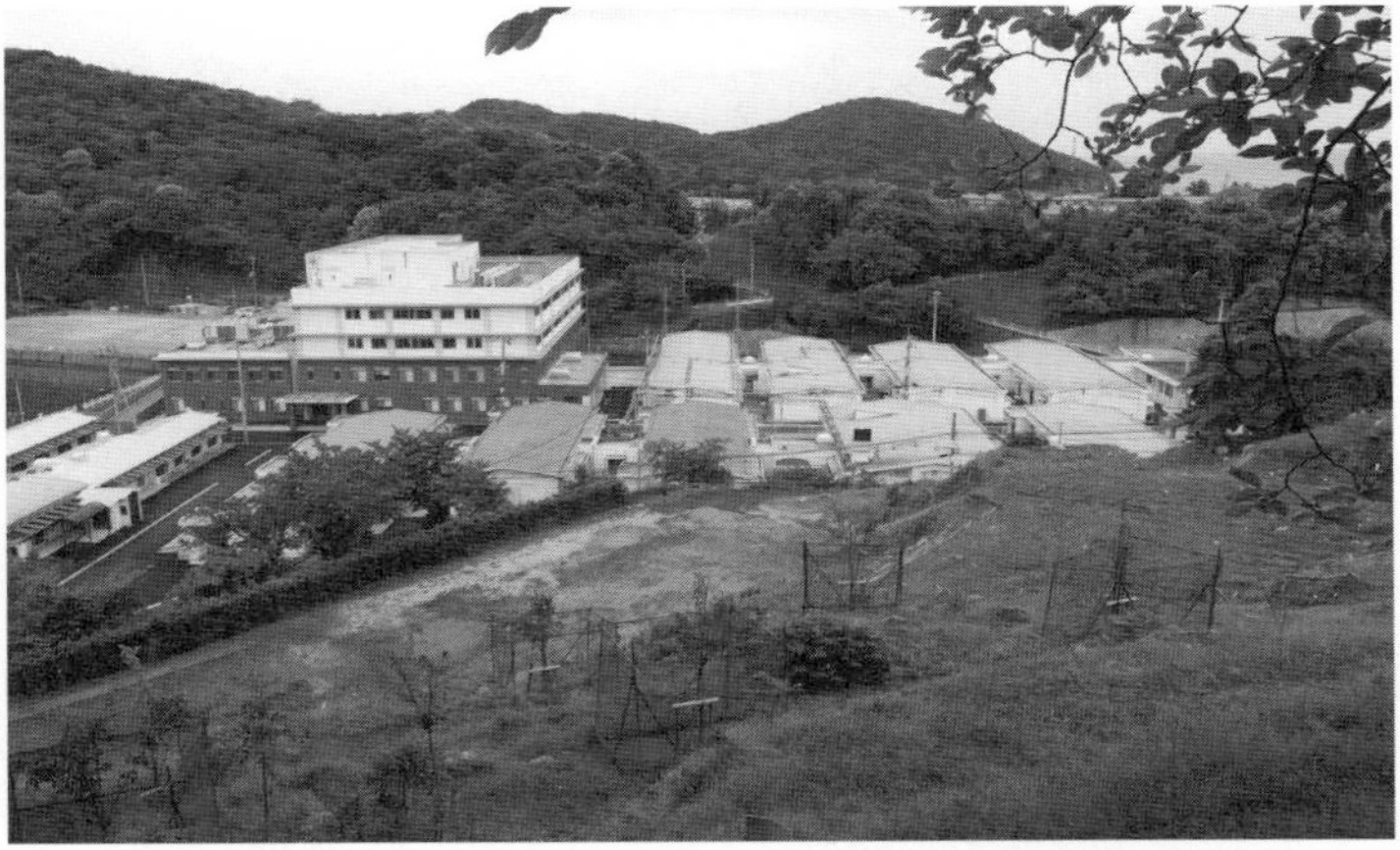

長島愛生園（岡山県瀬戸内市）

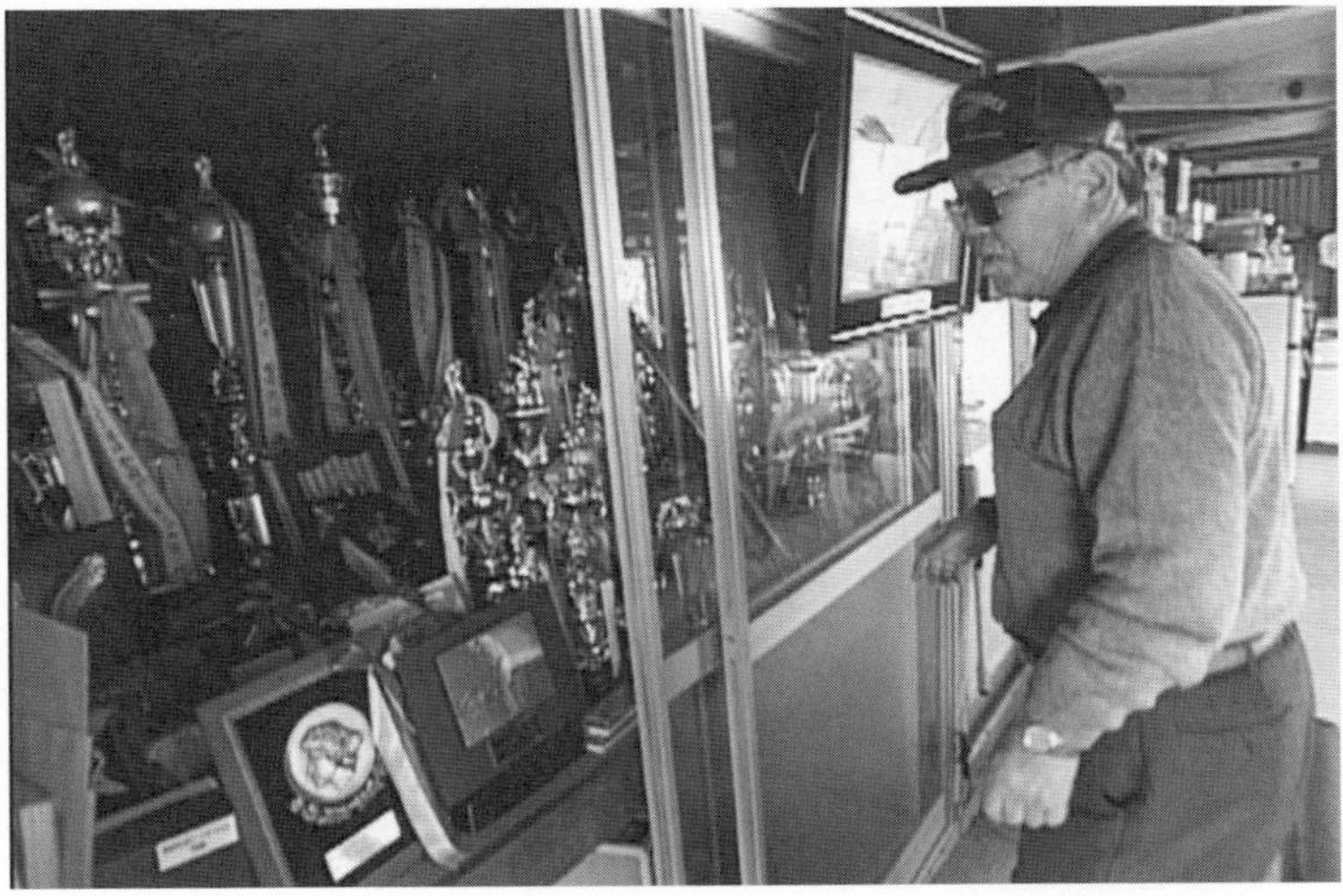

栄光の数々（2002 年取材）

為さんは、妻・幸子さんと暮らす居室近くの広場に私を連れて行ってくれました。そこは少年舎(2)の跡地で、グラウンドだった場所。そばには小屋が残っていて、為さんの後ろについて中へ入ると、たくさんのトロフィーや盾、賞状が並んでいました。

為さんが中心的メンバーだったゲートボール愛好会のもの。愛好会は、全国大会で優勝したのをはじめ様々な大会を勝ち抜いてきました。

「みな色あせてきたけどな」という言葉は、チームが古くから好成績を収めてきたことの証でもありました。

このときは二日間、案内してもらったのですが、為さんは私を多くの三重県出身者に会わせてくれました。入所したときの様子を川柳で振り返ってくれた西口君江さん、父親との別れを語ってくれた宮田茂久さん、三人の娘を三重に置いて島へ来ざるをえなかった田沼きぬえさん（いずれも仮名）、偏見なき社会への決意を話してくれた全盲の田端明さん……。

三重テレビでは、ハンセン病関係では九本目となるドキュメンタリーを二〇二一年一月に放送しました。タイトルは「遺《のこ》すことば～三重から島へ　ハンセン病回復者の思い～」。他界された方々

(2) 愛生園に収容された少年少女が暮らしていた場所。多いときには百人以上が生活していたという。

を含めハンセン病療養所で暮らす三重県出身者の証言をまとめた集大成的な番組と位置づけました（証言は第四章参照）。

改めて感じるのですが、初訪問の際、為さんが私を様々な人に引き合わせてくれなかったら、この番組は成立しなかったと思っています。

入所者の皆さんは、〝為さんの知り合いだから〟あるいは〝為さんがついてきたから〟私のような者にも口を開いてくれたのだと思います。そうでなければ、右も左もわからない状態で島を訪れた若者（二〇〇二年当時三十代半ば）に重い体験を語ってくれるはずはありません。

これまで取材を続けてこられたのは、為さんのおかげといっても過言ではないでしょう。

「ふるさとを捨てさせられた」

為さんが生まれたのは、三重県の中勢地方。一九四七（昭和二十二）年に長島愛生園に来ました。

「九歳か十歳の頃、ここ（太もものあたり）にあざみたいなんができて近くの皮膚科へ行ったけど、医者はすぐには（病名を）言わん。後で考えたらハンセン病やったのか、と」。

顔が少し腫れてきたこともあり、次第に学校に行きづらくなったといいます。

「体育の時間なんかは『お前は体が悪いんやから休んどけ』と言われるし、かつて自分の〝家来〟

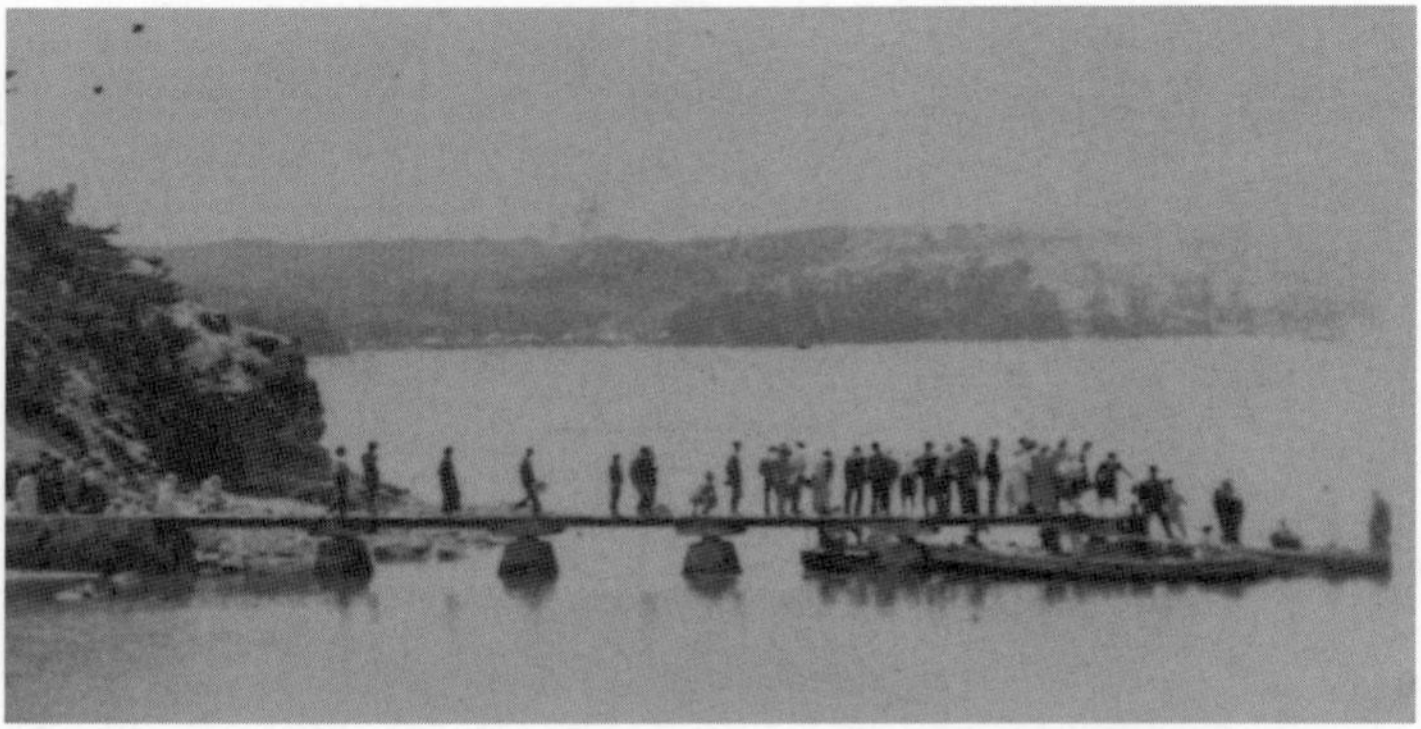

患者収容桟橋（長島愛生園入所者自治会提供）

やった友だちがいばるようになってくる。いじめなんかはないけど、何とはなしに雰囲気でわかりますわ。何とはなしに……」。

学校へ行かなくなった息子を心配した母親は『少年倶楽部』という月刊誌を毎月買い与え、為さんは毎号それを隅から隅まで読んでいました。それが唯一、勉強につながるものでした。

家には夏頃から保健所の職員が来て、為さんをハンセン病療養所に入所させるよう求めていました。為さんは「家を助けるために」療養所行きを決めたのです。

「忘れもしませんよ。昭和二十二年の九月八日です」。

十三歳のときに故郷を離れて岡山県の離れ島、長島へ。為さんは、その日のことを鮮明に覚えています。

「津の一身田《いしんでん》の駅から乗りました。志摩や宇治山田からずっと（患者を）集めてきた列車に夕方の六時十二分に乗って、柘植《つげ》（現・伊賀市）とかあちこちの駅で待たされて、翌朝岡山駅へ着いたんです。そこは、貨物列車の貨物の積み替えをする場所やった。そのとき一緒に来たのは私を含めて二十九人やったと思います」。

そういった列車のことを入所者は〝お召し列車〟と呼んでいました。

列車を降りた為さんは、他の患者と一緒にトラックに乗せられ、夜明けの町を療養所へ向かったのです。

「海のほうと聞いていたけど山のほうへ山のほうへ行くので、騙されてどこかへ連れて行かれるのかなと不安に感じました。知らない所へ連れていかれるのは、これだけ不安で寂しいものか、と」。

「家を助けたい」一心で入所を決めた為さんでしたが、三重の実家は〝ハンセン病患者の出た家〟として真っ白になるまで消毒されたといいます。

「家の天井裏から床下、井戸までみんな……。田舎で生活できませんがな」。

その後、残った家族は引っ越しを余儀なくされました。

「希望を持ってふるさとを後にした、というような格好のええもんじゃないんですよ。実際は、ふるさとを捨てさせられたんやからね、無理やり」。

十三歳（現在の中学一年生）で家族と離され、遠い島へ来たつらさは並大抵のものではありませんでした。

「ただ寂しいのひと言やわ、親や兄弟から離されるということは。ここへ来た子どもらが皆かわいそうやった、自分を含めて皆……本当に」。

入所したのは、終戦からそれほど経っていないとき。

「ひもじさは、みじめなものでした。ひもじさだけは何十年経っても忘れませんに。ただ運が良かったのは、体がわりと丈夫やったんで、他人のやることは何でもできたんです。その点では苦労は少なかったですわ。歯もぜんぶ自分の歯やし、丈夫に産んでくれた母親に感謝せなあかん」。

園内での楽しみ

ここまでの文章を読んでいただくと、為さんには〝ハンセン病〟の苦しみを背負ってきた悲壮感漂うイメージを持たれるかもわかりません。

もちろん、そういった苦難を乗り越えてきた強さはあるのですが、堅苦しい人ではなく、ざっくばらんなふつうの高齢者でもありました。

為さんからは、趣味の話も聞かせてもらいました。足腰が丈夫な頃は、よく「会社へ行く」と言って、自家用車で隣町・備前市の、ある場所に行っていたそうです。

それは……パチンコ店。二〇一六年の取材では「もう何ヵ月も行っとらん」ということでしたが、

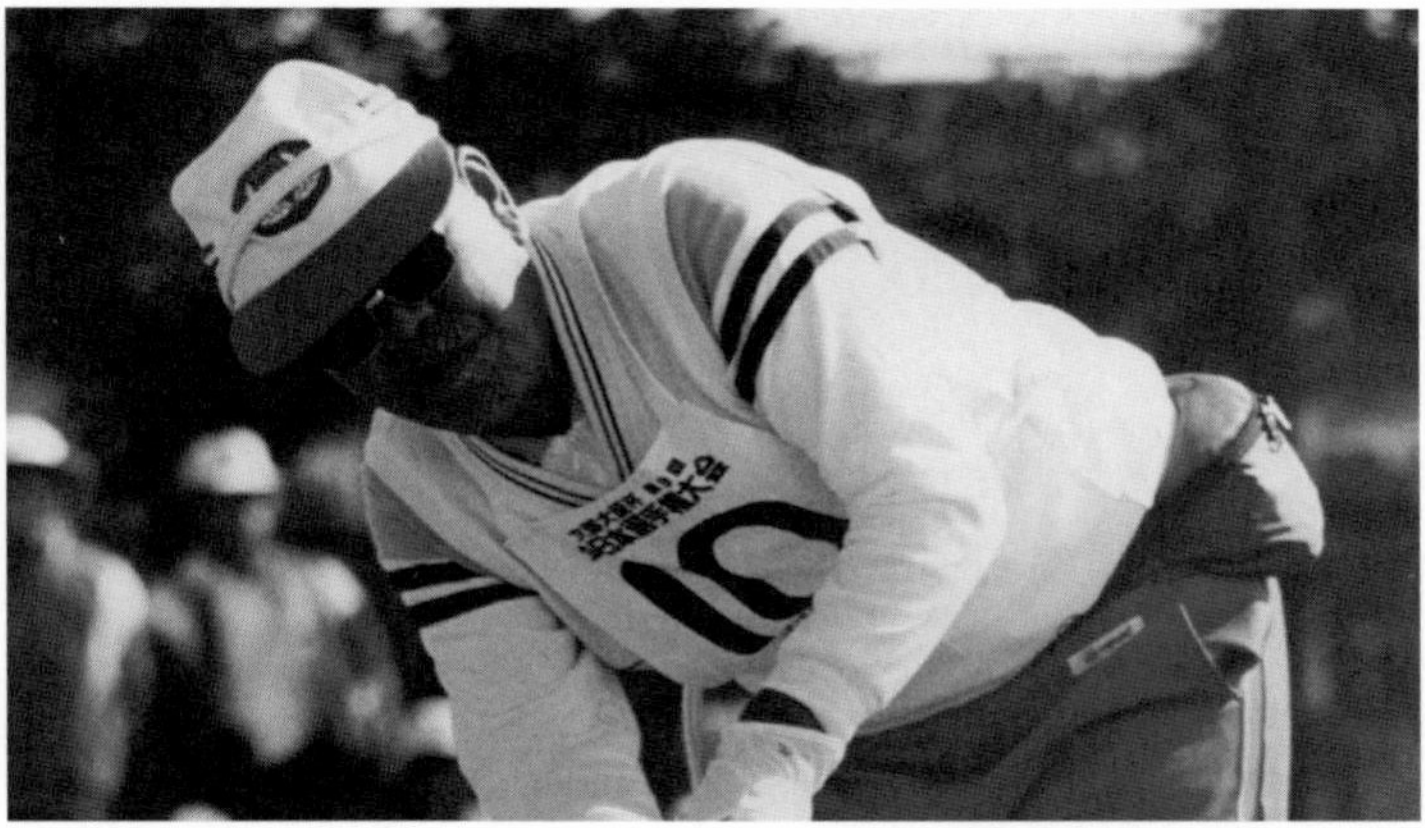

為さんは愛好会の代表をつとめた

それまでの〝戦績〟は悪くなかったようです。データを几帳面につけたノートまで見せてくれました。

モットーを聞くと「十年来、同じ台（で打っている）」。

体を動かす面では、ゲートボール。為さんは、昭和五十年代の半ばから愛生園の人たちとゲートボールのチームを作っていました。名前は「長島ゲートボール愛好会」。そのレベルはかなり高く、中国地区の大会で二回優勝したほか、一九八四（昭和五十九）年には三重県四日市市で開かれた全国大会でも優勝を飾るなど、多くの大会で栄冠に輝きました。

地元、中国地区のテレビ局がかつてチームを取材した番組のビデオを見せてもらったのですが、「豊富な練習量と充実した施設、それにチームワークの良さが強い秘訣」と紹介されていました。

為さんは、四日市での優勝を振り返ります。

「大変やったです。何が大変やったかというと、大会の日がえらい雨で、田んぼの中でやってるようでした。場所は、近鉄四日市駅の近くにあった高校(3)の跡地のグラウンドでした。二四〇チームも参加したんですよ。その中で長島の男性チームが優勝。嬉しかったです、最高ですよ」。

為さんは、ふたつの意味で喜びを感じていました。

「まず、三重の四日市で優勝したということ。それと、そのときはちょうど長島ゲートボール愛好会の代表をしていたんで、二重の喜びでした。一番いい時期に代表をさせてもらいましたわ」。

そのゲートボールチームも、メンバーの高齢化により解散を余儀なくされました。休眠状態が長かったのですが「誰かが正式に解散を表明したほうがいい」という声を受け、為さんが十年余り前に園内放送で「解散宣言」をしたそうです。

そして、為さん夫妻は小鳥と過ごした時間も多くありました。ふたりは口をそろえます。

「ふだんあまり意見は合いませんけど、動物を飼うときだけは一致するんです」。

カナリヤは「カナやん」、文鳥は「ブンやん」などと名づけ、迷いこんできた雀を世話していた時期も。為さんがつけた名前は「チューやん」でした。

(3) 三重県教育委員会によると、その場所にあったのは四日市工業高校。

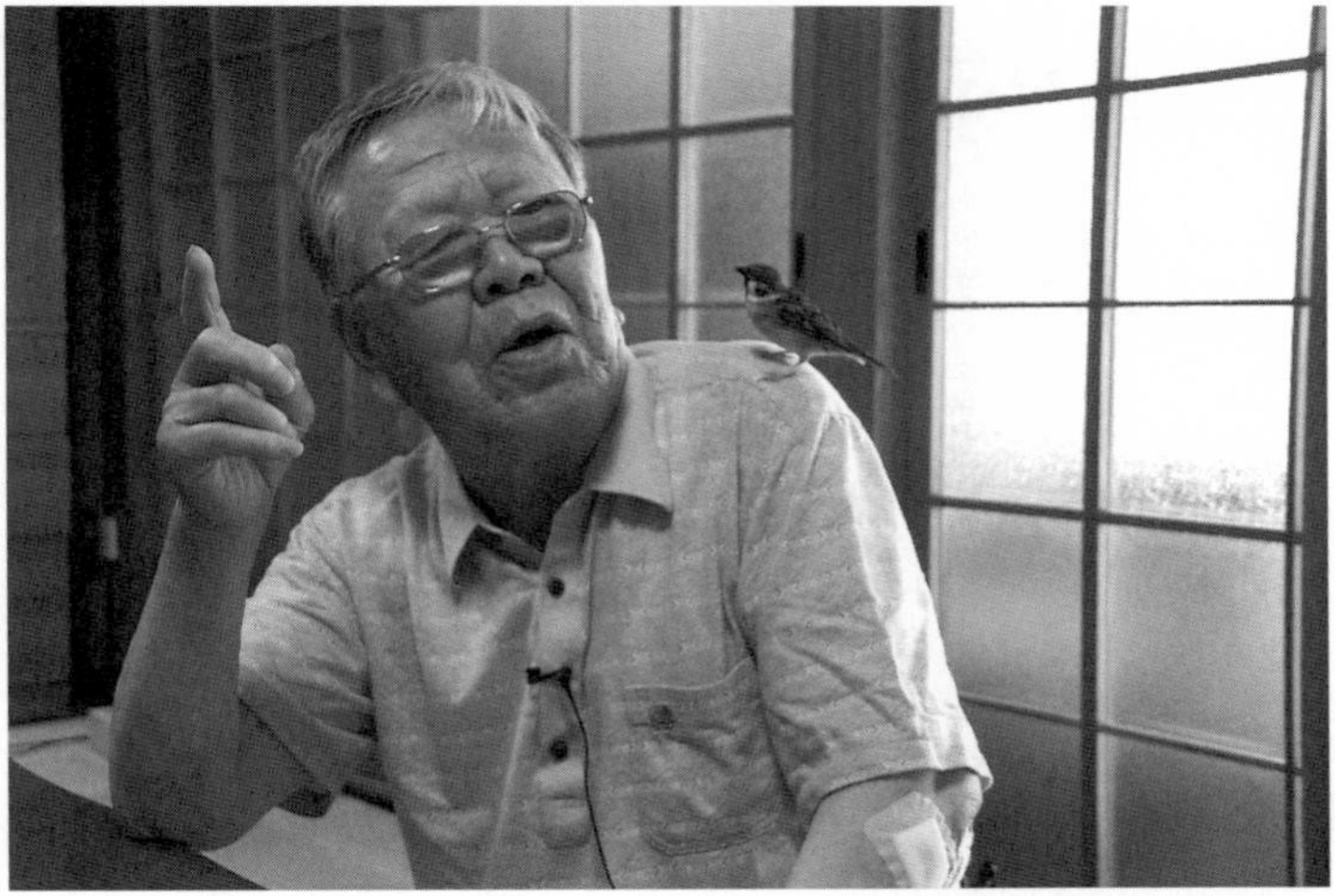

「動物は差別しない」(為さん夫妻)

「雀が一番、人間の感情を敏感に感じ取る」と為さんが言うと、妻・幸子さんは「動物は好き。愛情を注げば注いだだけ返してくれる」と。

その言葉の後には「人間と違って……」という言葉が続く気がしてなりませんでした。

食卓を囲んで

為さんと会うときは、取材させてもらうだけでなく、食事を共にすることも少なくありませんでした。県人会の役員や吉田大作さんも交えて。それは、最初にお邪魔したときからでした。

初めての取材が終わった夜、為さん夫妻は、まだ緊張が残る私を部屋に招いてくれました。そこには、県人会のメンバー、つまり三重の大先輩七~八人が待っていてくれたのです。机には仕出し屋でとってくれたお寿司や幸子さん手づくりの料理が並び、為さんたちから「ご苦労さん」とビールをついでもらったときには、ほっとするとともに「もっともっとこの人たちと交わって取材を続けていきたい」と思ったものでした。

そういった場では、厳しい歴史や現実を冗談で包んだひと言ひと言に笑ったり、驚いたり……。たとえば「ハンセンになった人は指先の感覚がないんです。そやから手が腫れてきて『しもやけかなぁ』と思って先生に診てもろたら骨折してた、そんなことがよくあるんです。小川さん、考えられへんでしょ」(為さん)。

また、住民基本台帳システムの導入が話題になったとき、みなさんは「その番号は知らんけど、入所番号は覚えとる」。

入所番号とは、療養所へ来た順につけられた四桁の番号で、為さんは四〇〇〇番台、幸子さんは六〇〇〇番台でした。

ここへ連れてこられた人たちは、住民基本台帳法ができる五十年以上も前から、そういうふうに管理されてきたのだと感じました。

こんな話も。

為さんは若い頃、園内でよく釣りをしていました。そこで、意外なものが引っかかってきたそうです。骨つぼでした。それも、一回や二回ではなかったといいます。

為さんは推測します。

「園内で入所者が亡くなるでしょ、そしたら（園内で火葬し）親族の人が遺骨を引き取りに来ることもあるんですが、それが引っかかってきたのと違いますか。蛸にとってはええ住処やったでしょう」。

為さんは、それ以上は語りませんでした。

ハンセン病患者とその家族が置かれた境遇については、第三章以降で説明したいと思います。

匂いだけでも

二〇一七年十一月二十二日の早朝、園内の為さんの部屋を訪ねると、少しそわそわしていました。「遠い遠いふるさと三重県よ〜」とリズムをつけながら準備をする為さん。

三重県主催の里帰り事業（第六章で紹介）を含め何度も三重に帰ってきていましたが、足腰が弱ってきたこともあり「これが最後になるかもしれない」との思いで夫婦そろっての帰郷を決めました。

「自分の在所へ帰れる人は（ハンセン病回復者では）めったにおらん。そう思ったら嬉しいよ」（為さん）。

思いの強さは幸子さんも同じでした。帰郷の数日前に電話で話をしたときに「なっとしても帰りたい」と言っていた幸子さん。

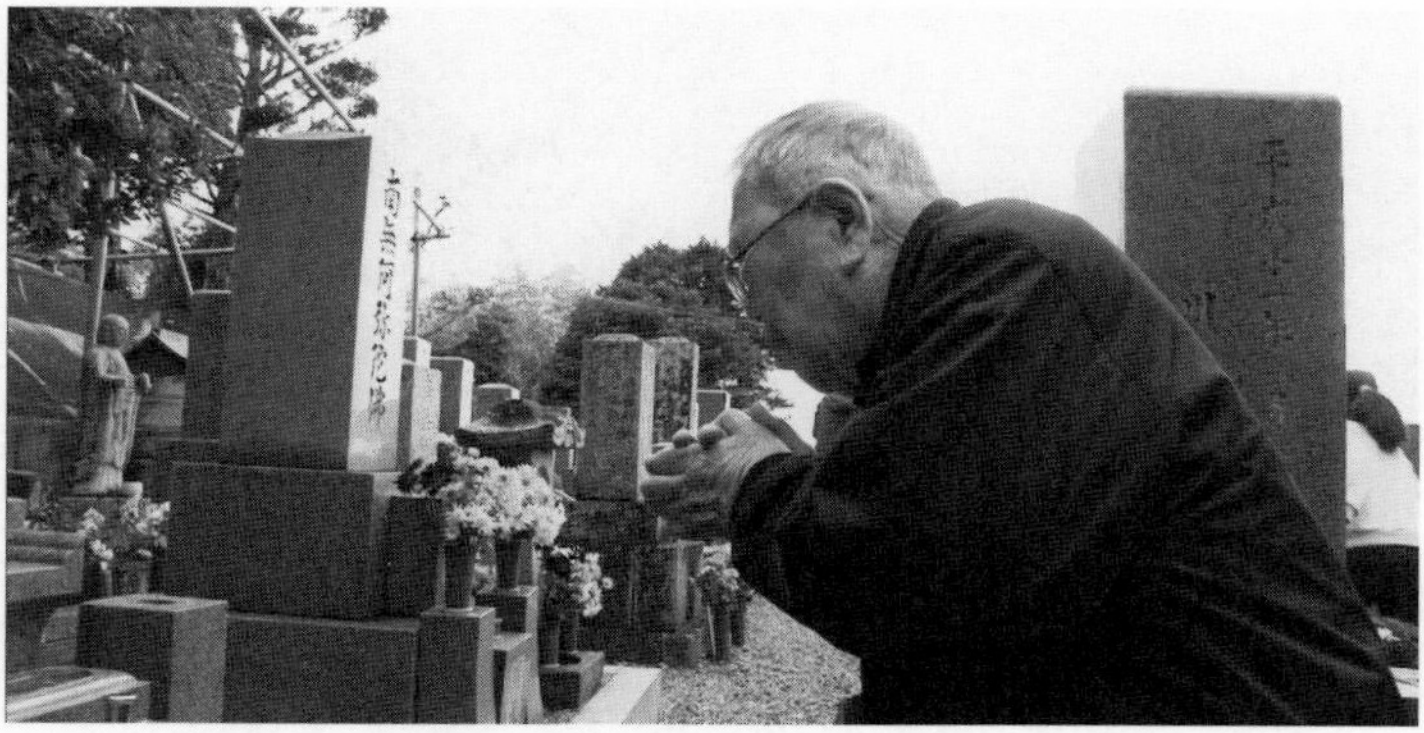

「なっとしても」とは、三重県中勢地方でよく使う言葉で、文字通り「何としても」という意味なのですが、このときはひときわ強く感じられました。

知人らの運転でお昼過ぎに三重県亀山市の関ドライブインに到着。ボランティアの人たちと合流し、先祖が眠るお墓へ。

このとき、為さんは八十三歳。最初にお会いしてから十五年が経っていました。ゲートボールをしたり自動車を運転していた頃のようには動けません。墓地に近いところまで車をつけたものの、それでも石段を何段か上がらなければなりませんでした。為さんは杖をつき、一段一段踏みしめながら、両親の元へ近づいて行きました。少しよろめきながらもお墓の前で腰をおろし、つぶやいた言葉が耳に入りました。

「為俊だ」……両親らに帰ってきたことを報告していたのです。

住職のお経が始まると、じっと手を合わせていた為さん。

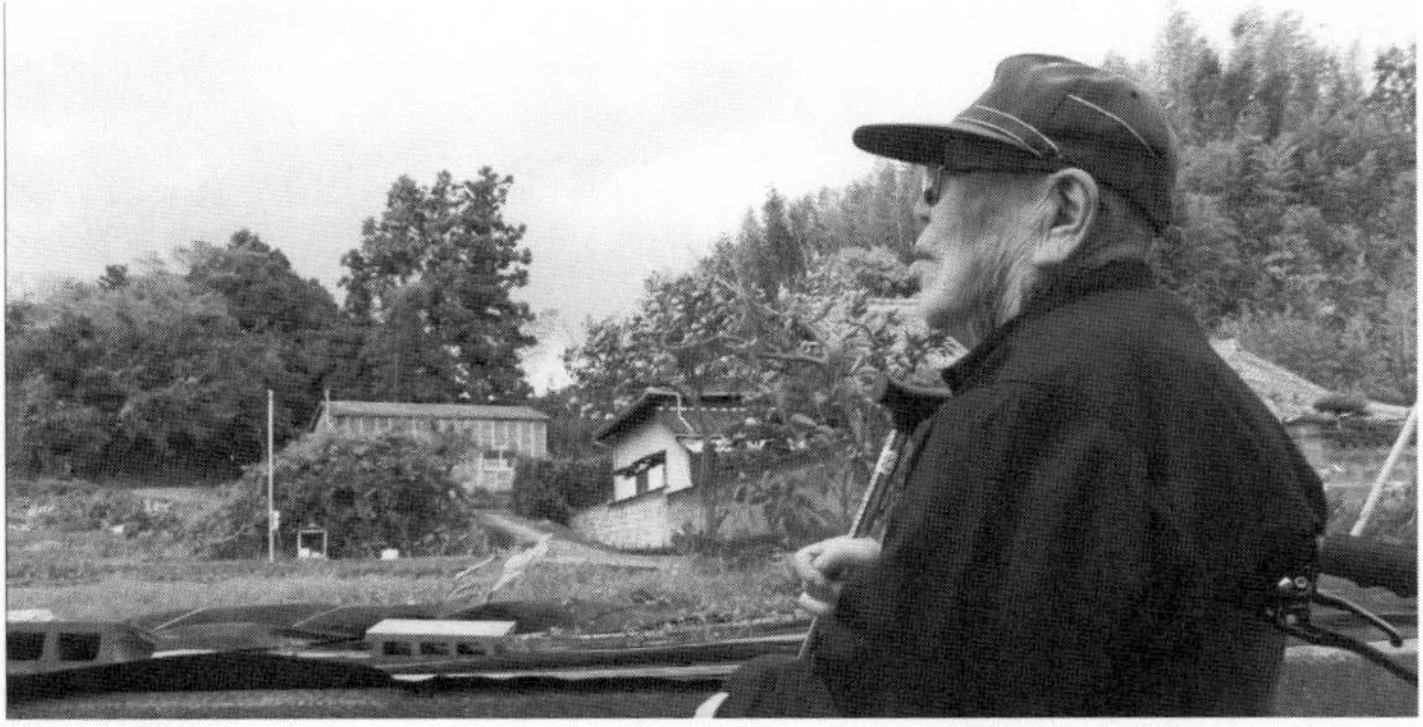
かつて為さんの生家があった場所で

お参りをした後、為さんは「（ご先祖様は）びっくりしていると思うよ。ヨロヨロしているのによお来たな、と」。

そして、長年交流を持っている小学校教諭、草分京子さんや岩脇彰さんらに車いすを押してもらい、生家があった場所へ。しかし、家はもうありませんでした。

「わしが岡山へ行った時点で村を追われました。親は泣いてましたけど、仕方ない……」。

幼い頃の記憶は鮮明でした。

「家は大きかったですよ。みかんや柿、栗の木もありました。栗はよくとりましたよ。子どもにとっては最高の場所でした」。為さんは辺りをゆっくりと見渡した後、言いました。「ホイホイ来れないところです。ここの匂いだけでも覚えとかないかん」。

匂いだけでも覚えておきたい……私は、これまで生きてきたなかで、そんな感覚になったことはありません。為さんのなかに占める〝故郷〟の大きさを感じざるをえませんでしたし、実家に自由に帰れる身の有難さもかみしめました。

為さんは、よく言います。

「三重県という言葉を聞くだけでも懐かしい。おれは三重県の生まれやと（いう思いがある）」。

生きた証として

為さん同様、妻の幸子さんにもお世話になり、また励ましてもらっています。幸子さんも望郷の念は強いものの「ここへ来て約六十年。愛生園がふるさと」ときっぱり。

二〇一七年の取材メモによると、私がお部屋にお邪魔したとき、おふたりは、こんな会話をしていました。

幸子さん「死んだらどこに入るんや？」

為さん「迷っとる」

幸子さん「知り合いも大勢おるし、ここ（長島愛生園の納骨堂）に入ったら」

幸子さんは、私たちの取材についても理解を示してくれていました。

「みな亡くなっていくなかで、こうやって（記録を）残していくのは大切なこと。私らがいなくなっ

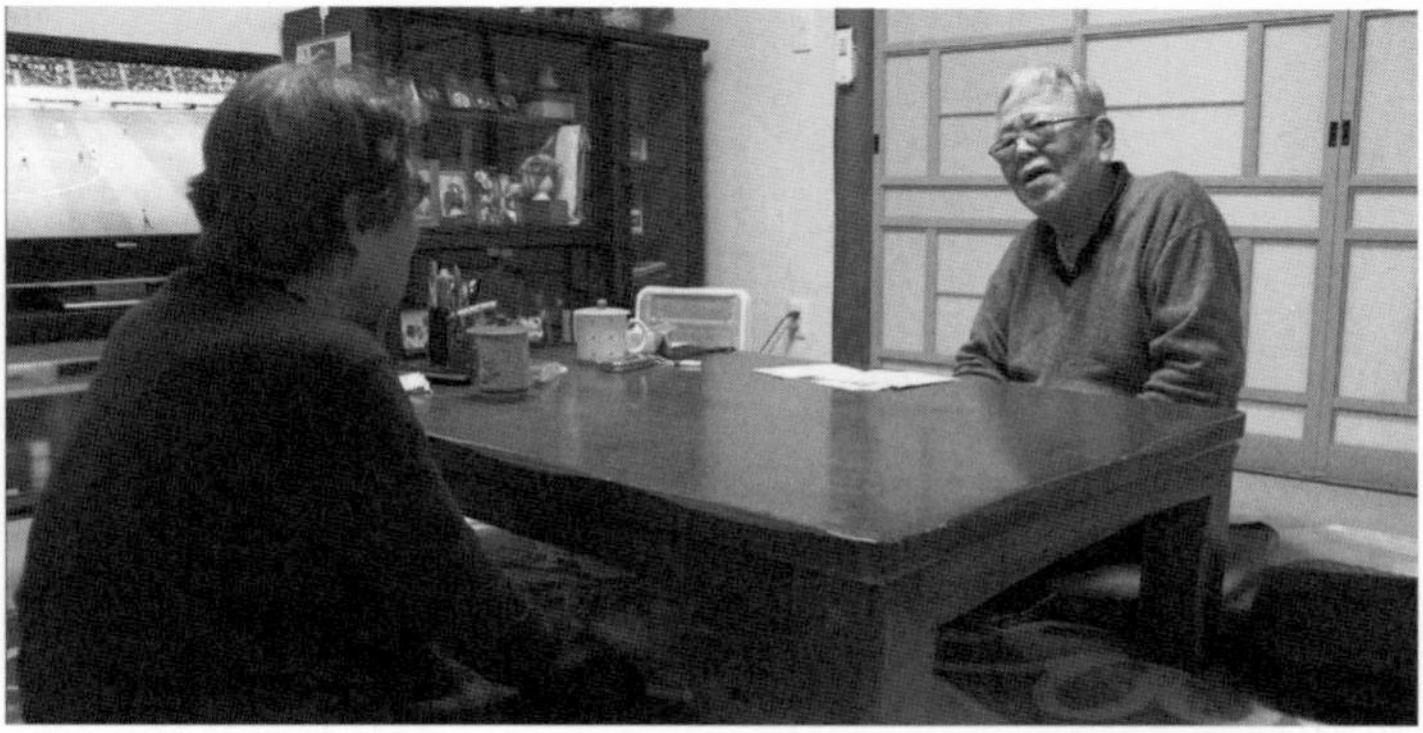

ふたりとも出身は三重県

ても生きた証《あかし》は残る」という言葉は、大変有難く感じました。

取材のなかでは、こんなことを聞いていいんだろうか？　とか、つらいことを思い出させてしまわないだろうか？　などと懸念することもあったのですが、幸子さんたちは後世のこと、将来のことを考えて応じてくれているのだと受け止めました。「小川さん、これからもみんなを取材したって」とも。この言葉は、継続的な取材を後押ししてくれました。

様々な人たちを紹介してくれたり励ましてくれた為さん夫妻の気持ちに応えていくには、ハンセン病を含めた様々な差別の解消に向け、自分なりに歩みを進めていくしかないと感じています。

第二章　療養所の太陽　〜大作さん〜

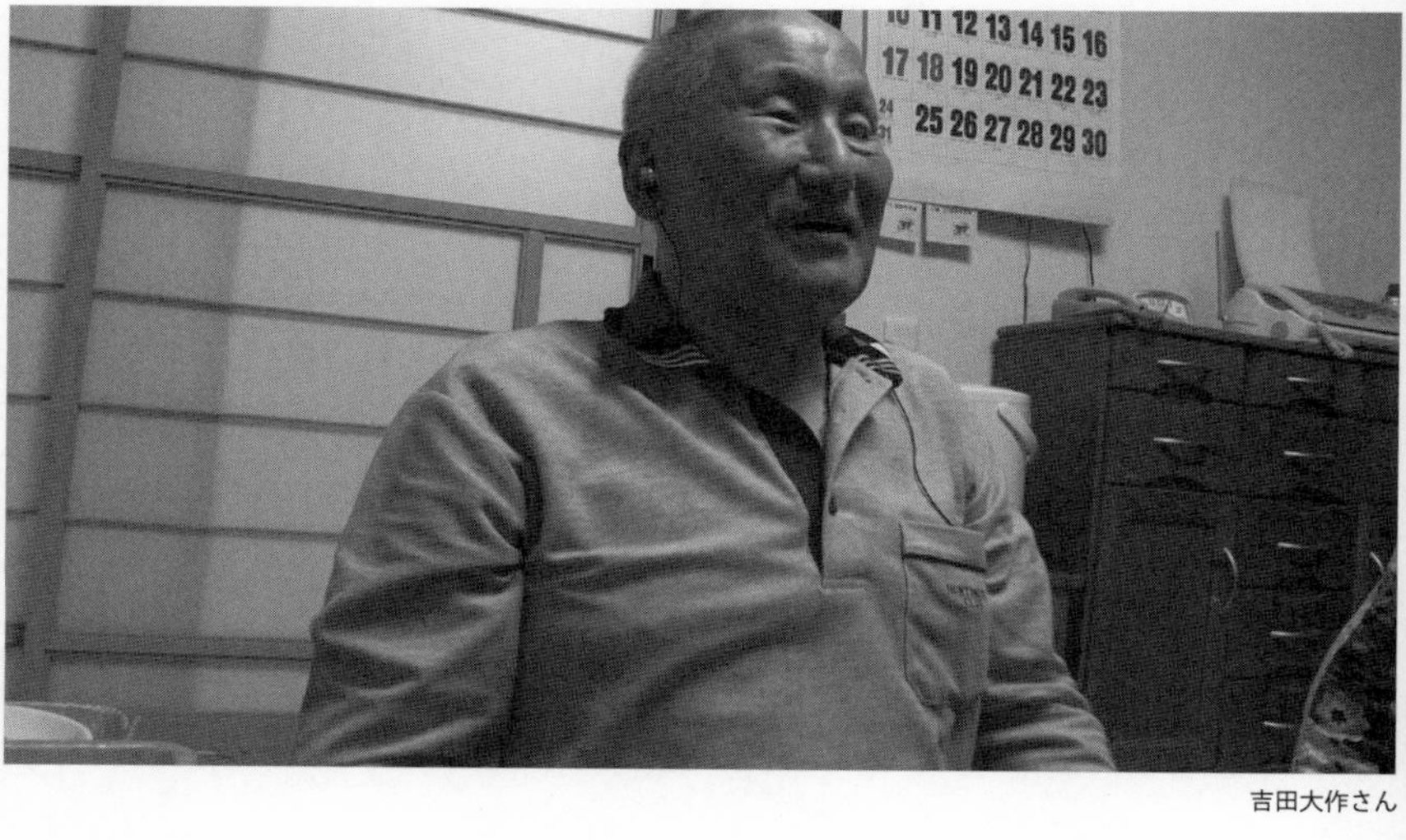

吉田大作さん

まとわりついた〝死〟

「番組が好評だったのは、吉田さんのキャラクターが良かったからですよ」と伝えると「わしのガラクタが良かったんか」。

また「(取材したものを)インターネットでも紹介していいですか」と聞くと「何のネットか知らんが、小川さんに引っかかってしもた」。

新型コロナウイルス感染拡大期のなかでも岡山県の感染者が少なかった頃には「岡山にはハンセンがおるからコロナも逃げていくで」。

単純に笑いとばしていいのか躊躇する場合もありますが、とにかく吉田大作さんは豪快です。メールやラインで表すと、言葉の後に(笑)と記したくなるようなコメントの数々。大作さんには、時には笑わせてもらい、時には療養所の歴史を教わり、最近では励ましてもいただいています。為さんが〝岡山の父親〟だとするなら、大作さんは〝陽気な叔父〟のような存在でしょうか。

大作さんは一九三四(昭和九)年、三重県多気郡で生まれました。為さんと同い年です。幼い頃は「とにかく大工に憧れたな。大きな建物をつくる大工」。

収容されたのは、為さんが入所した七年後の一九五四(昭和二十九)年。二十歳のときでした。きっかけは、こうでした。野球が好きで「ええキャッチャーや」とほめてもらっていた大作さんでしたが、中学二年生のときにキャッチャーミットに指が入りにくくなり「パニックになって」村の診療所へ。「すぐ治る」と言ってもらったもののよくならず、少し大きな病院に行くと「えらい（大変な）病気になった」と言われ京都大学病院へ。そこで「長島に行きなさい」と〝宣告〟を受けたのです。県からも勧奨がありました。

大作さんは、ふるさとを発つ日のことを覚えています。

「家を出るときに隣の人が『大ちゃん、家へ寄って湯呑に口だけでもつけていきなさい』と言ってお茶を出してくれました」。

地元の人たちから餞別も受け取り、その合計は一万円を超えたと話します。友達も駅まで見送りにきてくれました。

「相可口《おうかぐち》という駅から、兄や県の職員(1)、役場の人らと汽車に乗って（岡山へ向かいました）」。

船で島へ着いたのは、夜でした。入所者は患者収容桟橋を渡って園に入るのですが、大作さんは「桟橋へ上がったことは記憶にないわ。真っ暗。多少眠たかったし、放心状態やった」。

入所した当初は、こんな思いに支配されました。

(1) 当時の三重県ハンセン病担当官・高村忠雄さんら。患者の収容に直接携わった一方、入所後の患者に対し、里帰りや慰問などのサポートを行った。

「ここへ来たときは、死というものがまとわりついてきた。苦しかったな」。

当時「らい病」「天刑病」などと言われたハンセン病にかかったショック、左手などに現れた病状の進行、先々への不安……。最初は「楽しいことはひとつもなかった」のですが、次第に、頭の中にあった〝死〟が薄らいできたといいます。

「他の患者と友達になるでしょ。そしたらすぐ療養生活にも慣れてきて」。

それから六十七年が経ちました。

大作さんのなかの〝三重〟

大作さんの日常は、笑いにつつまれています。

ある夏の朝、部屋にお邪魔すると、頭に塩をつけて洗っている姿がありました。

「頭を塩でもむと汗が出ん。毛もはえてくるで」。

職員との信頼関係（?）が垣間見えることも。

「わしは看護師に『おしりさわる病』と言われてるんや。でも、さわるときは人を選んどるで」。

三十歳以上も年上の方への表現としてふさわしくないのかもしれませんが、まさに茶目っ気たっぷり。

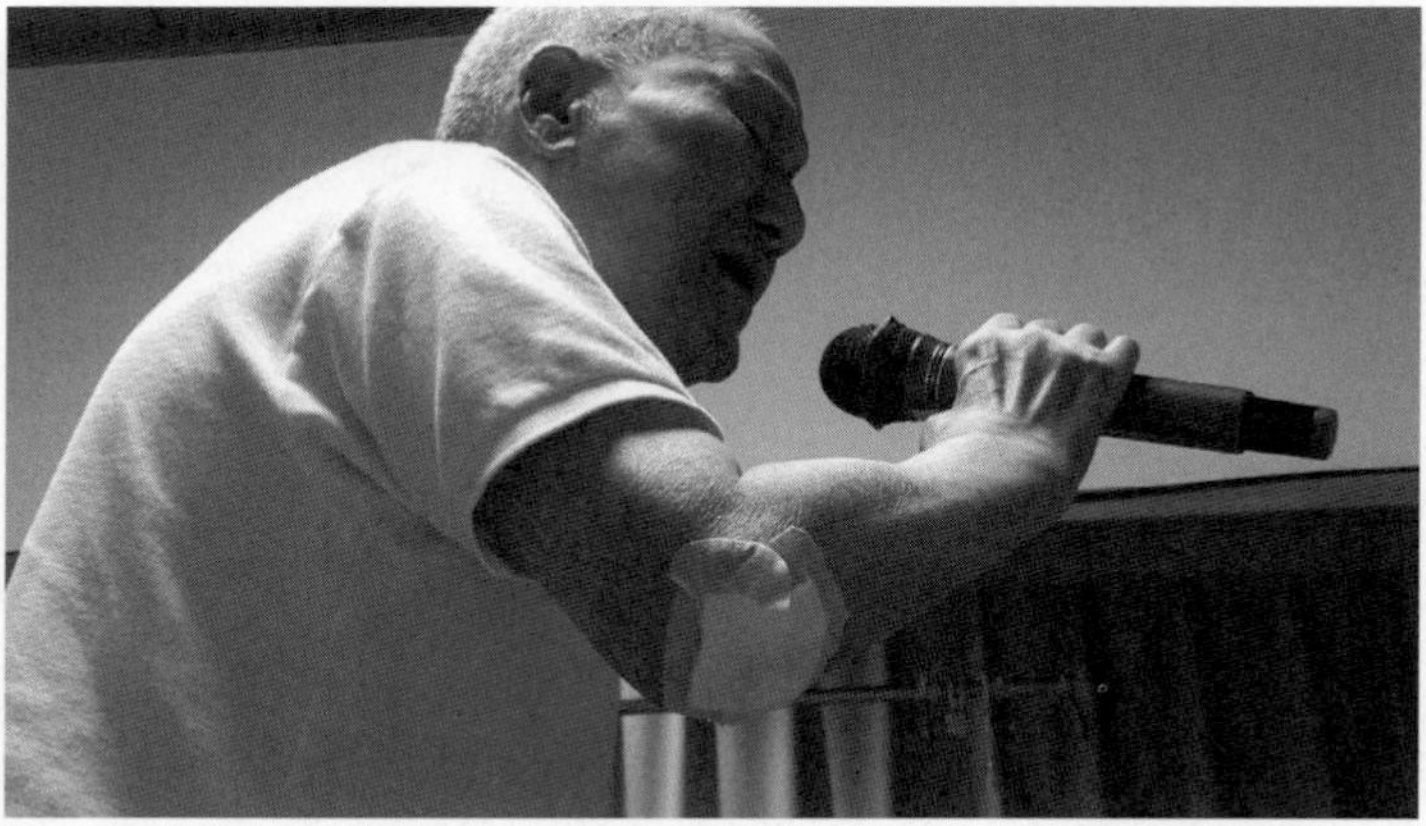

自室での練習も“熱唱”

趣味は、カラオケ。何度か部屋で聞かせてもらいましたが、趣味の域を超えてまさにプロ級。こぶしをきかせ、力をこめて歌う姿は絵になります。大作さんのカラオケ姿は、何度も三重テレビの画面に登場しました。

大作さんからはたまに電話をもらいますが、三重で暮らす私たち以上に、三重のことを気にかけてくれています。

夏の高校野球県大会が始まる前には「最近はいなべ総合学園が強いみたいやな」とか「白山《はくさん》高校がえらい調子ええな」と、私より三重の球界のことをご存じで、三重高校が二〇一八年の春のセンバツでベスト4まで進んだときには「三重高は野球を楽しんどるようやった。わしも楽しませてもろた」と、嬉しそうでした。

大作さんの部屋を訪ねたとき、たまたま大相撲の場所中で、一緒にテレビ中継を見ていて三重県伊賀市出身の千代の国関が大逆転の末に勝つと「よぉ、やった！」と大喝采。〝三重県愛〟は半端ではありません。

若い頃は、よく三重県に帰る機会がありました。といっても実家へ戻ったわけではなく、県主催の里帰り事業(2)の参加者として三重の地を踏んだのでした。

「里帰りは何べんでも行きたい」と話していたものの、あることをきっかけにふるさとの印象が変わった大作さん。

「ふるさとというのは、親が死んだら変わる……ああ、おれのふるさとなくなった！　そういう感じ。ものすごく寂しかった」。

そして「ふるさとへ何が何でも帰りたいという気持ちはなくなった」とも話します。

「死んだら、ここの納骨堂に入る。それだけでええ」。

今となっては、それは正直な気持ちなのかもしれません。

しかし、療養所へ収容されることなく、大工として「大きな建物をつくり」、地域の要になっていたら、両親が亡くなったとしても、ふるさとへの愛着は変わらなかったにちがいありません。

「元気な姿見てもらいたい」

私が大作さんに初めて会ったのは、二〇〇二（平成十四）年四月。三重県庁の元ハンセン病担当官（高村忠雄さんと村田長次さん）が長島愛生園を訪ねる旅に同行させてもらったときです。夜に愛生園の三重県人会の皆さんがふたりの歓迎会を開催、その会場で大作さんとお会いしました。そのときは映像取材はかなわず、入所した際のエピソードだけを聞かせてもらったと記憶しています。

その後、前述の里帰り事業を取り上げた『さとがえり』や、療養所の日常を切りとった『大ちゃんと為さん』、親族との絆を描いた『大作さんと正』など、いくつかのドキュメンタリーの中心人物として取材させてもらいました。

いずれの制作時も、放送が近づいてくると大作さんは電話をくれるのです。

「スポンサーついてくれたか?」

報道番組だし、そこまで気づかってくれなくても良いのですが……。私が「〇〇さん、〇〇さん、〇〇さん（いずれも県内の企業や団体）がついてくれましたよ」と答えると「良かった、良かった。それなら安心や」。まるで三重テレビの営業マンのよう。

岡山県は放送エリアではないため、放送後は番組のＤＶＤをお送りすることにしています。

『大ちゃんと為さん』を送ったときのこと。この番組は〝ひとつのまち〟のような島＝長島で暮らす人たちの日常にスポットをあてつつ、島の持つ特別な面に目を向け、差別なき社会への道筋を問いかけた番組です。大作さんのカラオケやトレーニングの様子、園内の同郷者との食事会、三重から訪れた親族との再会のシーンを紹介したほか、故郷への思いも語ってもらいました。

（2）ハンセン病療養所で暮らす三重県出身者が療養所単位、二泊三日程度の日程で三重の観光地などをめぐる旅行。三重県では一九六五年に始まったが、入所者の高齢化や新型コロナウイルスの感染拡大の影響で、近年は実施が難しくなっている。

大作さんは、ＤＶＤを見終わってすぐに電話をくれました。

「わしが生きていること、岡山の島で元気でいることを、ふるさとの人に知ってもらえただけでもよかった」。

私は、少しだけ責任が果たせたように感じました。

ハンセン病問題の本質

大作さんは、自分が病気になったことで、心苦しさにも似た感情を抱いていました。

「身内に迷惑をかけたと思う。でも、好きで（病気に）なったわけやないし」。

このフレーズを、何度も大作さんから聞きました。そして、この言葉にはハンセン病問題の本質が言い表されているようでした。

一度かかったら家族まで迫害されるほど大変な病気（だった）。しかし、それは元患者や家族に責任があるわけではない。なのに、どうして自分たちが苦しまなければならないのか……そんな問いかけでした。

大作さんを取材するなかで、人間の本質に迫る言葉にもふれました。

「差別はなくなると思いますか？」と、あらためて聞いたときのことです。

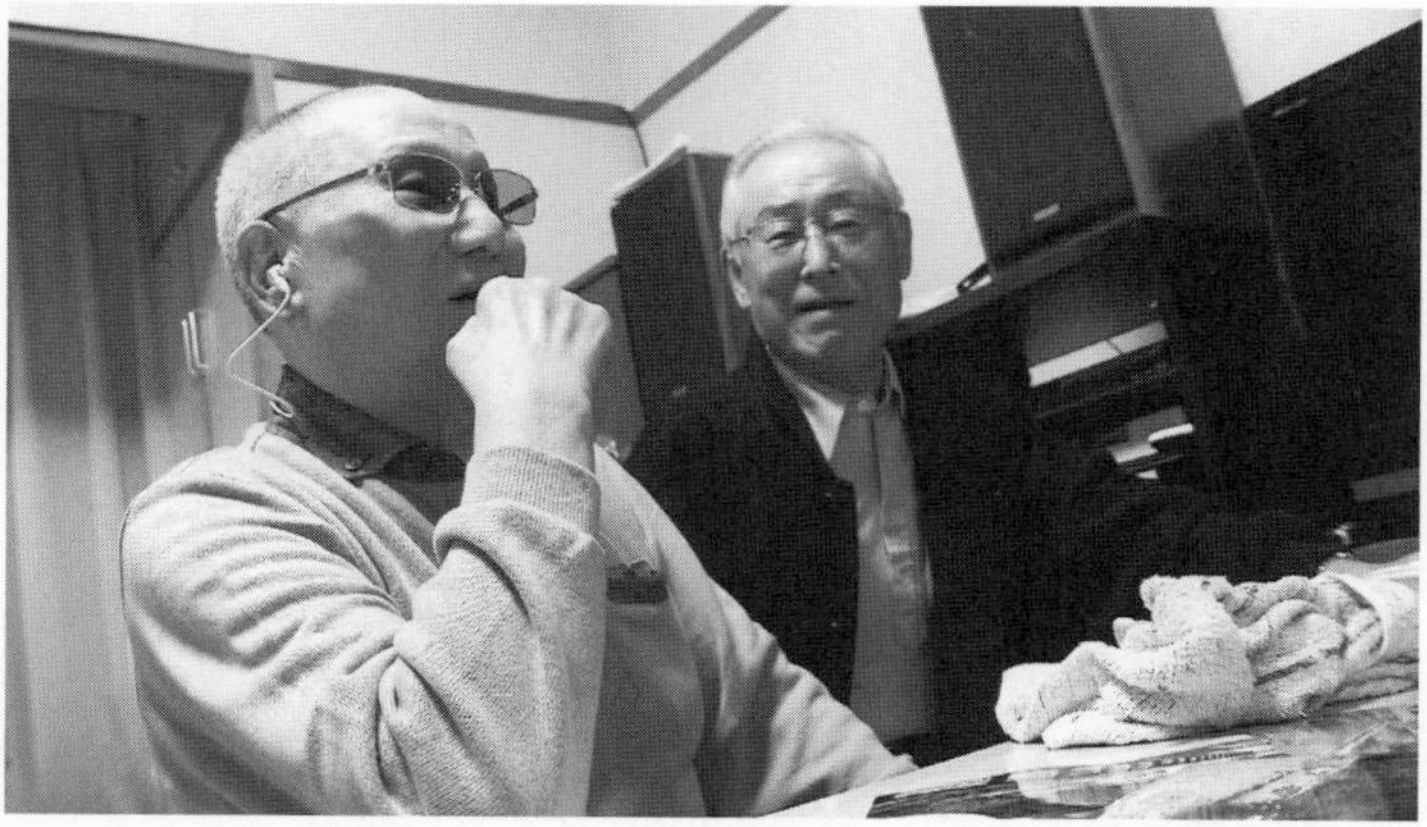

三重県からの来訪者と

「差別なぁ……人間は、大なり小なり差別するもんやと思う。同じ病者でも差別があったから。（症状の）軽い人が重い人を差別したり。私らがハンセンにかかってなかったら、果たして理解したかな、とも思う。そやから『理解してくれ』とはあまり言いとうない。嫌う人は嫌ってもらってもええ。理解してくれる人が理解してくれたら」。

このインタビューは、何度かオンエアで使わせてもらいました。視聴者のなかには、この言葉を〝諦め〟と感じる声があった一方、苦しんだ人だからこそ持つことのできる冷静な視点と受け取った人もいました。

大作さんは言います、「病気になったけど、病気になったことで、また成長もできた」と。

それは本心なのでしょうか。仮に本心だったとしても、それで差別を放置してきた社会が免罪されるわけではありません。もしハンセン病になっていなければ、そして病気になったとしても隔離政策がなければ、あるいは隔離政策があと十年、二十年早く終わっていれば、違う人生があったはずです。人生の総括は大作さんに委ねるしかありませんが、自由が制限されたことは、間違いありません。

ハンセンのためにも

番組スポンサーの心配までしてくれる大作さんですが、私個人のことも気にかけてくれて、嬉しいような申し訳ないような。

数年前の夏、大きな台風が三重県を襲い、津市で民家の屋根が飛んだり大規模な停電が起きたことが全国のニュースで報道されました。そのとき、大作さんが、私の起きた時間をみはからって「大丈夫か！」と電話をくれたことは忘れられません。

また、新型コロナウイルスの感染が拡大した時期にも度々連絡があり「あんたがフラフラ外へ出歩いてないか心配しとるんや」と。

もっと嬉しかったことがありました。細かい内容は覚えていないのですが、大作さんに伝えなければならない用件があってお送りした手紙の隅に「ちょっと体調を崩しましたが治りました」という近況を加えたところ、携帯電話が鳴りました。

大作さんは、私の体の具合を尋ねてくれたあと「無理せんと。でも頑張りや」と。そして「ハンセン（病）のためにもな」とつけ加えてくれたのです。

私がハンセン病のためにできることはわずかですが、私をそのように見てくれていたのかと思うと、素直に嬉しかったです。

大作さん、そして長島で暮らす三重県出身の皆さんには、まだまだ多くのことを教えてもらわなければなりません。末永く元気でいてください。

第三章　特別な病だった
〜ハンセン病とは〜

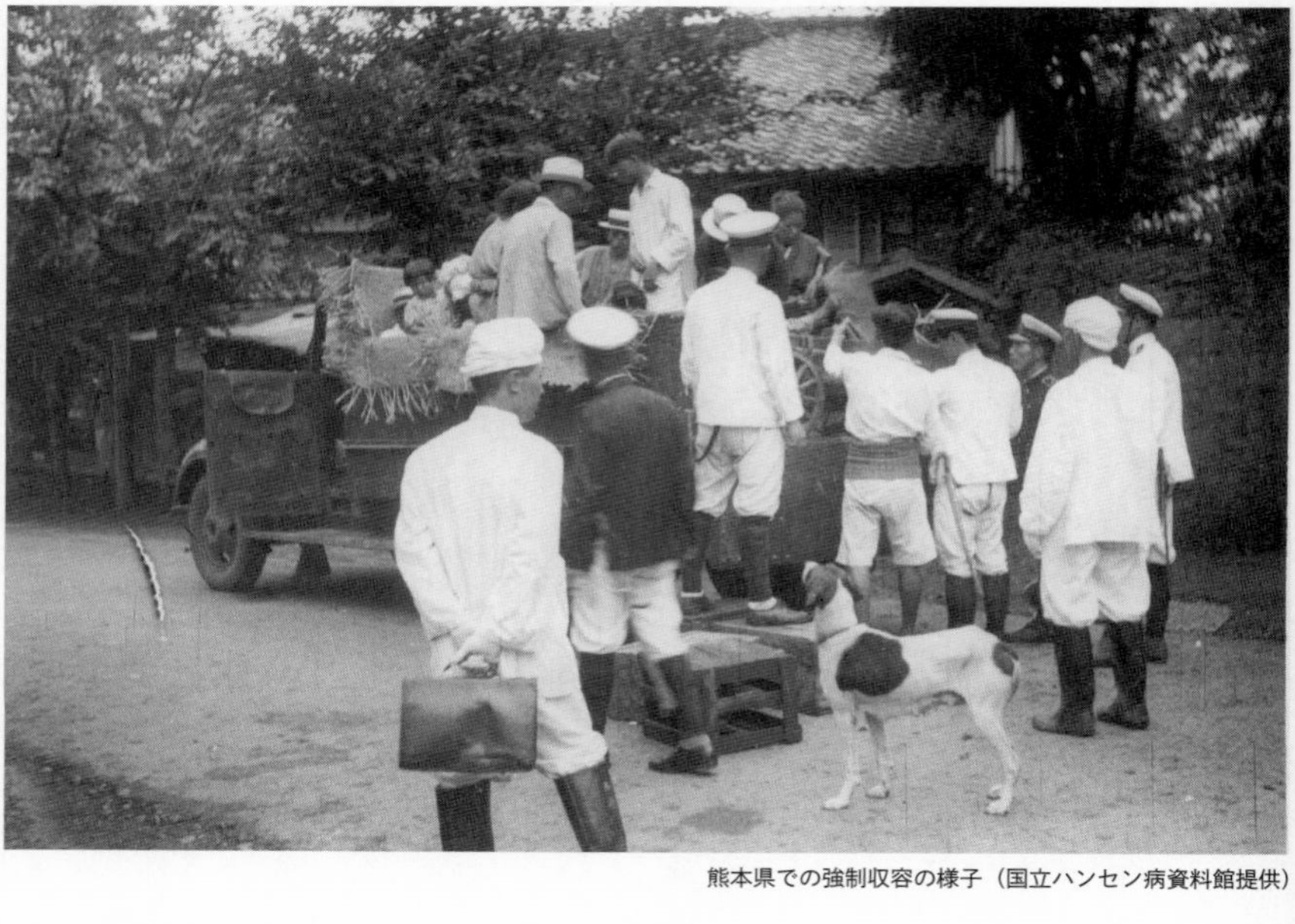

熊本県での強制収容の様子（国立ハンセン病資料館提供）

「ごく普通の病気」

そもそも、ハンセン病はどんな病気なのでしょうか。

ハンセン病は「らい菌」に感染することにより起こる病気で、菌を発見したノルウェーの医師の名前をとって「ハンセン病」と呼ばれています。かつては「らい病」などと軽蔑して呼ばれました。「業病」「天刑病」と考えられていた時代もありました。

感染し発病すると手足などの末梢神経が麻痺し、汗が出なくなったり、痛い、熱いといった感覚がなくなることがありました。それによって、けがをしたり火傷をすることも。治療法がなかった時代に発病した人のなかには、顔や手足に後遺症が残る人もいました。ただ、あくまでも後遺症であり、病気自体は治癒しているのです。

菌の感染力は弱く、うつりにくいハンセン病。感染経路に関する見解は現在も統一されていませんが、抵抗力の弱い乳幼児期に未治療の患者と長期間一緒に過ごした場合に鼻腔粘膜から飛沫感染するのではないかといわれています。潜伏期間は、数年から数十年。発病には個人の免疫力や衛生状態、栄養事情などが関係しますが、現在の日本では、たとえ感染しても発病することはほぼありません。衛生状態や医療の状況、生活環境を考えると、らい菌に感染してもハンセン病になることは、ほとんどないといえます。

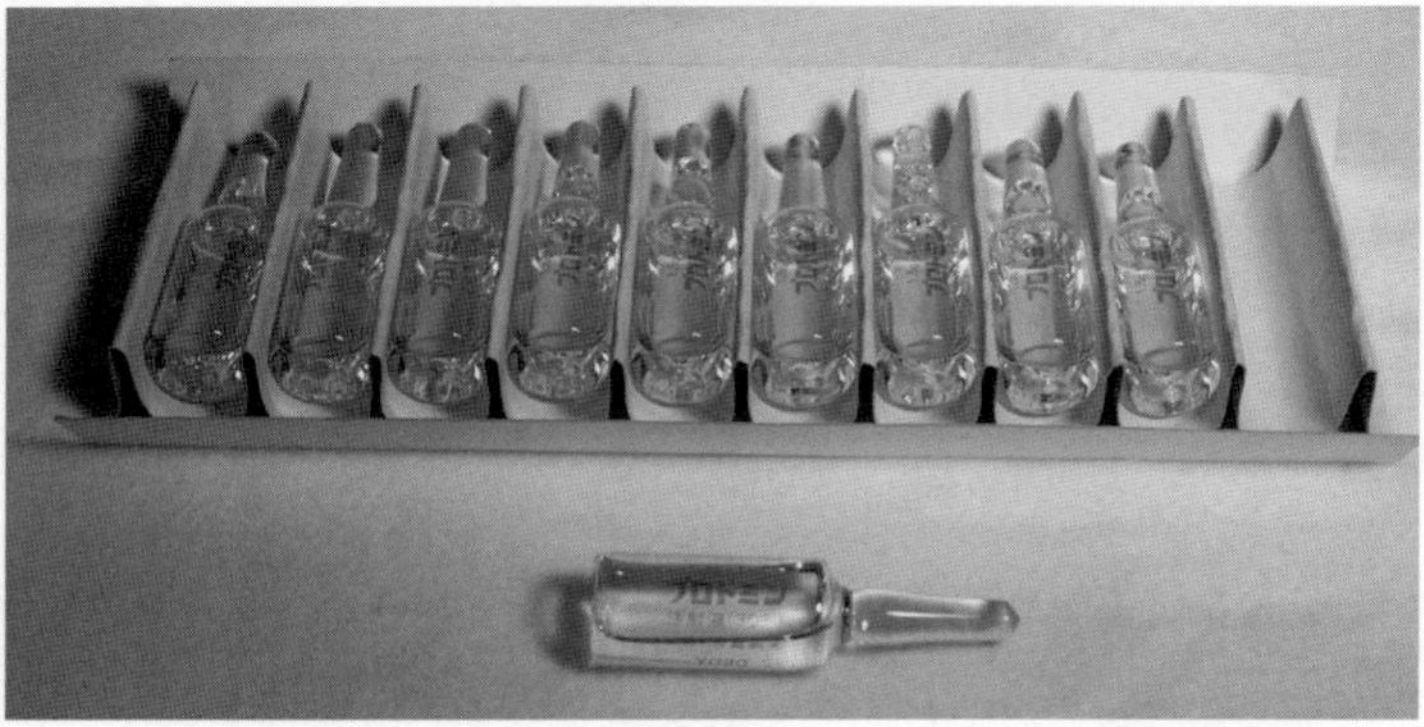

治療薬プロミン

ちなみに、国立感染症研究所によると、日本人の新規患者数は、二〇一七年＝一人、二〇一八年＝〇人、二〇一九年＝〇人でした。

しかし、多くの患者が発生している国も少なくありません。インドやブラジル、インドネシアなどではあわせて年間二十万人以上の新規患者が報告されています（二〇一八年）。

治療法としては、一九四〇年代初頭まで、大風子油を筋肉注射する治療が行われてきましたが、有効性に問題もありました。

一九四三年、アメリカでプロミンという薬がハンセン病治療に効果のあることが報告され、日本でもその使用が始まりました。現在では、二～三種類の抗生物質を併用する多剤併用療法（ＭＤＴ）が主流となっています。

ハンセン病は、早期に発見し適切な治療を行えば、後遺症を残すことなく治る病気になっているのです。

邑久光明園で暮らす三重県出身の松田千恵さん（仮名、八十五歳）は、こんなことを話していました。

「いまだに差別は残っています。健康な人にはわからないかもしれませんが、ごく普通の病気として扱ってほしいと思います」。

隔離政策の歴史と背景

しかし、ハンセン病に対しては患者を隔離する法律が作られました。

一九〇七（明治四十）年、国は「癩予防ニ関スル件」を制定し、各地を放浪する患者を療養所に収容することをめざしました。これが日本における隔離政策の始まりで、このときから百年近くにわたってハンセン病患者（元患者）への強制隔離が続けられることになります。

一九一六（大正五）年には「癩予防ニ関スル件」の施行規則が一部改定され、懲戒検束規定が盛り込まれました。療養所内の秩序を乱すとされた入所者に対し、三十日以内の監禁や減食などの処罰が定められたのです。

国の法整備に呼応するかのように各自治体で提唱されたのが「無癩県《むらいけん》運動」でした。国立ハンセン病資料館によれば、その運動は一九二九年頃に始まりました。「人々のハンセン病への無知や嫌悪を推進力に、各県は癩の根絶を掲げ、患者のいない状態を競う無癩県運動をくりひろげた。十坪住宅の建設、癩予防協会の活動などもこれを後押しした」のです。地域ぐるみで患者を見つけ出し

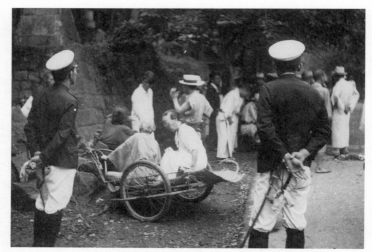

熊本県本妙寺集落での収容（1940 年）

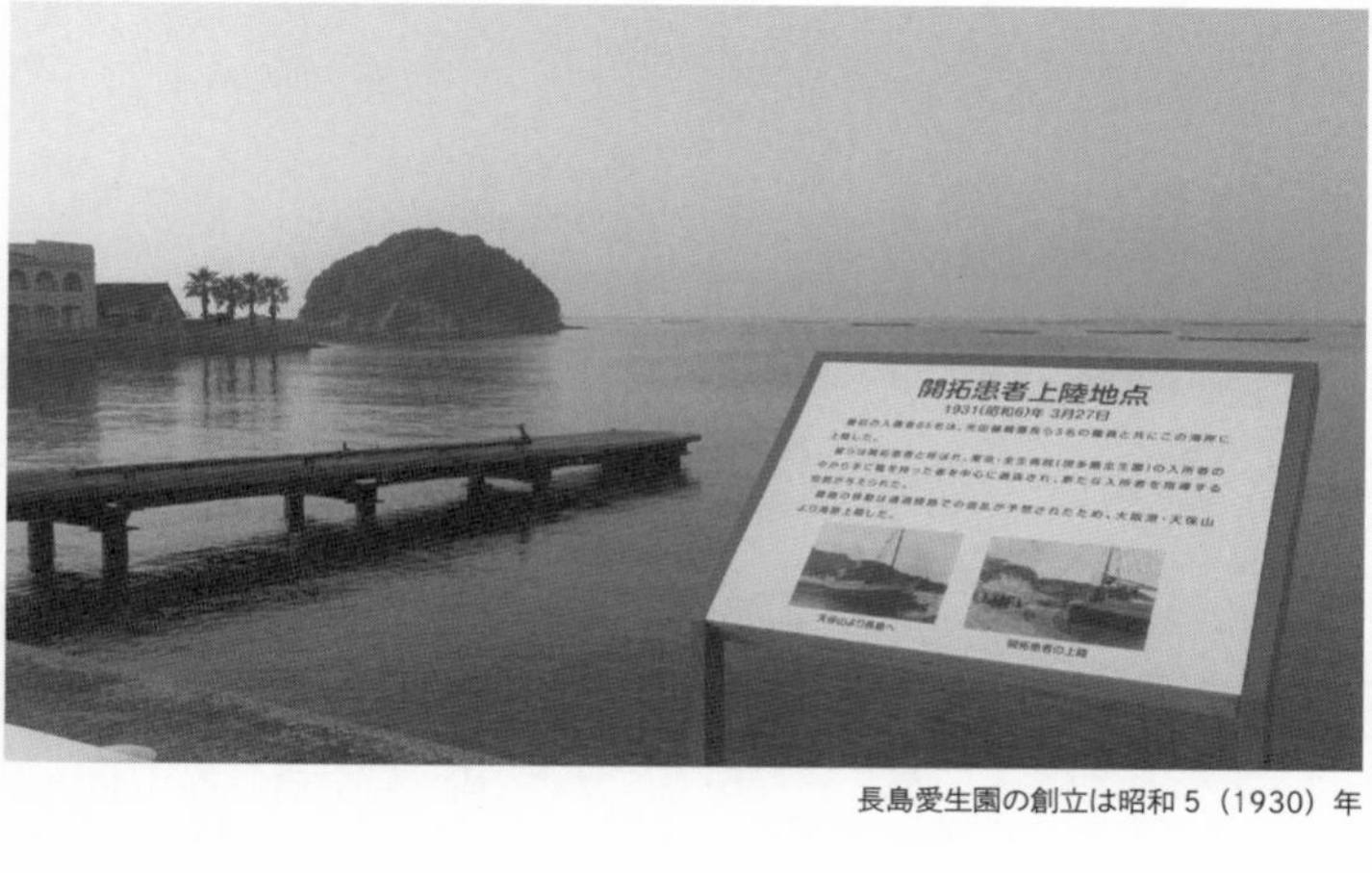

長島愛生園の創立は昭和 5（1930）年

収容を進めるものでした。

法律のさらなる強化がはかられたのが一九三一（昭和六）年。「癩予防ニ関スル件」は「癩予防法」に改正され、隔離の対象がすべての患者に広げられました。ハンセン病が疑われる人の家には、各県の衛生当局や医師が警察官を伴って度々訪問。そして診断が確定すると収容。家は保健所の職員によって徹底的に消毒され、患者は人里離れた場所の療養所に送られるというイメージが植え付けられていったのです。それが偏見や差別を助長していきました。この法律のもとで、全国に国立の療養所が建設されていったのです。

隔離政策がとられた背景には、国際会議での議論がありました。「癩予防ニ関スル件」が制定される十年前の一八九七年にベルリンで開かれた国際らい会議で「ハンセン病は感染症であり隔離が必要」と決議されていたのです。

戦争へ向かっていく時代背景とも無関係ではないでしょう。『ハンセン病の向こう側』（厚生労働省制作のパンフレット）には、戦時体制に向かうなかでナショナリズムが高まり、祖国浄化が叫ばれるようになったことが挙げられています。

そして、ハンセン病医療の分野で中心的な存在だった光田健輔医師の姿勢も大きく関係していました。光田氏は著書『回春病室――救ライ五十年の記録』（一九五〇年、朝日新聞社）のなかで「ライは遺伝病であると信ずるものが多く、その迷信を打破すると同時に、政府に対してライ予防に関する法

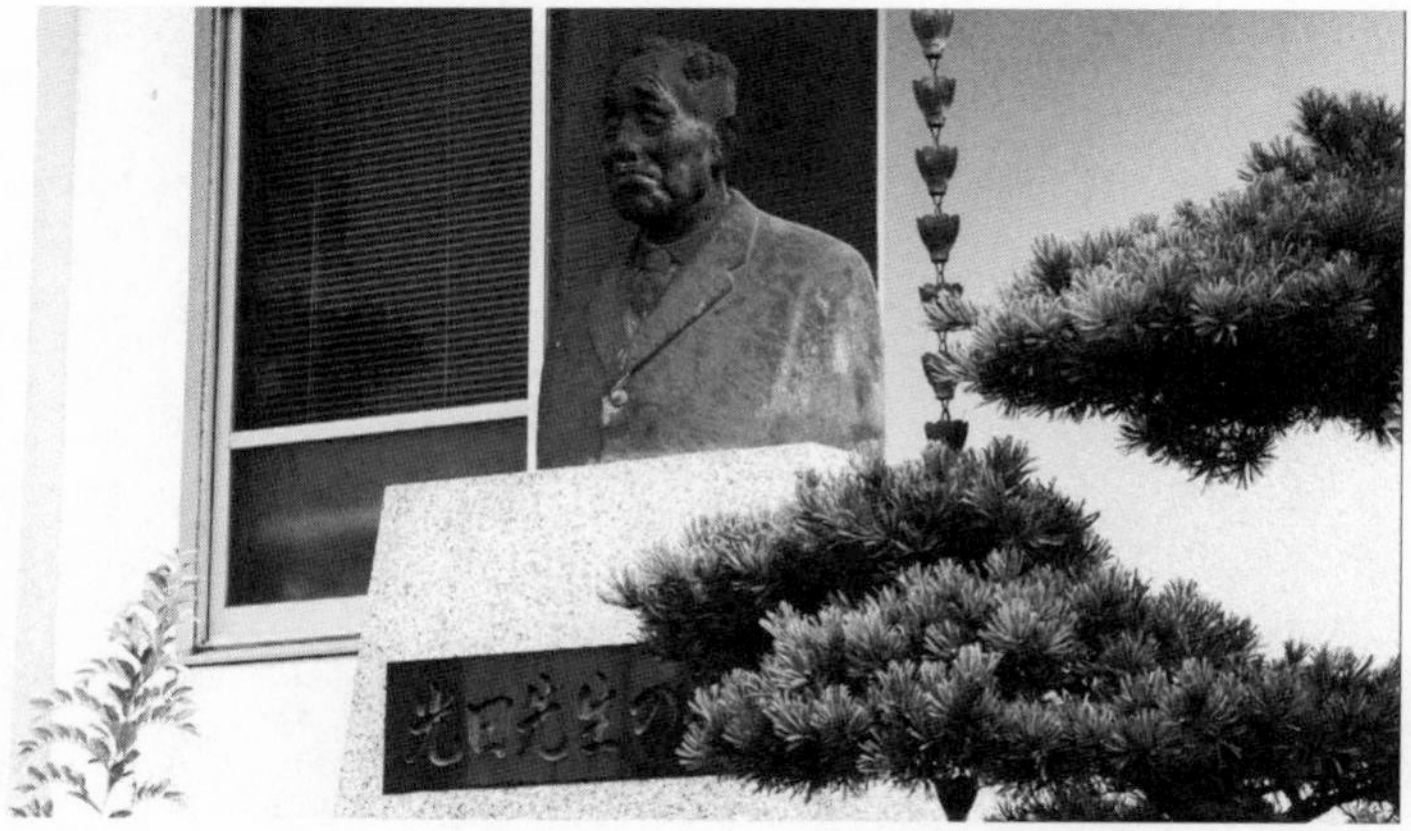

愛生園に建つ光田医師（元園長）の像

律の発布を催促した」と明らかにしています。その上で「今病気になっている人がみな入園してしまえば、今後はライの巡礼などに注意していたら、村にはライが一人もなくなる」とも記しています。

光田氏の考えが端的に表れている部分があります。

　ライは最愛の家族に感染させてその生命をほろぼすとともに、その部落を汚し、村を汚し、地方全体にそのわずらいを及ぼすのである。互いにその害を避けるためには早く療養所に入って治療を受け菌を外部に散らさないようにすることである。それが最上の道なのだ。

　家を潔め、村を浄め、縣を清めて国からライをなくしてしまう。そのためには「一人のライも健康者の中に交じっていてはならないのである」

ハンセン病から国家社会を守るために、患者には療養所に入ってもらうしかないという主張です。この本が発刊されたのは、一九五〇（昭和二十五）年でした。

光田氏らの考えが、隔離政策の〝その後〟を方向づけることになったのです。

ハンセン病療養所の入所者から癩予防法の見直しを求める声もあがるなか、一九五一（昭和二十六）年十一月、参議院厚生委員会に参考人として招かれた三つの国立療養所（多磨全生園・長島愛生園・菊池恵楓園）の園長は、強制隔離の継続を求めました。

三人の園長は「癩の数を出しますことは古畳を叩くようなものでありまして、叩けば叩くほど出て来る」（菊池恵楓園・宮崎松記園長）、「手錠でもはめてから捕まえて強制的に入れればいいのですけれども……」「幼児の感染を防ぐために癩家族のステルザチョン（断種）というようなことも勧めてやらすほうがよろしい」（長島愛生園・光田園長）などと発言。この日の議事録には、こんな言葉も残っていました。

「医学的には治癒することになりましても、社会的復帰ができないということは、不治と同じであります」（宮崎園長）

何と失礼な話でしょう。病気が治った人を療養所へ閉じ込めておいて「退所できないから不治だ」と決めつける……。もちろん後遺症が重く社会復帰の難しい人がいたことも事実です。療養所に入ったことに感謝している人もいます。しかし、医学的に治った人にも不治というレッテルを貼り、隔離を正当化する発言には憤りを覚えました。

結局、一九五三（昭和二十八）年に癩予防法が廃止され、らい予防法という法律が制定されたのですが、根幹は変わらず、強制隔離や懲戒規定は残されたままとなりました。三園長の証言が取り入れられた格好でした。この法律は、一九九六（平成八）年まで続くことになります。

日本でらい予防法がつくられた時期、世界のハンセン病医療は転換期を迎えていました。一九五二（昭和二十七）年のＷＨＯ第一回らい専門委員会などでは、外来治療や社会復帰を重視する考え方が打ち出され、一九五八（昭和三十三）年に東京で開かれた国際らい会議では、強制隔離をしている国は、その政策を破棄するよう勧奨することが決められました。

なぜ日本では隔離政策が維持されてきたのでしょうか。

前述の三園長証言が影響したのはもちろんですが、こんな考えも。光田氏が厚生省（当時）に提出した「癩対策意見」のなかでは、治療薬プロミンについて「単に皮膚の病状の軽快のみを以ては根治と見做しえない」と記し、その効果に懐疑的だったことがうかがえます。

また別の場面では、一度治ったと見えても再発するケースがあることや、朝鮮半島から日本に密入国するハンセン病患者の存在を理由に、隔離政策の維持・強化を求めていました。

隔離に固執した背景を、別の観点からも考えてみたいと思います。

二〇〇一（平成十三）年の国家賠償請求訴訟（後述）の原告勝訴判決を受けて国は、隔離政策が続いた原因や人権侵害の実態を検証するため、「ハンセン病問題に関する検証会議」を設置。入所者のほか、療養所の園長、弁護士、学識経験者、報道機関の代表らが委員となって調査を進め、二〇〇五年に最終報告書が出されました。

そのなかではまず、らい予防法について「厚生省および国立療養所長医師らの力を背景として、一九〇七年法および一九三一年法、そして国立療養所等の既成事実を強引に維持・強化したものだが、立法事実のもともと存在しない法律だった」と指摘。

法律の改正や廃止が遅れた背景には、行政特有の理由、いや理屈がありました。

「厚生省が入所者の処遇改善に必要な予算を獲得するため、大蔵省に対し、法律の隔離条項の存在を強調し、これを最大限に利用していた」（最終報告書より、以下同。傍点引用者）。

また、国会にも厳しい目を向けています。

「予防法の入所規定に医科学的根拠はなかったが、これについて立法府は、国立三療養所長発言を踏まえ、ハンセン病が感染し発病に至るおそれの極めて低い病気であるとの医学・医療の問題を殆ど審議せず、法的拘束力のない付帯決議をつけただけであった」。

当然のことですが、これらのことになぜもっと早く気づかなかったのか……報道機関の責任も含めて反省すべき点が多々あります。自分の頭で考える必要があったのではないか、と。

一方、最終報告書は、入所者の事情にも触れています。

「プロミンなどのめざましい薬効によって治癒した入所者の中からは社会復帰者が出てきた」としながらも「社会の厚い壁にぶつかって社会復帰者が減少し始める一九六〇年頃以後、全患協、自治会[1]も運動の中心を社会復帰ではなく、入所者の処遇改善等に置くことになった」。

入所者が処遇改善を求めたのは、法律の存続を積極的に認めたわけではなく、そうするしかなかったのです。

〝厚い壁〟さえなければもっと社会へ、故郷へ、そして家族の元へ戻って行けたに違いありません……。

様々な要素が重なり合って、国の政策としての隔離は平成の時代まで一〇〇年近く続きました。

啓発パンフレットを読んで

ところで、ハンセン病については行政などが作成するパンフレットを参考にさせてもらうことも多いのですが、何度読んでもわからないところがあります。

（1）全患協は入所者でつくる団体＝全国ハンセン氏病患者協議会（現・全国ハンセン病療養所入所者協議会）で、自治会とは各療養所の入所者でつくる自治組織。

厚生労働省がつくった『ハンセン病の向こう側』という冊子には、Q&A形式で説明する欄があり「ハンセン病は治る病気になったのに（元患者は）どうして療養所に収容されたままだったのか」という問いが示されています。

それに対する答えとして「一九五三年成立のらい予防法で患者隔離が継続され、（法律には）退所規定が設けられなかった」と書かれていました。それは間違いではないのですが、本当に知りたいのは、なぜ退所規定が設けられなかったのかということだと思うのです。

また、それに関連して、こんな趣旨のことも書かれていました。

昭和三十年前後から規制が緩和され、病気が治って自主的に退所する人も出てきたが、彼らは入所時に社会や家族と断絶させられており、療養所の外では救いの手を差しのべる人も受け皿もなかった。そんな中、生活苦で体を壊したり病気が再発したりしてやむなく療養所に戻る人も少なくなかった。

これも間違いではないのですが、療養所の外の問題だと限定してしまうと、国＝隔離した側の責任がぼやけてしまうのではないか、場合によっては見えなくなってしまうのではないか……そのように感じたこともあり、この章の前半では私なりの考察をさせてもらいました。

ハンセン病患者不在のハンセン病療養所

これまでの説明が少し難しかったかもわかりませんが、ハンセン病について市民にわかりやすく説明している人たちがいます。療養所などに設けられた資料館の学芸員です。

そのうちのひとり、長島愛生園歴史館の主任学芸員、田村朋久さん（四十四歳）。私が取材を始めた二十年近く前、入所者で園の歴史に詳しい宇佐美治さん（故人）らの説明を受けながら園内で調査研究されていた姿をよく見かけました。

長島愛生園では団体の見学者を受け入れていて、田村さんや職員、それにボランティアの人たちが愛生園歴史館（資料館）や患者収容桟橋、収容所、納骨堂などを回って説明を行っています。

園を訪れるのは学校関係者、医療従事者、看護学校生、

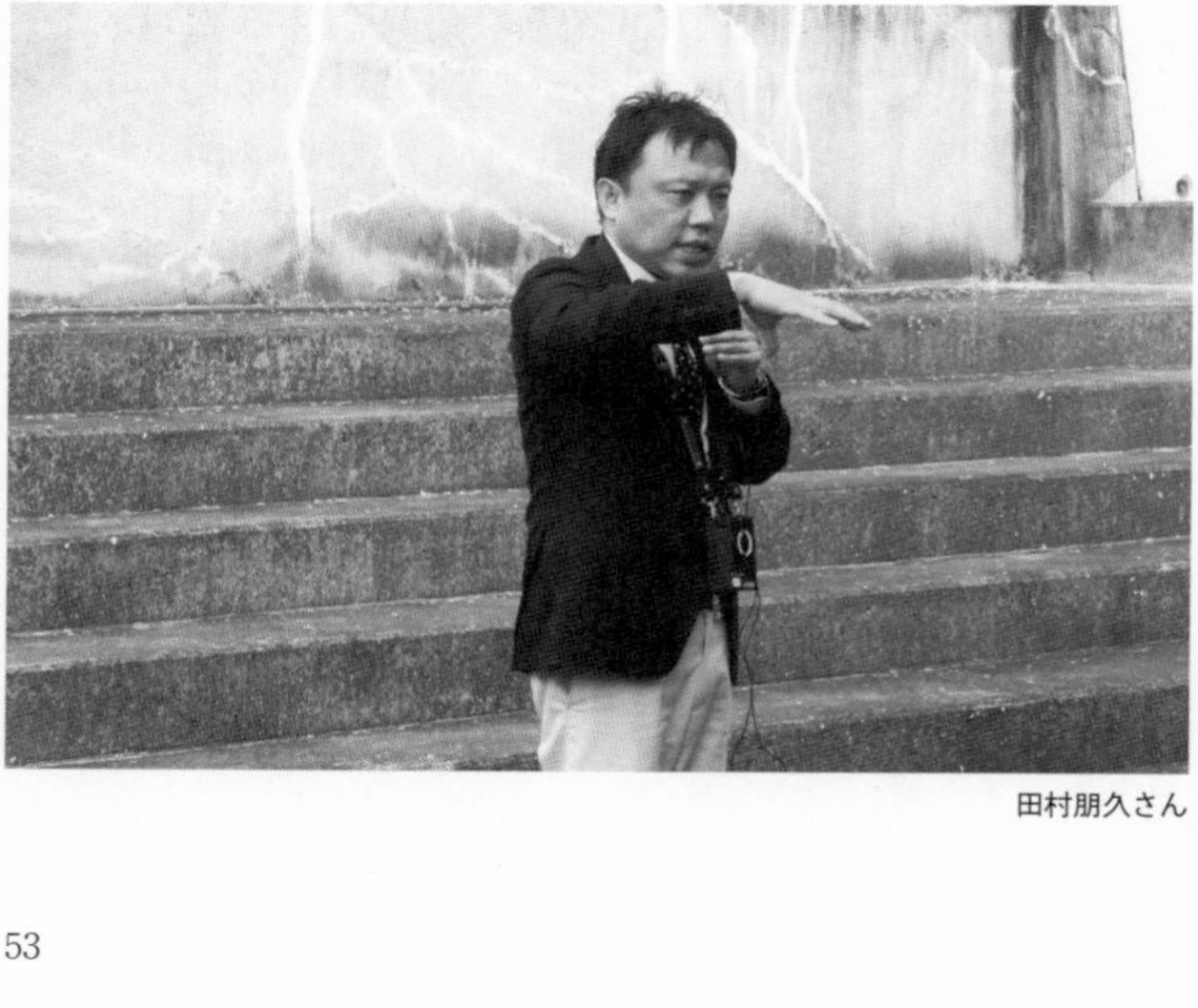

田村朋久さん

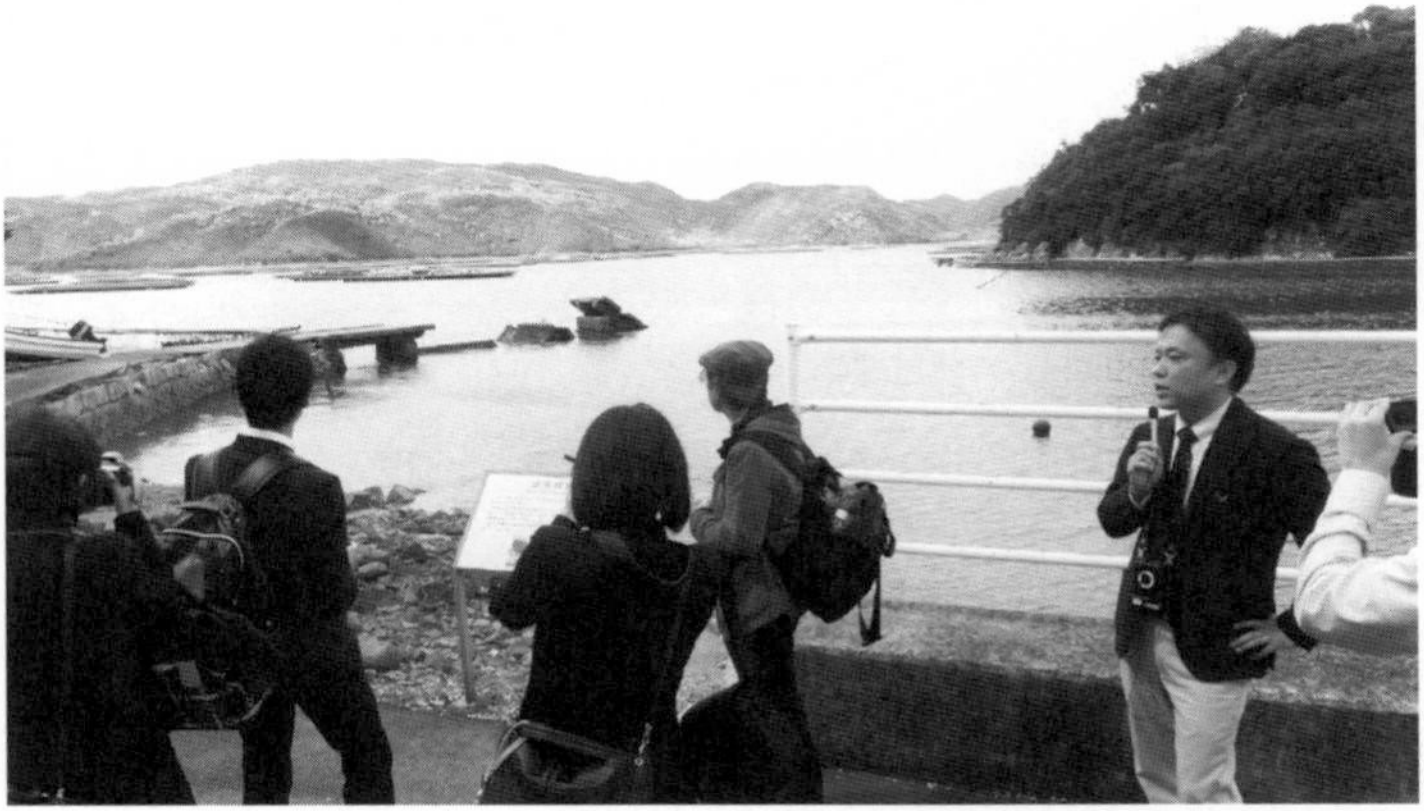

来館者への説明は年間 300 回を超える

行政職員、民生児童委員、人権擁護委員、宗教団体など様々で、年間一万人以上にのぼります。その説明役を主となって担っているのが田村さんです。

田村さんの説明を何回か聞かせてもらい、また取材もさせてもらいました。見学者は、時折ユーモアを交えた田村さんの説明に聞き入り、最後には訴えかけるようなメッセージに心を打たれている様子でした。

最初の見学場所となる歴史館で、田村さんはこう切り出します。

「この療養所に実際にハンセン病患者さんはいません。私がこの仕事に就いて十七年になりますが、ひとりも患者を見たことがありません。現在ここにいる人はみな病気が治っています。患者さんではなく、ハンセン病による後遺症を持つ障がい者なのです。平均年齢は八十五歳、平均の在園年数は六十年になりました」。（二〇一七年四月の取材で）

田村さんは、病気に対する誤解を解くことに時間を割いています。

「ハンセン病は感染症でうつる病気には違いありませんが、うつる力が非常に弱く、菌をたくさん持っている患者さんと体の抵抗力の弱い人が繰り返し接触しなければうつりませんでした。家族間での感染が起き、同じ家で患者が出たため、周りから見れば、遺伝する病気だとか血筋の病気、あの家は『らいの家』だなどと誤解をされてしまったんです」。

「熱い、痛いといった感覚がわからないので、火傷や傷の発見が遅れます。かつて、『らい病は手足が腐って落ちる病気』と誤解されました。でもハンセン病で手足がなくなったのではなく、知覚麻痺のため傷を発見できなかったのです」。

そして、法律の存在が偏見を助長してきた歴史にも言及しました。

「隔離を定めた法律がなくなったのは平成八（一九九六）年。昔のことではありません。病気は早くに治っていたんですが、服や帽子で隠せない、目につくところに後遺症が残ったんです。（入所者が）外へ出て生活しようとしても後遺症があるから差別を受けることは目に見えていた……。家族に差別が及び、一家九人が心中したこともありました。[2] 病気が治っても家族の家に帰るわけにはいかなかったんです。でもそういった状況を見て外の人はどう思ったのかというと『まだ療養所にいるじゃ

（２）一九五一（昭和二十六）年、山梨県で家族のひとりがハンセン病と診断され、それを苦にした一家九人が青酸カリによる心中をはかった。

ないか』と。『療養所にいるんだから、まだハンセン病は治ってないんじゃないの?』と誤解を受けたんです」。

田村さんは「ここに大きな認識のズレがあった」と見ています。

特別な「授業」

差別の厳しさについては本書の随所で触れていますが、田村さんの話のなかで、それを痛感した言葉がありました。

長島愛生園には、かつて全国からハンセン病の生徒を受け入れる高校がありました。定時制の、岡山県立邑久《おく》高校新良田《にいらだ》教室。一九五五(昭和三十)年から三十二年の歴史を重ねたなかで、三〇七人の卒業生を送り出し、その七割以上が社会復帰したといいます。

田村さんは「この高校で特徴的な授業が行われていました」と説明。その後、少し間を置いて言いました。

「それは、嘘をつく授業です」。

意外な言葉でした。でもすぐに理解ができました。

「(新良田教室を卒業し)社会へ出ると、同僚とご飯を食べに行く機会があるでしょう。そのときに『高

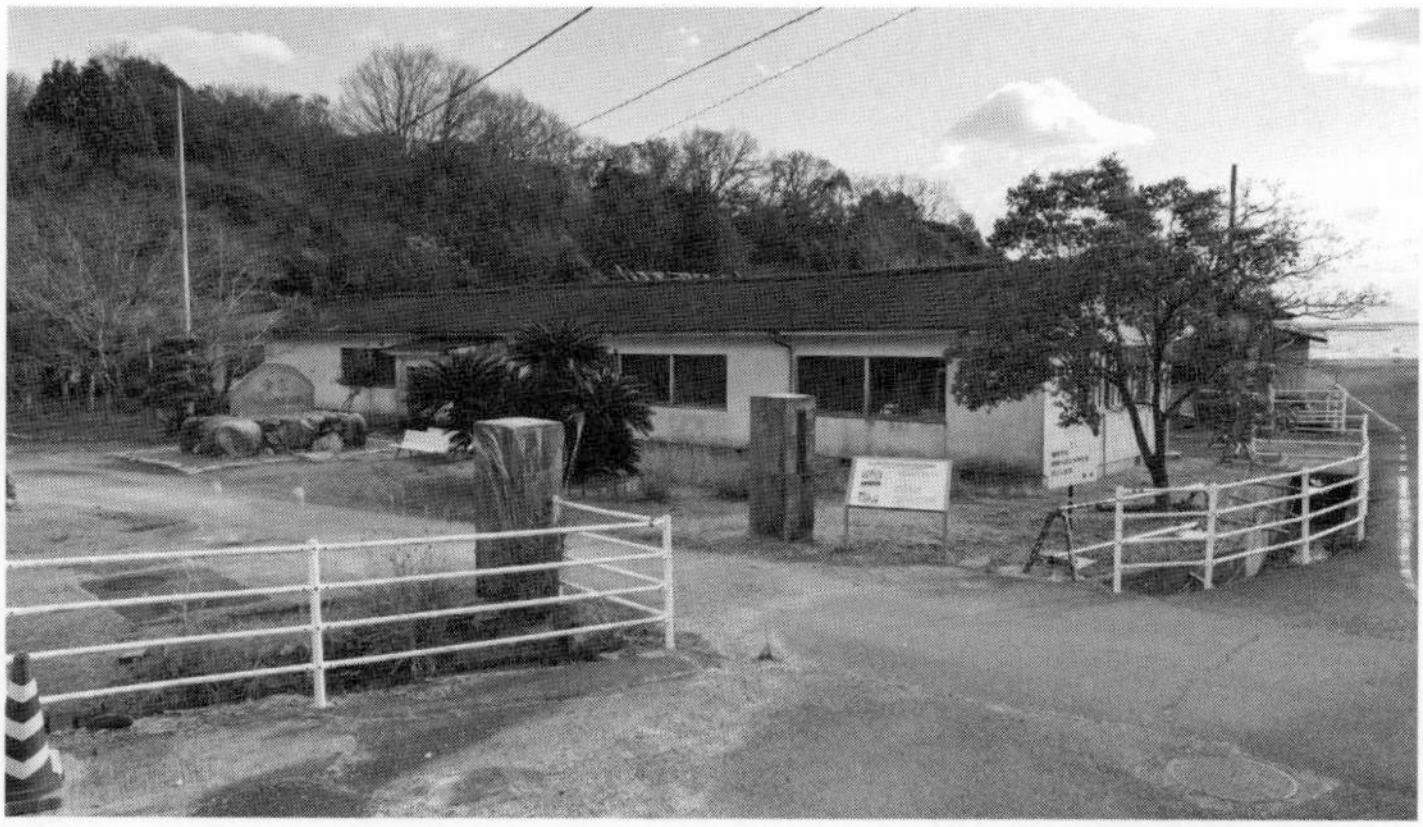

県立邑久高校新良田教室跡地

校生活はどうだったか』と聞かれても、ここにいたことを話したくない……。だから、嘘の経歴をつくるんです」。

田村さんは、当時の資料を元に、こう続けます。

「嘘をつくのは良くないことだ、嘘を重ねると消極的な人間になってしまう、ハンセン病のことを誤解している人がいればちゃんと話して理解を促す、そうすることによって社会の差別はちょっとずつなくなっていくんだ……。しかし、そういう生き方をするには、とても強い精神力が必要だったんです。社会にある偏見や差別は生半可なものではない。生きるための嘘なら許されるんじゃないか、そう考えたんです」。

その貴重な資料をお借りすることができました。右上に「ロングホームルーム討議資料」と印刷されたプリントには、こう書かれていました。（抜粋）

病気であったことを他人に知らせる必要はない。人は誰でも人に話せぬ問題をかかえて生きている。後ろめたい気持ちを持つ必要はない。わたしたちは社会で現実に生きていかねばなりません。

差別され偏見で見られ社会が受け入れてくれないならば、生きる手段として「ウソ」も許されるべきです。

「ウソ」をつく必要がある時は、おろおろしないで堂々と胸をはって、言葉をはっきりと、社会に立ち向かって生きる必要があります。

この点をみんなで十分討議しましょう。

最後に、こんな一文が加えられていました。

中途半端な態度では生きていけません。

まさに、差別がいかに厳しかったかがうかがえる文章でした。「厳しかった」という言葉を「厳しい」と進行形に言い換えても間違いではありません。私も取材のなかで感じるのですが、親族にハンセン病元患者がいると偏見を受けるケースが少なからずあるのです。今でも、確かに。しかし、事例をあげて説明することができない……それが悔しくて仕方ありません。差別に負けているようで。

嘘をついてはいけないという、人間としての基本的な姿勢を踏み外さなければ生きていけない……それが、いま私たちが暮らしている社会です。

大臣は辞表を胸に

ここで、国家賠償請求訴訟について簡単に触れておきたいと思います。

この裁判は一九九八（平成十）年、鹿児島県と熊本県の入所者十三人が「らい予防法は基本的人権の尊重を定めた憲法に違反し、強制隔離などにより人権侵害を受けた」として国に賠償を求めたものです。

二〇〇一（平成十三）年五月十一日、熊本地裁は原告勝訴の判決を言い渡しました。その内容は次の通りです。

・ハンセン病は、感染し発病に至るおそれがきわめて低い病気であり、治療薬プロミンの効果は明らか

・遅くとも一九六〇年以降には隔離の必要性が失われていて、厚生省は法律の改廃を含む抜

本的な変換をする必要があった

・「らい予防法」の隔離規定の違憲性は明白

・厚生省はすべての入所者に対し、自由に退所できることを明らかにする措置をとるべきだった

・厚生大臣は、入所者の入所状態を漫然と放置し隔離政策を継続させたこと、ハンセン病が恐ろしい伝染病であり隔離されるべき危険な存在であるという社会認識を放置したことについて法的責任がある

・隔離規定の違憲性は国会議員が調査すれば容易に知ることができ、遅くとも一九六五年以降に隔離規定を改廃しなかった国会議員には過失が認められる

・慰謝料額は、初回入所時期と入所期間に応じ、一四〇〇万円から八〇〇万円の四段階とする

判決を受けて国は、控訴した上で和解をめざす方向をさぐりましたが、原告団が高齢化していることなどから早期の全面解決が必要と最終的に判断し、五月二十三日に控訴断念を決めました。その決定に大きな役割を果たしたのが、当時の厚生労働大臣で三重県出身の坂口力さん（八十七歳）です。坂口さんには何度かインタビューさせてもらったのですが、二〇一八年五月の取材では、判決がおりたときの思いを率直に語ってくれました。

「判決が出たときにつくづく思ったのは、自分は国会議員であり医師出身でもある。その自分が

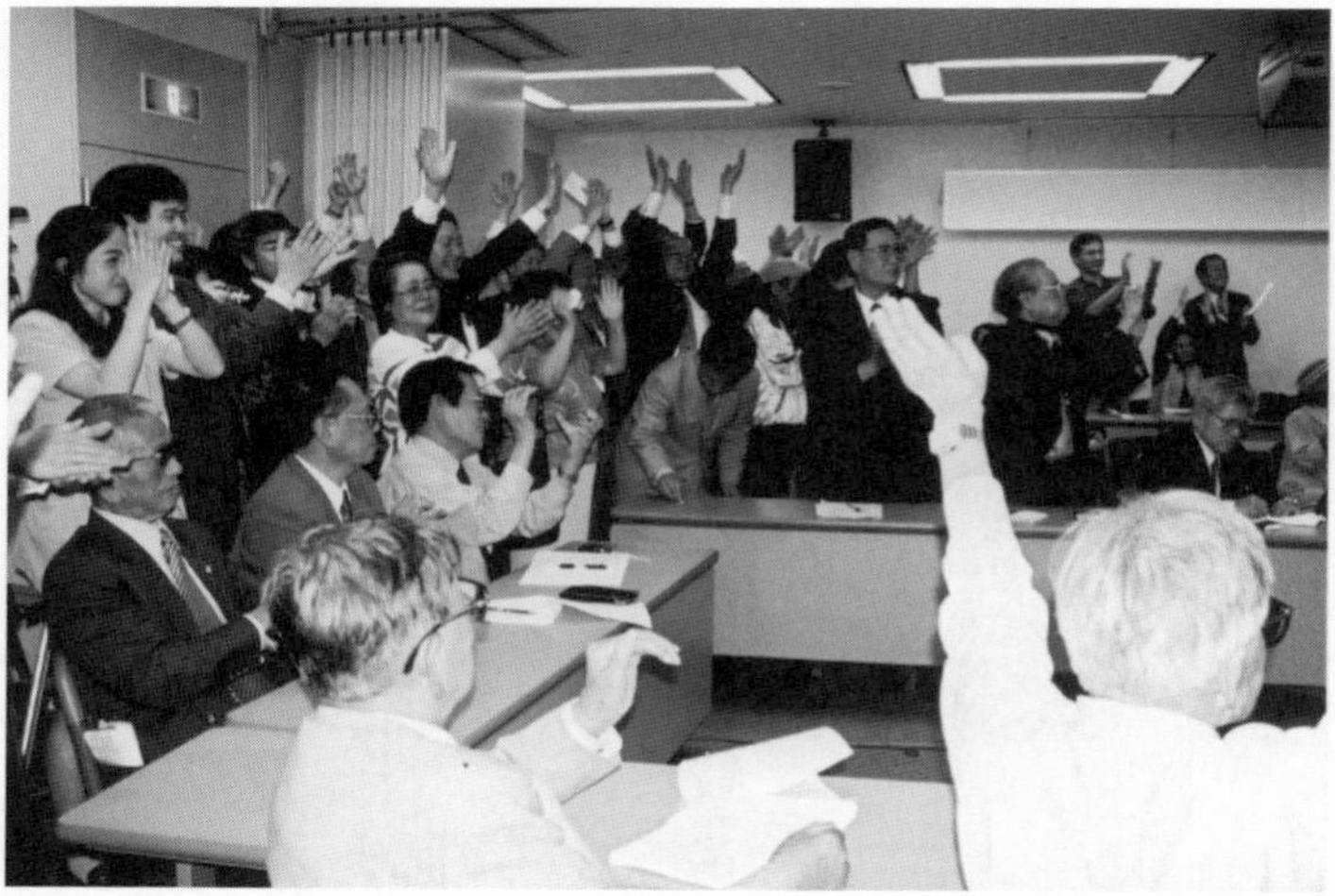

控訴断念を喜ぶ入所者ら（全療協提供）

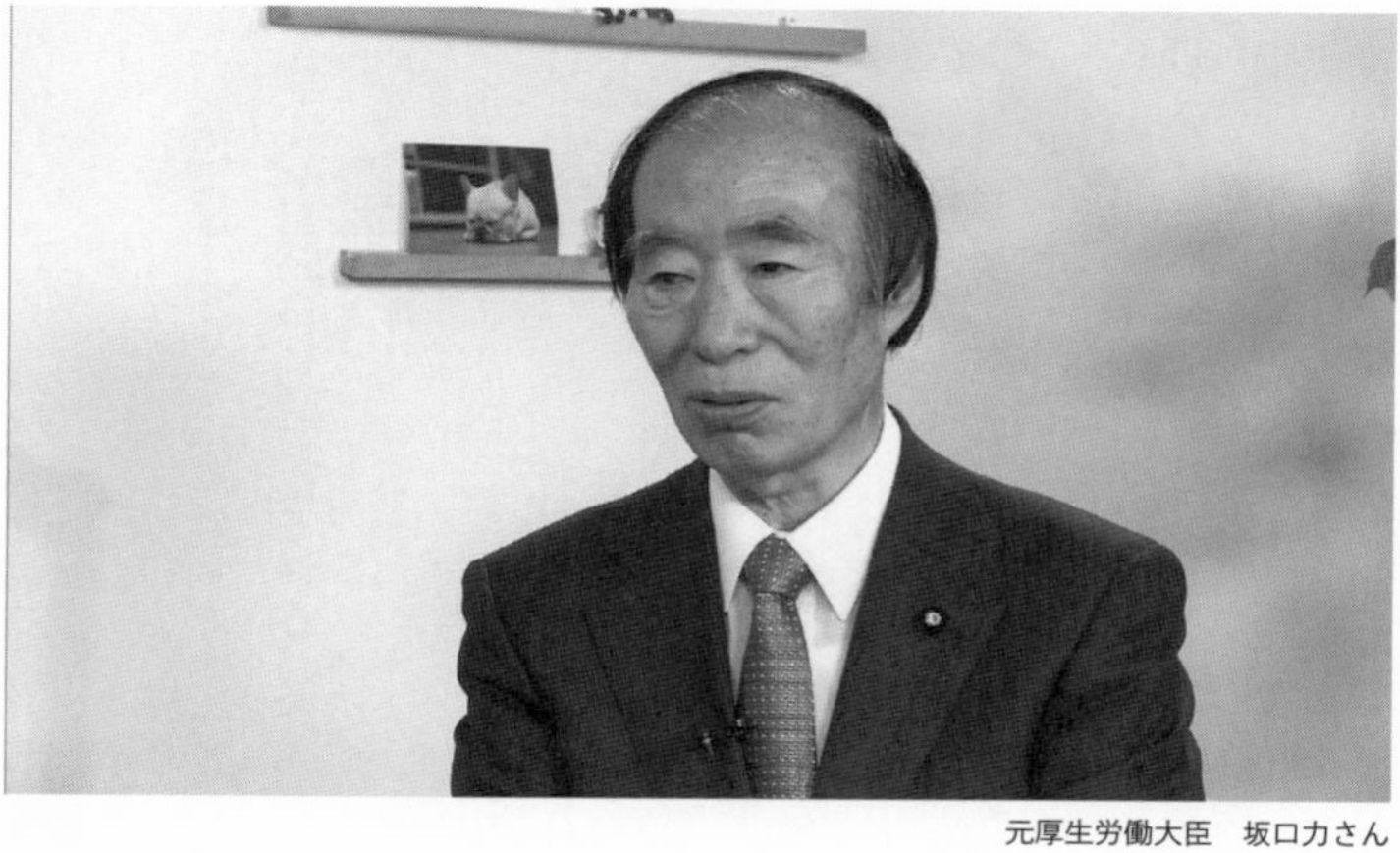

元厚生労働大臣　坂口力さん

率先してこの問題を取り上げなければならなかったのに、それをしてこなかったのは誠に恥ずかしいことだ。そういう思いが人一倍強かったのは間違いない」。

坂口さんは、ハンセン病問題を管轄する厚生労働大臣として、控訴することに反対していました。

「ハンセン病に対する薬が新しくできて治るようになった……状況が変化してきているのだから、隔離政策は少なくとも昭和三十年代にはやめるべきだと提案するのも厚生省（の役割）だったのではないかと主張したんです」。

小泉純一郎総理大臣（当時）は、判決が出た直後の閣議のあと事務方に、控訴する、しない両方の資料をつくっておくように命じたといいます。しかし坂口さんによれば「控訴するほうの資料はたくさん作ってありましたが、控訴断念のほうの書類は数ページしかなかった。役所は最初から控訴という思いでやっていたんじゃないでしょうか」。

官僚の抵抗はすさまじいものがありました。

「厚生労働省の役人はひとり残らず控訴すべしで固まっていました。法務省も内閣府も。私だけが逆の方向を向いて走っていました」。

結局、控訴期限である五月二十三日に小泉総理が原告らと面会して話を聞き、控訴しないことを決めたのです。

総理の決断を聞いた坂口さんは「良かったという思いと一件落着したという思いが重なって、体の力が抜けたように感じました」。

実は坂口さんは、ある覚悟をしていたのです。

「もし総理がおっしゃることと一致しなければ、辞めなければならない。朝、家を出るときに辞表を書いて胸に入れていました。駄目だったら（＝控訴になったら）それを出そうと思っていました」。

その辞表が出されることは、ありませんでした。

その後、坂口大臣のもとで原告団との和解や補償金の支給が進められることになります。

完成された隔離

らい予防法が廃止されても、国の政策の過ちが裁かれても、ハンセン病回復者の多くは、療養所から出ることはありませんでした。

ハンセン病療養所は、国立として全国に十三ヵ所設置されています（このほかに静岡県に私立が一ヵ所）。設置当初は隔離が目的だったため、その多くは海や山に囲まれた交通不便なところにあります。

国立ハンセン病療養所の入所者数は、二〇二一年五月現在で一〇〇一人。平均年齢は八十七・〇歳（厚生労働省調べ）。

療養所は治療の場であるのはもちろんですが、今では生活の場にもなっていて、診療棟のほか、

ハンセン病療養所 入所者数

● 国立13ヵ所　○ 私立1ヵ所
2021年5月現在、厚生労働省調べ
（三重県出身者数は、三重県医療保健部調べ）

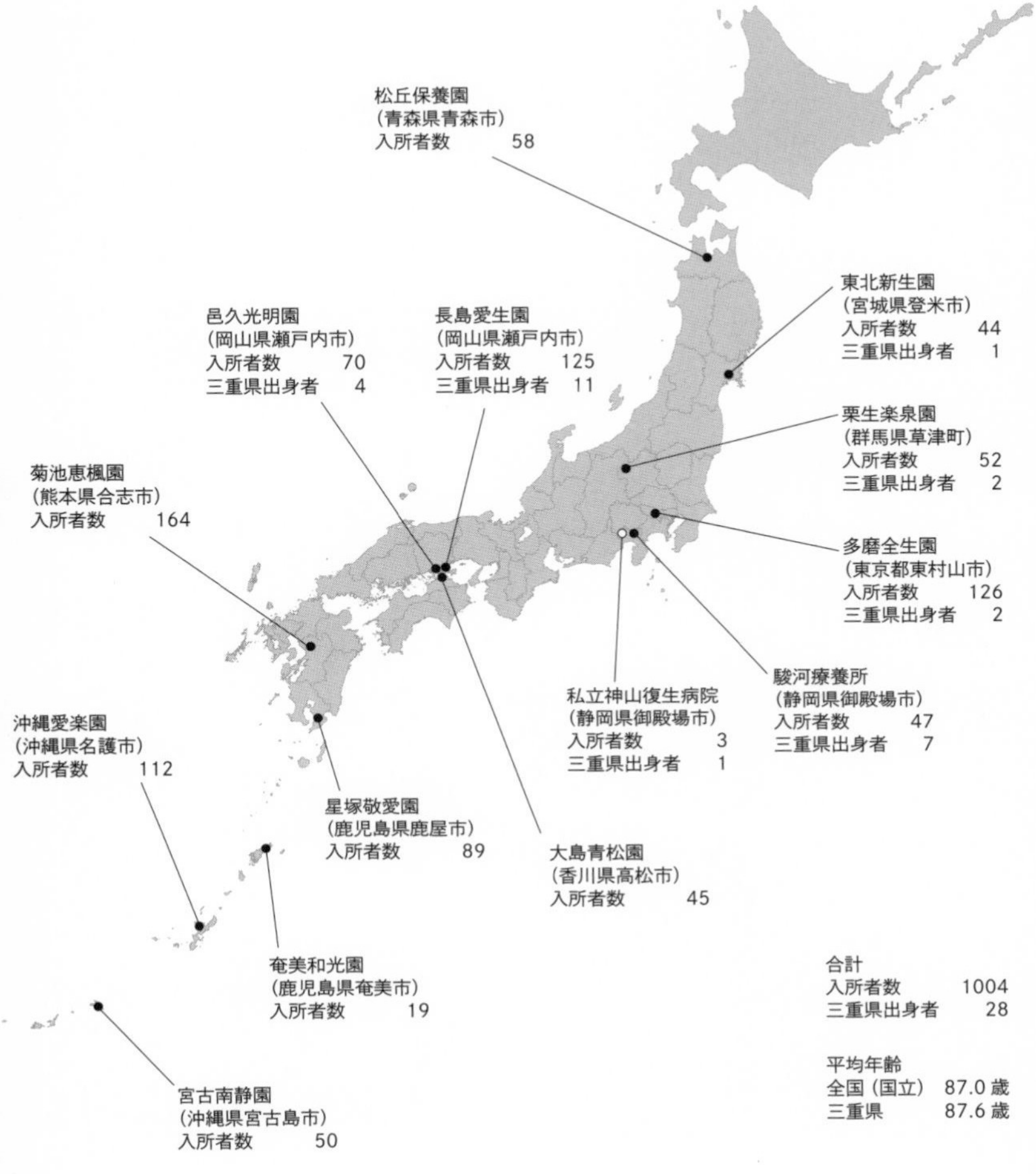

自治会やショッピングセンター、理髪室、郵便局、宗教施設などがあり、ひとつのまちのようです。外へ出なくても事足りる……それだけ隔離が完成されたものだと感じました。その最たるものが納骨堂。いわば、病院にお墓があるのです。

納骨堂は、すべての国立ハンセン病療養所に設置されています。長島愛生園歴史館・主任学芸員の田村朋久さんは、見学者にこう説明しています。

「そもそも、なぜ療養所に納骨堂が必要なのか。普通、病院にお墓はありません。入所者が亡くなったら(親族に)お知らせが届きます。しかし、ハンセン病に対する差別は、本人だけではなく家族も巻き込む……。本人はもちろん、ご家族も大変な差別に遭いました。そういった状況で、身内の遺骨を引き取りに来られるのか……周囲の目が気になって遺骨の引き取りはなかなか進まなかったんです。このとき気にした周囲の目……それは、私たち

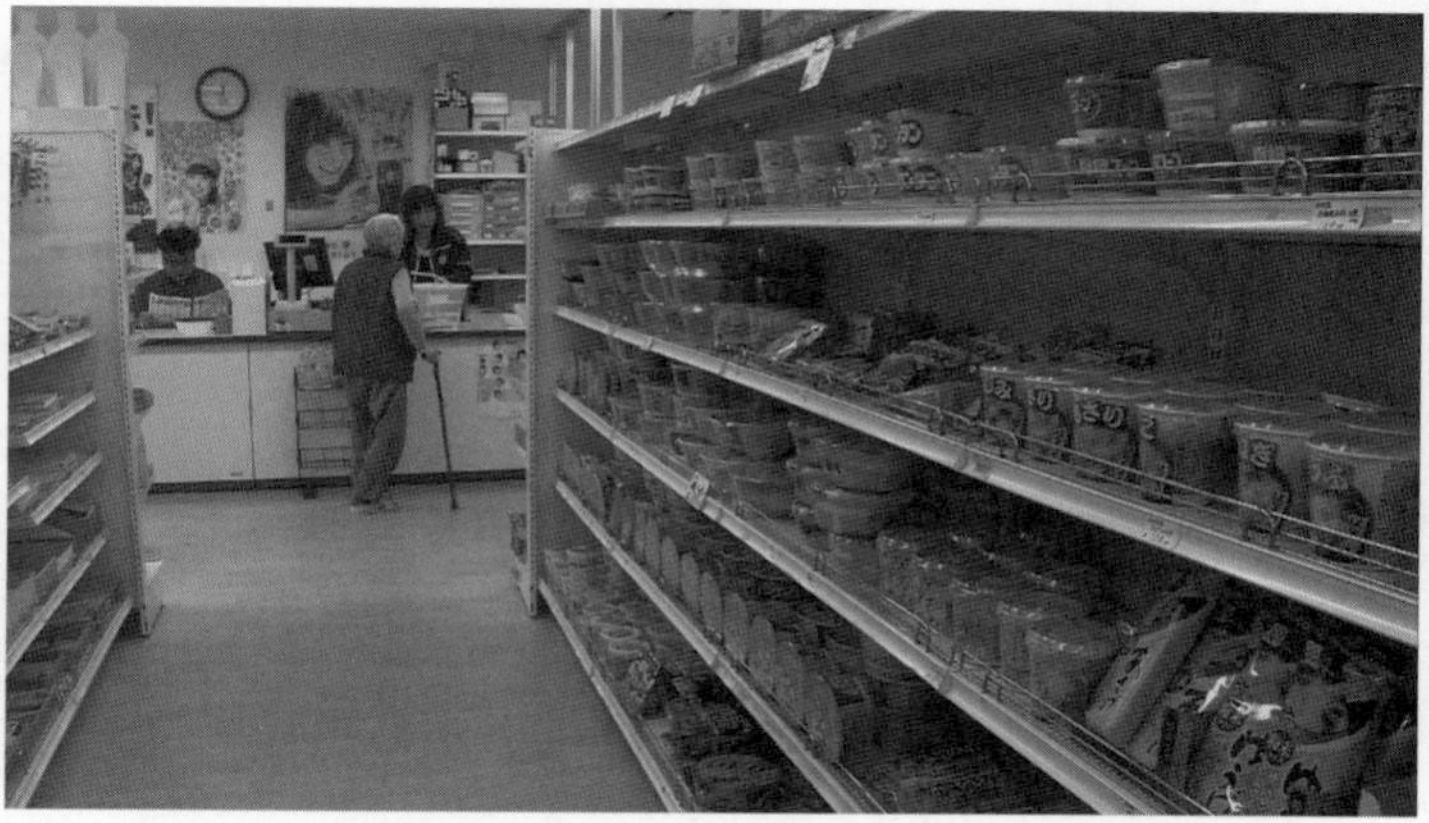

買い物をする入所者も減ってきた

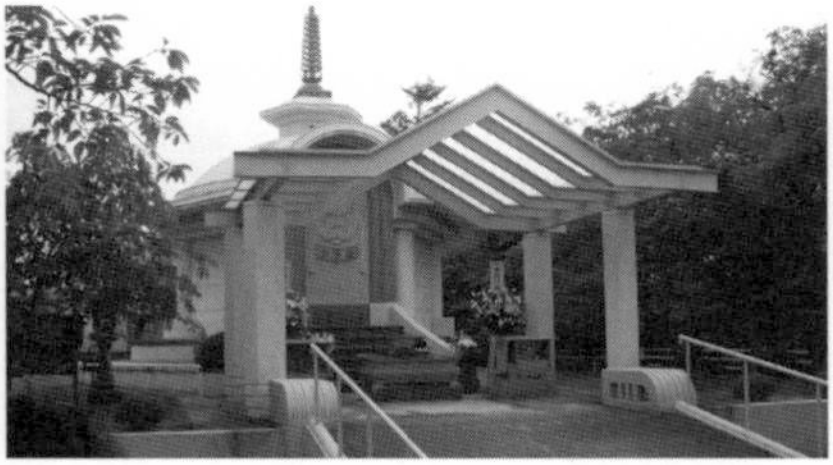

邑久光明園

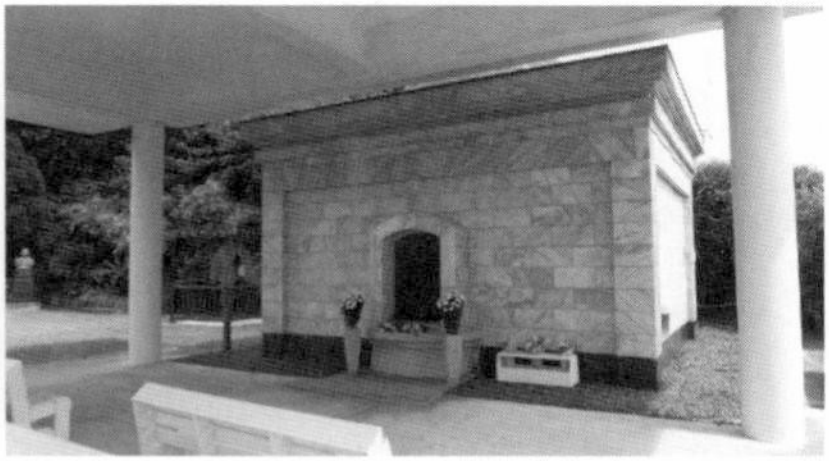

沖縄愛楽園

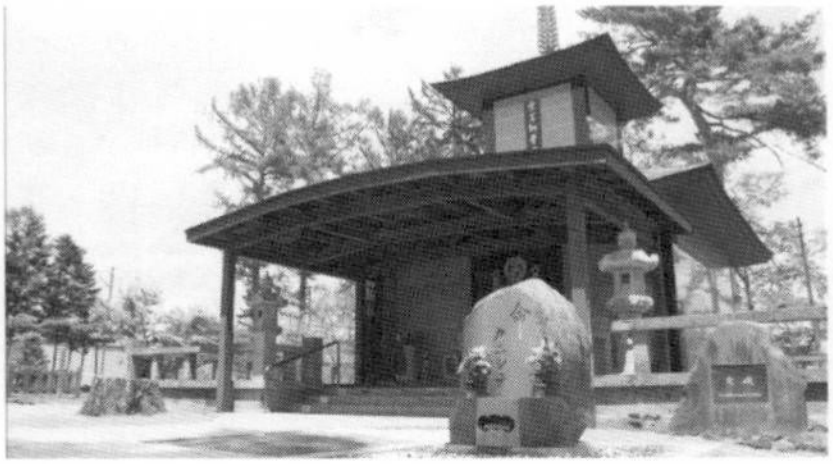

栗生楽泉園

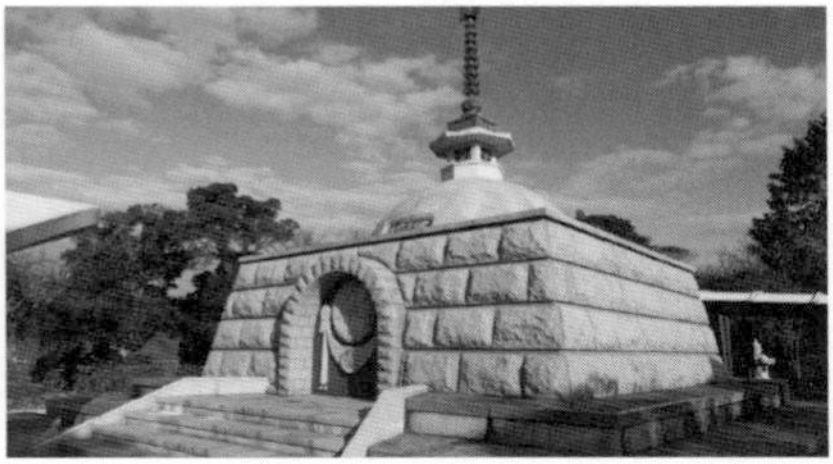

長島愛生園

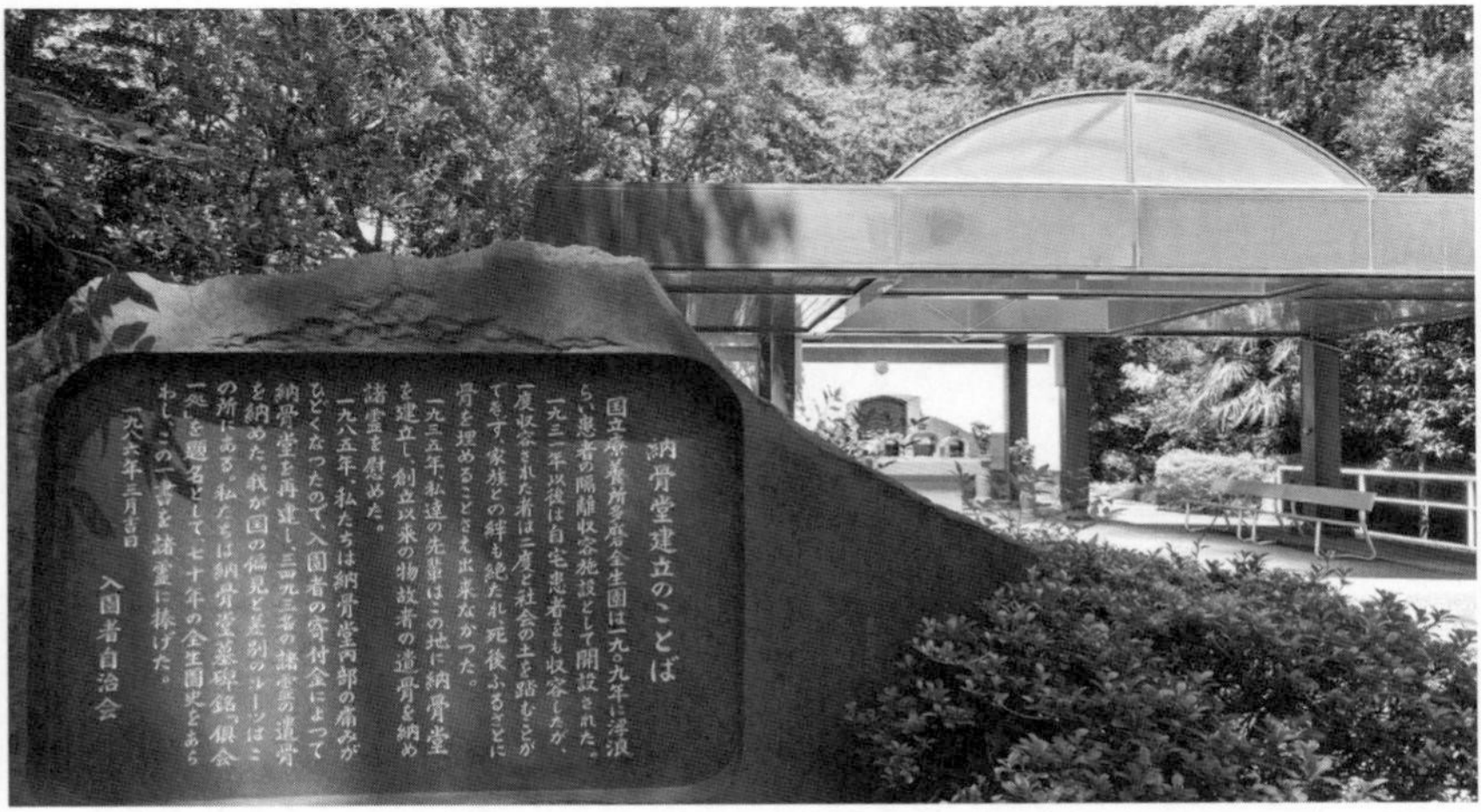
納骨堂建立のことば
国立療養所多磨全生園は一九〇九年に浮浪
らい患者の隔離収容施設として開設された。
一九三一年以後は自宅患者をも収容したが、
一度収容された者は二度と社会の土を踏むことが
できず、家族との絆も絶たれ死後ふるさとに
骨を埋めることさえ出来なかった。
一九三五年、私達の先輩はこの地に納骨堂
を建立し、創立以来の物故者の遺骨を納め
諸霊を慰めた。
一九八五年、私たちは納骨堂内部の痛みが
ひどくなったので、入園者の寄付金によって
納骨堂を再建し、三四九三名の諸霊の遺骨
を納めた。我が国の偏見と差別のルーツはこ
の所にある。私たちは納骨堂墓碑銘「倶会
一処」を題名として、七十年の全生園史をあら
わし、この一書を諸霊に捧げた。
一九八六年三月吉日
入園者自治会

多磨全生園

各療養所にある納骨堂

の目です」。

ところで、各療養所では、園内誌が発行されています。長島愛生園は『愛生』、邑久光明園は『楓』、菊池恵楓園は『菊池野』など、それぞれの療養所にちなんだタイトルがつけられています。定期的に発行されていて、各園の最新の話題のほか、入所者の作品（詩や短歌、川柳）や体験談、関係者からの寄稿、訪問者の紹介などで構成されています。

このうち『愛生』平成三十（二〇一八）年五・六月号に書かれていた文章が目にとまりました。長島愛生園に総合診療棟が完成したことを受けて、山本典良園長が「総合診療棟を眺め思う事」と題してまとめたもので、それは園の姿勢を示したものでした。

そのなかでは、高齢者が多い施設では避けられない「お見送り」について触れています。山本園長は「一般病院では患者が歩いて帰れない事は病院の敗北であり、患者が亡くなると裏口から隠れるように出ていく」とした上で、「当園では正面玄関から堂々と出ていきます」と説明。そこには、こんな思いがありました。

「ハンセン病患者の多くは、最初は世間から逃げて隠れるように収容されてきましたので、最後は正面玄関から仲間や職員が見守る中で送り出したいと、私は勝手に考えています」。

そういう理由から、総合診療棟に裏口はありません。

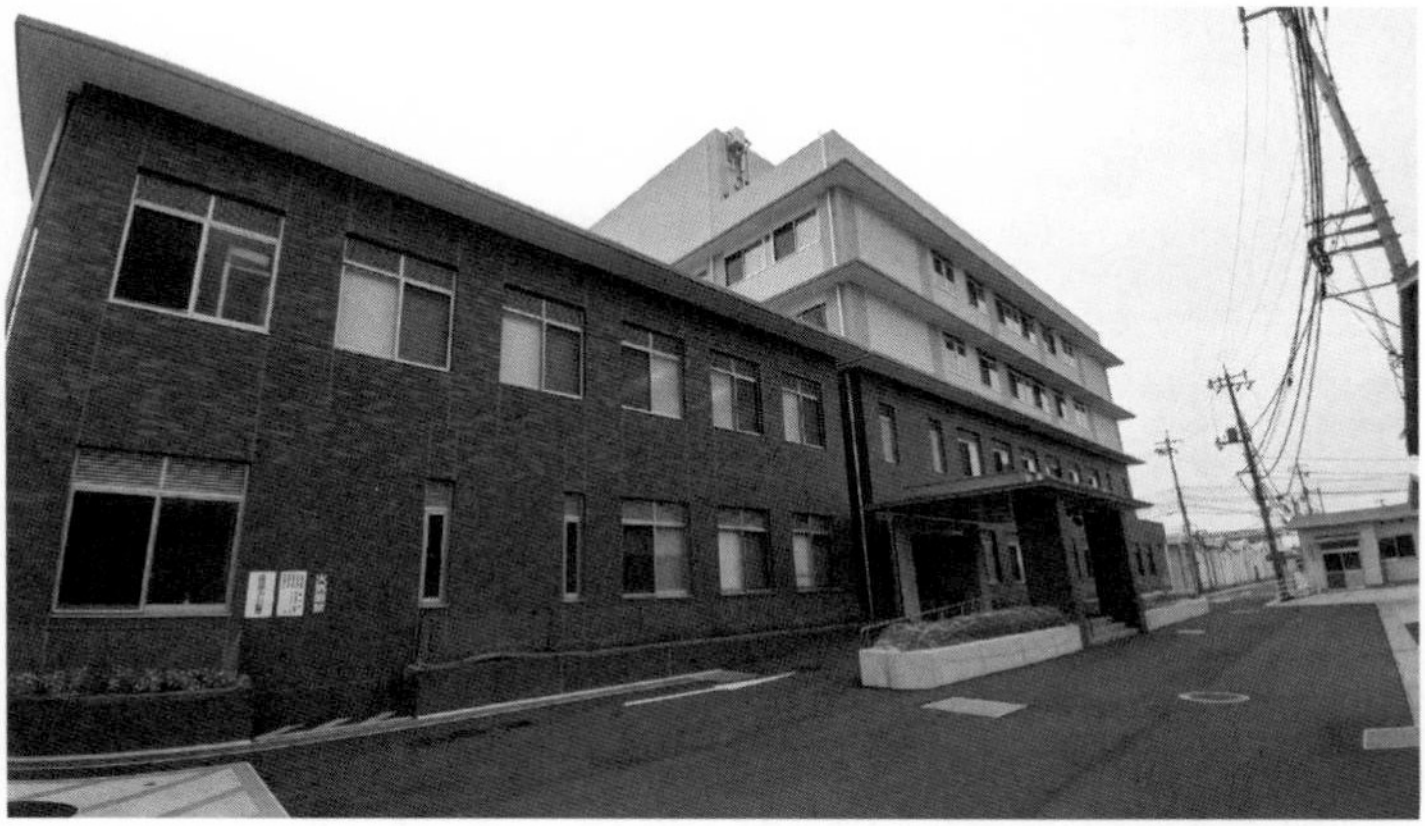

愛生園の総合診療棟

さらに山本園長は、診療棟の最上階に〝やすらぎホール〟という斎場があることにも触れました。園長は「縁起をかつぐ日本では考えられない」としながらも、斎場を設けた特別な理由を記しています。

「死んでも故郷の墓に埋葬してもらえないことと密接に関連があります。未だに斎場を必要とするハンセン病施設の現状を世間に知っていただきたいですし、（総合診療棟は）偏見差別が未だ解決されず、痕跡として残っている建物といえます」。

入所者が言うように、ハンセン病はいまや〝ごく普通の病気〟となっています。一方、その普通の病気が治っても療養所から出ることのできない人たちが大勢いるという現実は、ハンセン病特有ではないでしょうか。その原因が、入所者にないことだけは確かです。

最も許されないこと

この章の最後に、療養所の入所者が最もつらいと感じることを書き記しておきたいと思います。それは、子どもをもつことが許されなかったことでした。園内では、結婚は認められていましたが、妊娠・出産はできなかったのです。

一九四八（昭和二十三）年から優生保護法に基づき、ハンセン病が優生手術の対象になりましたが、それ以前にも各療養所の方針に則って断種や中絶が行われてきました。

理由として挙げられたのが、妊娠出産に伴う女性患者の病状悪化、ハンセン病患者から産まれた子どもの社会的な養育困難、体質遺伝の可能性などですが、それらを「口実」と見る人も少なくありません。ハンセン病療養所が患者の隔離・絶滅を基本理念に置いていたこととも無縁ではないでしょう。

中絶された胎児はホルマリン漬けの標本にされ、保管されました。国立ハンセン病資料館によれば、菌の有無を調べるためだといわれています。二〇〇〇年代に入ってそれが問題となり、今では各療養所に供養碑が建てられています。

一九四九年から一九九六年に行われた断種の件数は一五五一件、堕胎件数は七六九六件だったことが判明しています（「ハンセン病問題に関する検証会議」最終報告書）。しかし、戦前から行われてきた

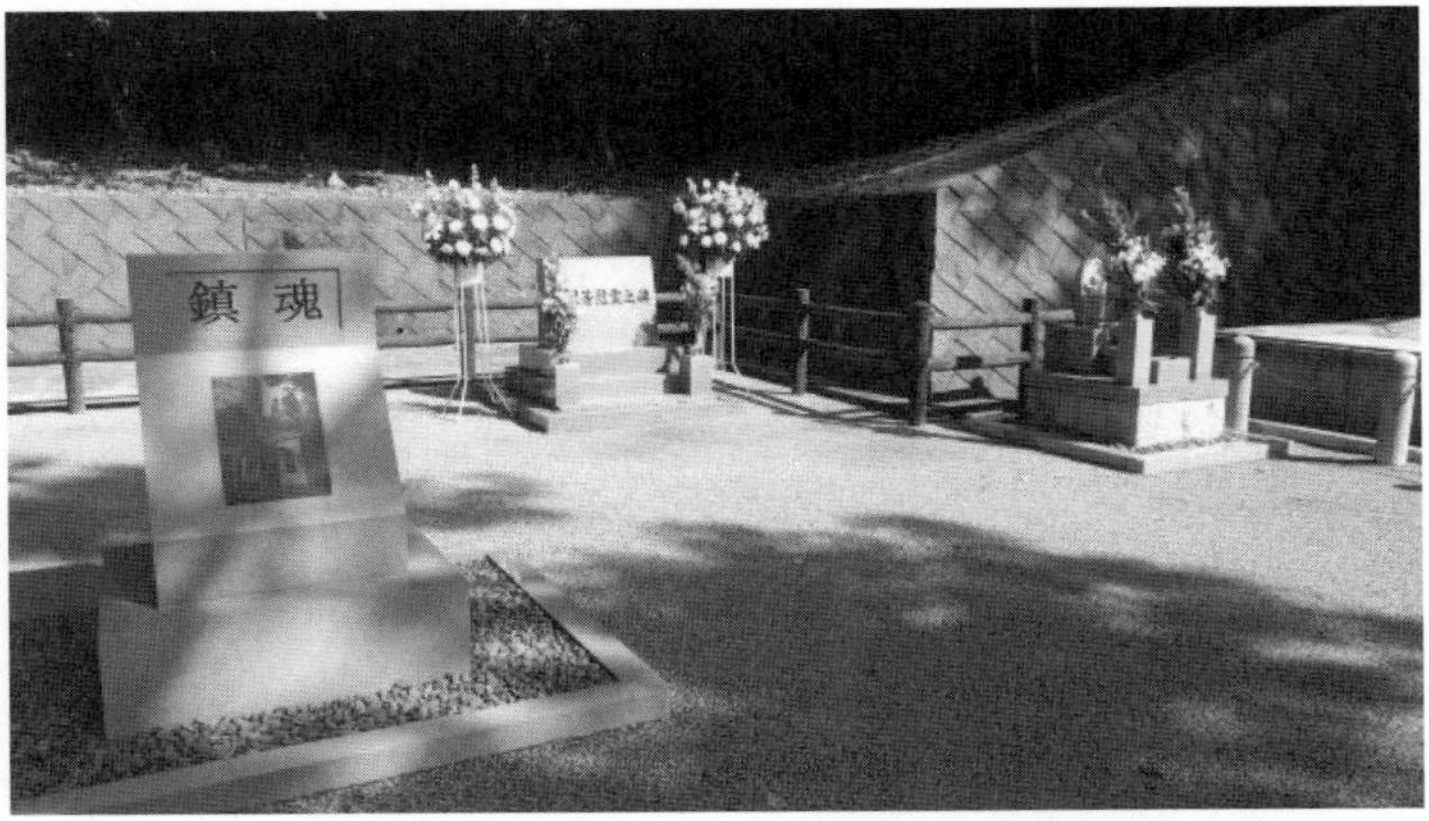

しのび塚公園には胎児等慰霊の碑がある（長島）

非合法の断種、堕胎の件数については、正式な記録が残っていません。

入所者の皆さんに子や孫がいたらもっと違う人生があったでしょうし、らい予防法が廃止された後、子どもの元へ帰ることができたかもわかりません。ハンセン病政策は、患者の人生だけでなく、本来生を受けるべき命をも奪っていったのです。

国、医学界、政治家、地方行政……様々な立場の人たちの考えや行動が、時代の影響も受けながら、ハンセン病（元）患者の人生を左右してきました。「様々な人たち」のなかには、市民も報道機関も含まれています。報道機関の責任についてはのちに触れますが（第十一章）、私たちがなすべきことは、反省すること以上に、同じ間違いを繰り返さないことだと思っています。

第四章　苦難の記憶
～収容、そして療養所の暮らし～

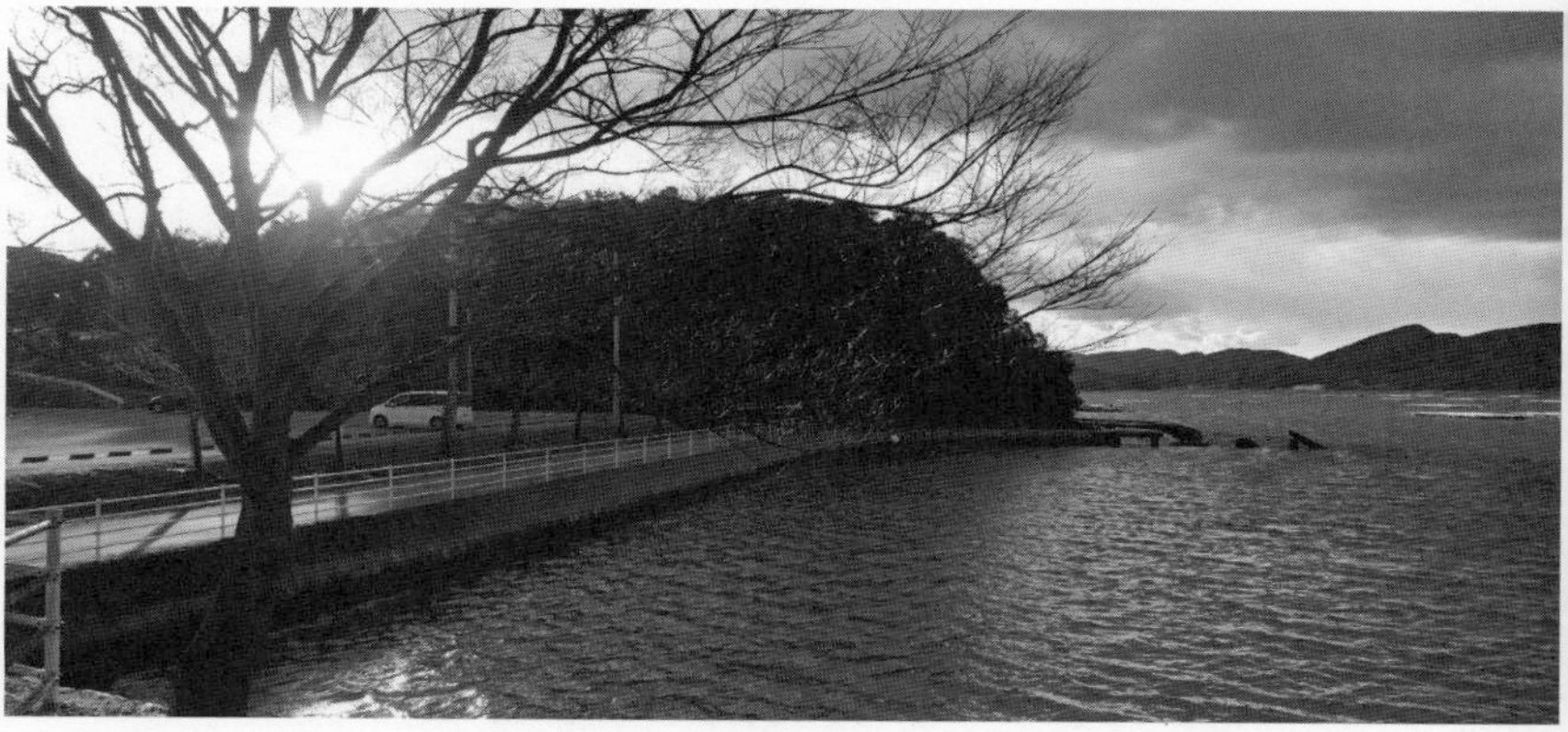

「荷物のように」

元患者の人たちは実際にどんな苦しみ、悲しみを味わってきたのでしょうか。この章の前半では、三人の三重県出身者を取り上げたいと思います。いずれも、二〇〇二（平成十四）年の取材です。

故郷《くに》を発つ　荷物の如く　リヤカーで
真昼道　毛布荷車　我潜む
小五まで　学びし母校　通り過ぎ
父が引く　母が後押す　ホームにと
貸切の　汽車で療園　父の膝

長島愛生園に収容された体験を十七文字で表現したのは、西口君江さん（仮名）。西口さんは一九三九（昭和十四）年、十三歳のときに収容されました。

「当時はなかなか道も歩けないですからね。リヤカーに乗せられて、毛布を頭からかぶせられて旅立ったんです、荷物のように」。

小学四年生の頃、頬に赤い斑紋ができ、その後の診断でハンセン病にかかっていることがわかりました。

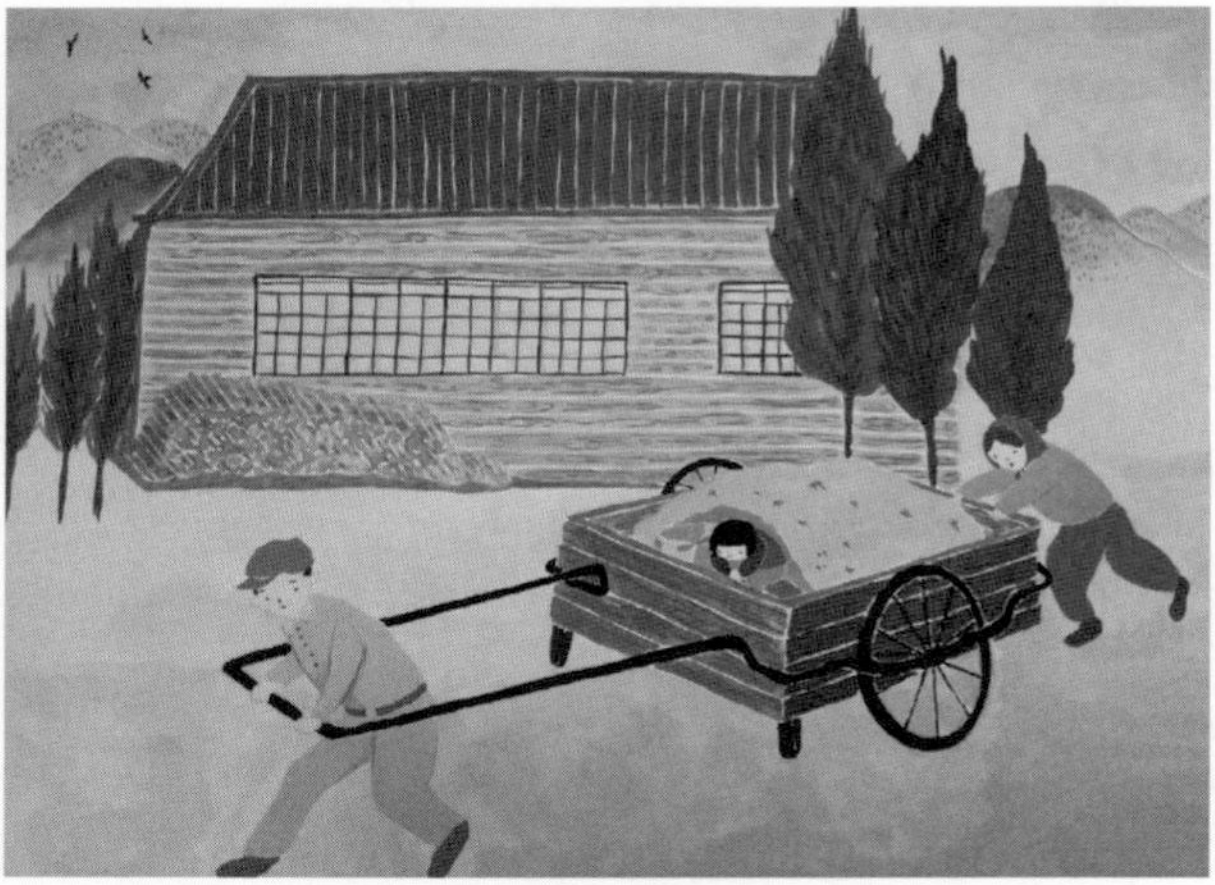

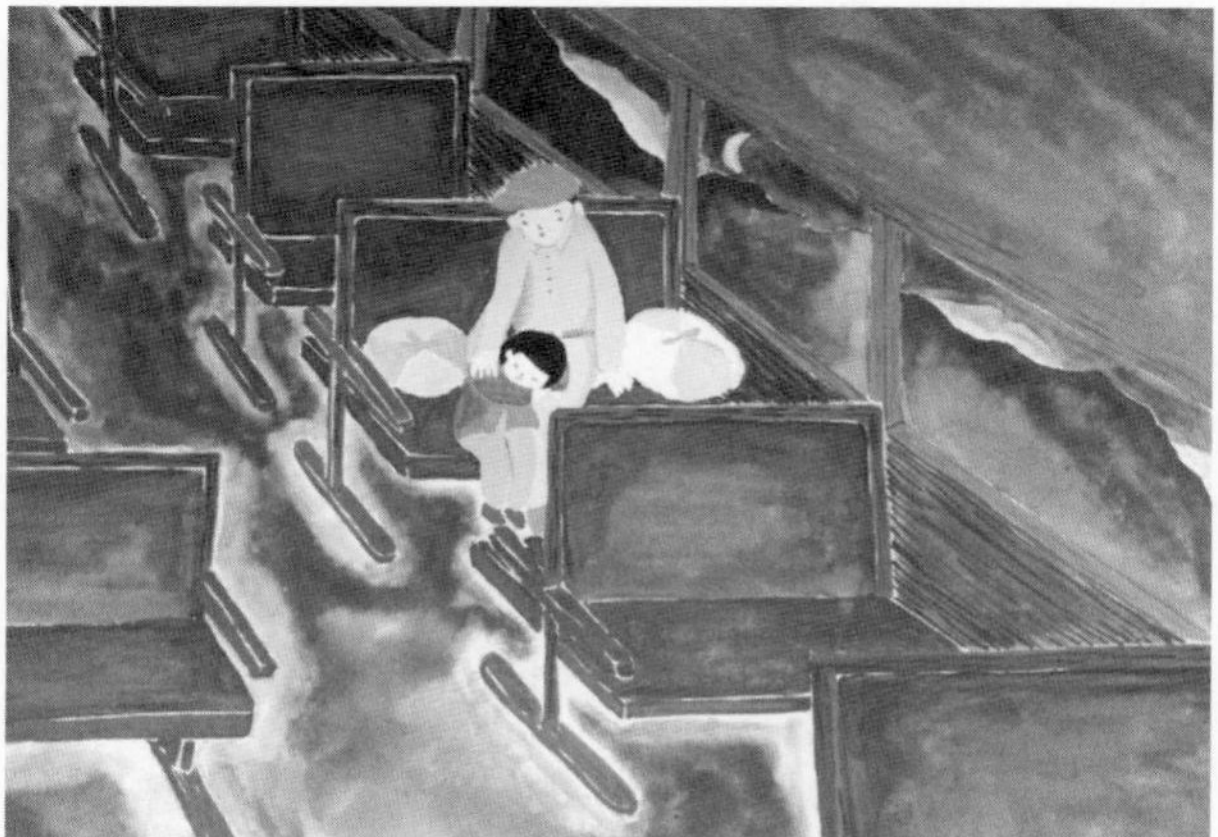

イラスト：田槙奈緒

「(それで)いじめに遭いましてね。学校の帰り道では、男の子に石を投げられました」。

西口さんは、それから学校へ行かなくなりました。

「ずっと家で母の腰にぶらさがって、甘えて毎日を送っていました」。

家には町の巡査が度々訪ねてくるようになり、(1)両親に対して「(君江さんを)岡山県の療養所に行かせたらどうか」と説得しました。

西口さんは「母がトイレに行くときもついていった」ほどの甘えん坊。父親も末の娘がかわいかったのか「そんな遠いところに娘をやるわけにはいかない。知らん顔をしよう」と拒んでいました。


それからしばらく経って、真面目だった兄が警察に呼ばれたのです。以下は、西口さんが、一部始終を見聞きしていた姉に翌朝、教えてもらった内容です。

夜遅く帰宅した兄に母親が「お前はいったい何をしたんや」と問いつめたところ、兄はこう答えました。

「巡査さんが言うには、妹(君江さん)を岡山県の療養所に入院させたいけど、両親の許可がなかなか得られないので、兄のあんたが勧めてほしい、と」。

そこで母が「あんたはどう思うんや?」と聞くと、兄は「僕も妹を岡山にやりたくはない。やりたくはないけども、来年は兵隊の検査。自分は甲種合格で入隊すると思う。そのときに、晴れて近所の人に歓呼の声で送ってもらって門出を迎えたい。でも、（お客さんが来たときに）逃げ隠れするような病人が家にいたら寄りつく人はいない。そして、年老いた親に病人を残していくのも切ない。それが一番の悩みだ」と、胸の内を明かしました。

それを聞いた西口さんは……

「はーっ、これは私が決心しなくちゃいけないと思って、母にすぐ『お母さん、私、長島に行く！』ときっぱり言いました。お母さんが『大丈夫か？　お前は本当にそう思うのか』と言ったから、『はい、もう私の決心は変わりません』と答えたんです」。

決断してから長島に行くまでは二週間ほどしかありませんでした。

一九三九年十二月、荷物のようにリヤカーに乗せられ、母校の姿を目に焼きつけ、貸切列車で岡山に向かった西口さんは……

岡山の　駅よりバスで　港まで
夜明け靄《もや》　白衣の男子　港待つ
そびえ立つ　コンクリート建　島岬

（1）当時、ハンセン病患者の収容には警察も携わっていた。

「島に着いた患者は、当時〝収容所〟と呼ばれていた建物に次々と入れられ、一週間はベッド生活で検査とかをされたんです。(建物は)今も島の端にあります」。

西口さんにこの話を聞かせてもらったのが二〇〇二年。彼女が手にしていたレポート用紙は、こんな十七文字で結ばれていました。

療園に　六十年余　老いてなお

取材当時、西口さんは七十六歳。その十六年後にこの世を去りました。

父の背中

西口さんが長島愛生園に入所してから約十年後に収容

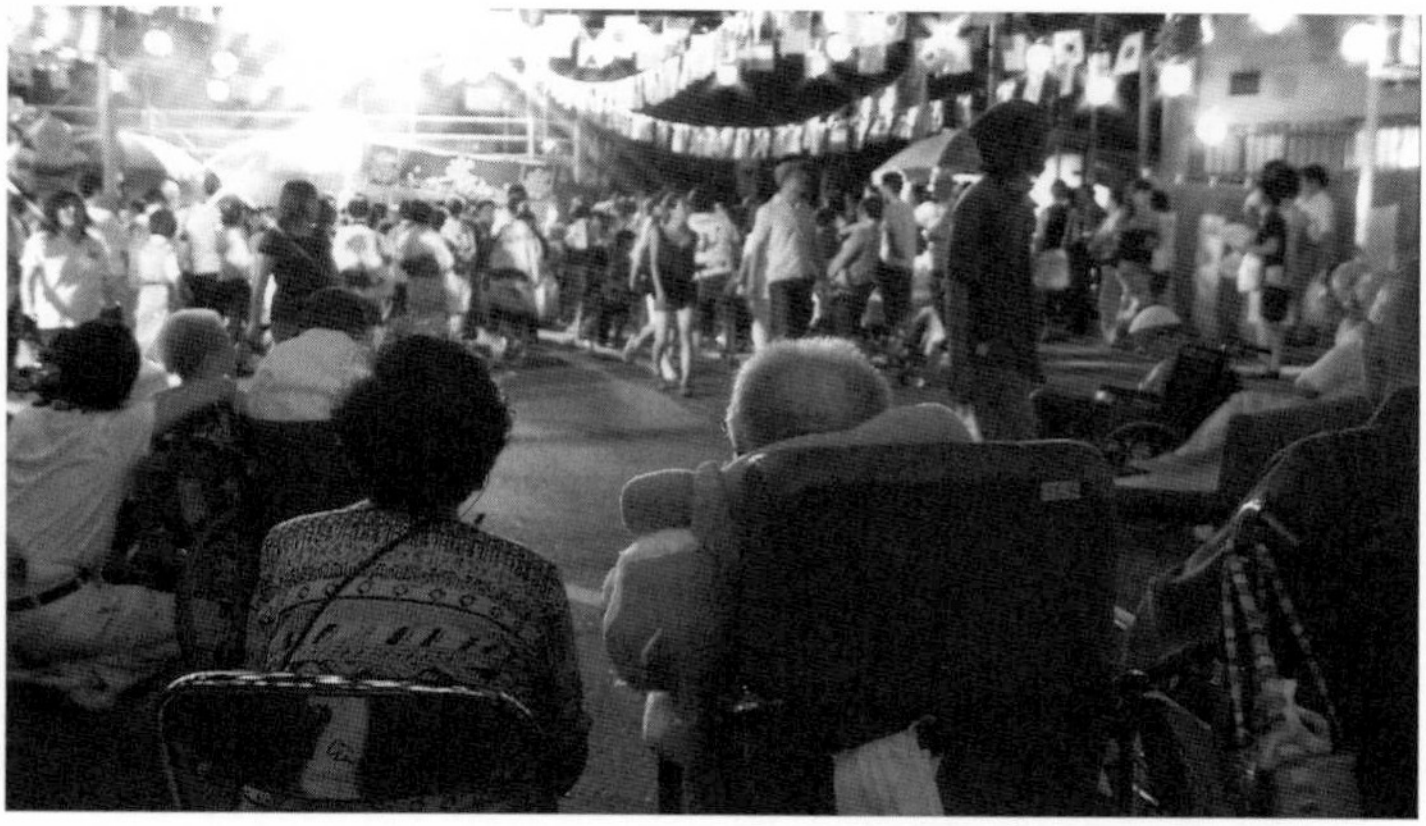

園の夏祭りでの西口さん夫婦（手前）

されたのが、宮田茂久さん（仮名）です。三重県北勢地方の出身だった宮田さんは、十七歳で島へ来ました。

「（収容される人は）大体、近所の町医者へ行って『ちょっとおかしいけど、よくわからないから大学病院へ行って下さい』と言われるのが普通でした。しかし私の場合は『ここにおかしな子がおるよ』という密告があって、保健師が家に来たんです。そのときはもう〝通告〟でした。『何月何日にこういう列車が出ますから行ってください』と。乗る駅から時間から、全部指定されちゃって」。

入所者が〝お召し列車〟と呼ぶ列車でした。宮田さんが乗車するよう指定された駅は、津市にある国鉄（当時）一身田駅。家からは十五キロほどありますが、駅までは電車やバスといった公共交通機関を使わないよう指示されたそうです。家のすぐ近くに近鉄の駅があったにもかかわらず。

宮田さんは父親に大八車に乗せてもらい駅に向かいましたが、そのときの父の背中を忘れることができませんでした。

「当時父親は五十八歳くらい。二月の、雪の降る寒い日でした。昔は農家に大八車みたいなものがあったでしょ、あれに私を乗せて運んでくれたんですよ。ずっと父親の背中を見て乗っていました」。

宮田さんによれば、父親は大変厳しい人だったといいます。「保守的で頑固でいばりくさっている」人で、子どもの頃は反感を持っていました。「この野郎、いまに見とれ！」という感情さえ芽生えたほど。ところが……

「大八車から父の背中をじっと見ていたら、子どもの頃に思っていたものがすーっと消えちゃって、い

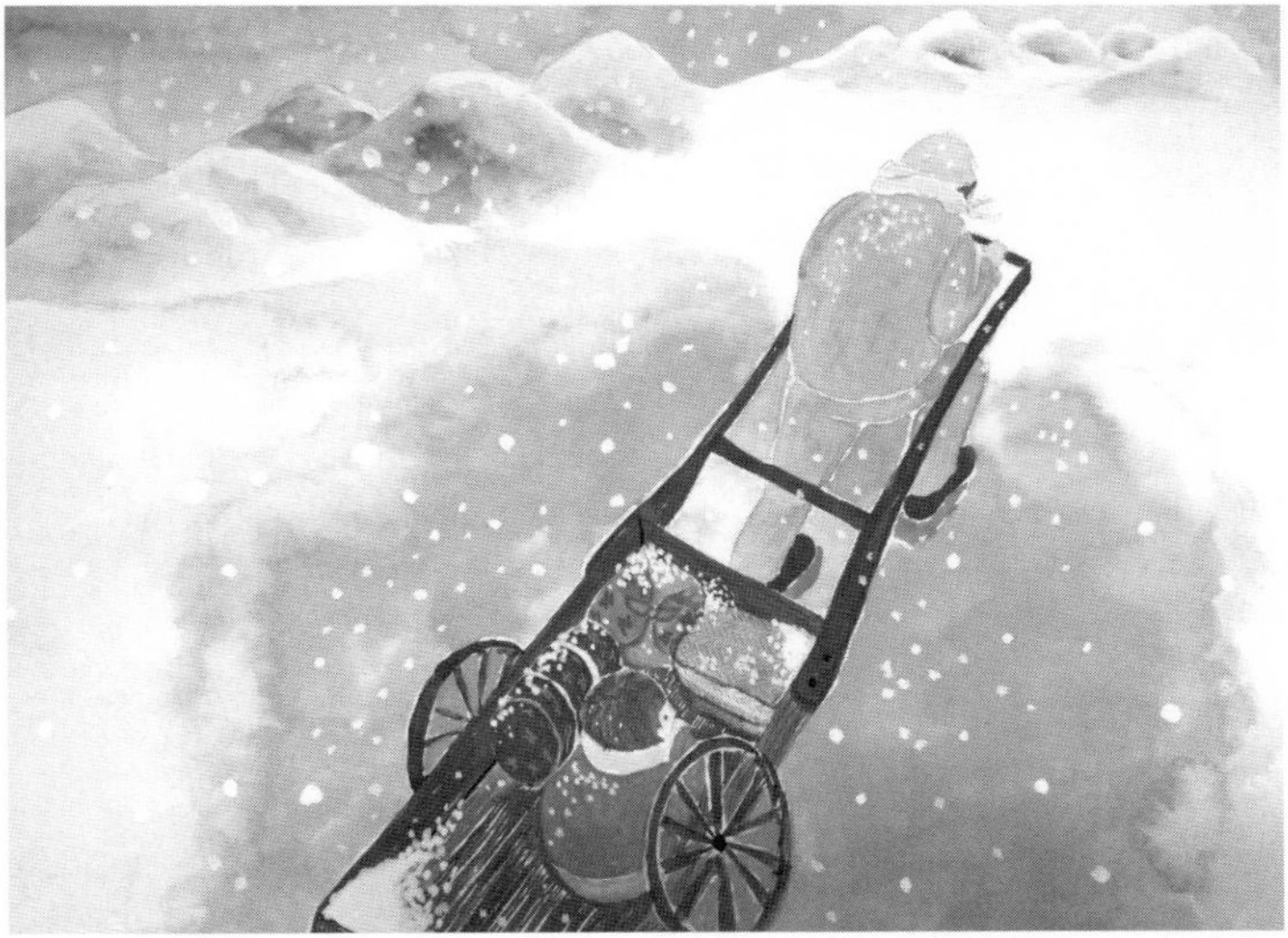

イラスト：田槙奈緒

かにも寂しげな感じでした。昔は五十五歳が定年退職で、当時、親父は無職。その親父の背中というのが非常に印象に残っています」。

病が怖かったのは間違いありません、しかし……「病気の怖さより、家族と離れる寂しさのほうが強かったです。まだ十七歳になる頃でしたから」。

中学生や高校生の年代で親と別れなければならないつらさ、そして、病気の進行や人生の先が見えないことへの不安……並大抵のものではなかったと思います。これは、為さんや大作さんの章でも触れた通りです。

もし自分が少年期に同じような境遇に置かれたら、「寂しい」「悲しい」といった言葉では表現できない、絶望的な境地に陥ったことでしょう。そして、収容された少年少女と同じくらい、親もつらかったと思います。

今度は自分を親の立場に置いてみると、また違った絶望感がこみあげてきました。子どもを療養所に送らざるをえない気持ちも、また言葉には表せないものでした。

「収容」は「別れ」と同義語でした。少なくともハンセン病に関しては。

「生木裂くように」

次に紹介するのは、別離を親の立場から話してくれた田沼きぬえさん（仮名）。取材当時、九十歳でした。

「十五歳と十歳と五歳。小さい子どもを家に置いてくるのはつらかった。寝ても覚めても子どものことばかり……」。

一九一二（大正元）年に三重県南部で生まれた田沼さんは「娘時代はとても楽しく幸せでした」。二十二歳のとき、材木商をしていた十二歳年上の男性と結婚し、一九四四（昭和十九）年までに女の子を三人授かりました。

長島愛生園に連れてこられたのは、宮田さんの入所と同じ一九四九年。国家賠償請求訴訟の原告に名を連ねた田沼さんの陳述書（二〇〇一年五月）には、その経緯が記されています。

「町の公衆浴場に入っていたとき、たまたま保健所に勤める人が入っており、その人が、私の斑紋か結節の痕を見つけて保健所に通報したようでした。その後、私が母や娘と生活していた家（注：

夫は出稼ぎに行くようになっていた）に保健所から一回、二回と人がやってきました。私はその人に対し『行かなならんのですか』と何回も念押ししました。すると保健所の職員は『行ってもらわなければあかん。あんたの病気はここにはおれんのだ』と言いました」。

執拗な説得を受け、田沼さんは療養所へ入所することになりました。三人の娘は、田沼さんの母親が育てることに。彼女は当時の心境をこう振り返りました。

「無理に、生木《なまき》裂くような状態で連れられてきました。楽しい家庭を持っとったのに、えらい目に遭うた……」。

しかし、田沼さんが深い思いに沈んだのは、自分自身のことより、ふるさとに残してきた三人の娘のことを考えたときでした。

「私は今、ここでのんびりしてつらかったことも流してしもうて、この場所に慣れてしもたでな。でも、子どもらが苦労した……それを思うたら涙が出る。いてもたってもおれなんだ。娘が遊んでいるときに（他の子に）『あんたのボールは受けんよ、あんたのお母さんは怖い病気やから』って言われたのを聞いたときのつらかったこと……言うに言われなんだわ」。

入所した人たちにとって、これらの苦しみは、序章に過ぎませんでした。

（宮田さんは二〇〇四年に、田沼さんは二〇〇七年に他界されました。）

「二度と帰れない」

療養所へ入った人たちは、さらなる落胆を経験することになります。多くの患者は入所前、しばらく療養すれば故郷へ帰れると聞いていたし、そう信じていました。しかし、実際はそうではなかったのです。

三重県出身の山口昇七さん（仮名、八十五歳）は、一九四八（昭和二十三）年二月、十二歳の時に長島愛生園に来ました。少年舎に入った山口さんは「半年もしたら帰れると思っていました」。ところが、みんなに話したところ、笑われたり「何を言ってるんや」と馬鹿にされたり……。結局、それから七十三年、療養所で暮らしています。

田端明さん（故人）も病気を治すという希望を持って島へ来ました。しかし「『ここへ入ったら二度と帰れない、親が死のうが兄弟が死のうが出ることはできない』と聞

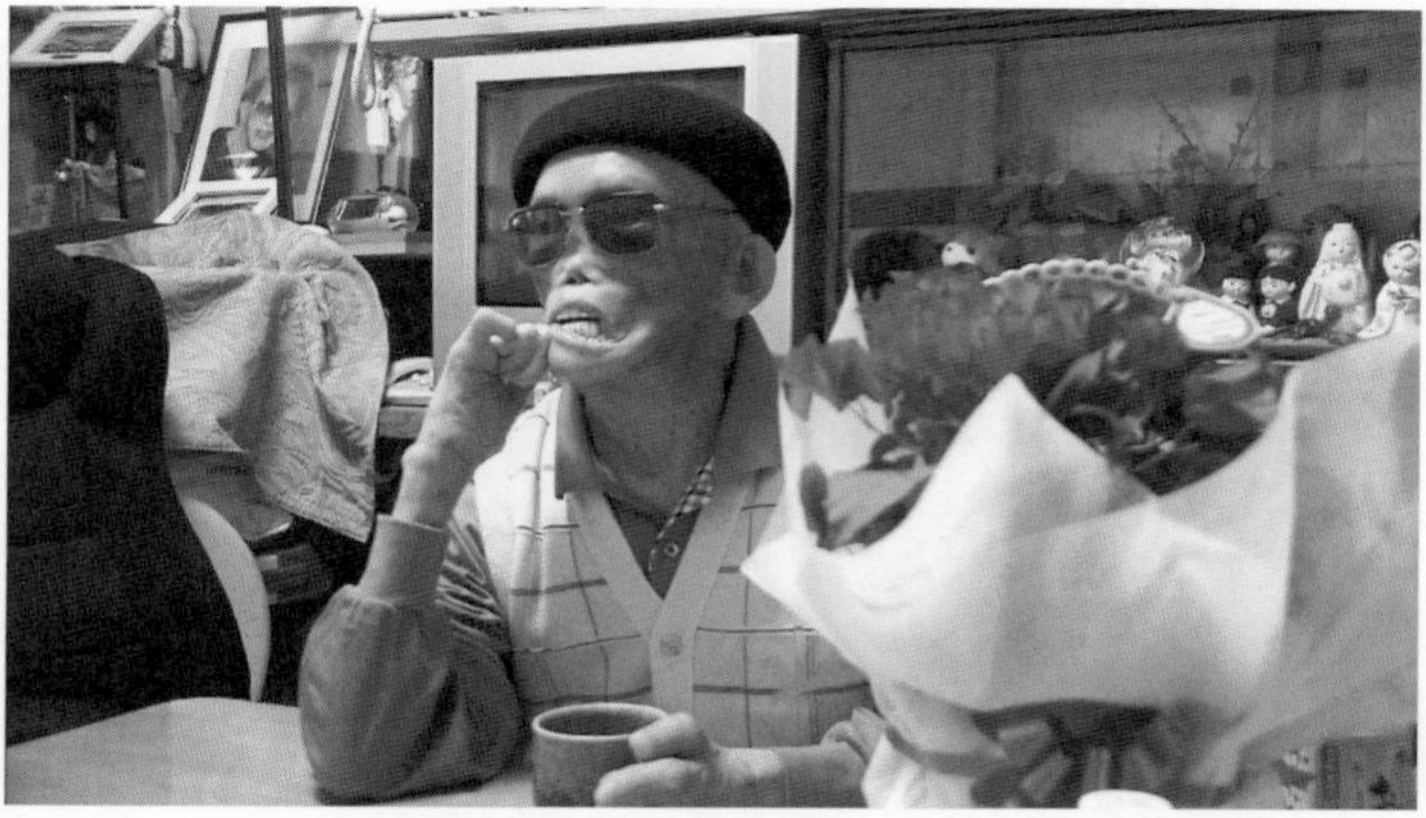

田端さんは 1940 年に入所

かされてびっくりしたんです」。

なぜ自分はこんな恐ろしい病気になったんだと親を恨んだ田端さん。そして、入所して五年目に失明。「自分の中からすべてのものが崩れ去っていった」田端さんは、自殺をはかりました。

足元に打ち寄せる波に身を投じようとしたそのとき、故郷の母の声が聞こえてきたといいます……「死んではいけない、生きるんです」と。

それを機に、死を見つめる人生から生を見つめる人生に変わったといいます。


第二章（大作さんの章）でも触れましたが、元患者の皆さんを取材するなかで、「死」という言葉を耳にしたことは、度々ありました。

伊賀地方出身の男性（昭和二十三年入所、故人）は、三重県の病院で「らい病」との診断を受けた三十歳のとき、「何とかして自殺しようと思いました」。しかし、ふみとどまりました。

愛知県出身の宇佐美治さん（故人、国家賠償請求訴訟瀬戸内原告団の代表を務めた）は、中学生のときに大学病院で病気が判明。通っていた学校の校長からは「学校へ来るな」と言われ「家は大消毒」。未来への希望を失い自殺しようとしましたが、死にきれませんでした。

こうして皆さんへのインタビューを振り返ってみると、「死」というものを考えなかった人のほうが少ないとさえ思えてきます。

療養所の暮らし

園での生活については拙著『かけはし――ハンセン病回復者との出会いから』（近代文芸社、二〇〇九年）で詳しく書きましたが、本書でも少し触れておきたいと思います。

多くの人が口を揃えるのが、ひもじさでした。三重県北部出身で、戦時中の一九四三（昭和十八）年に収容された伊勢学さん（九十五歳）は、こう振り返ります。

「来た当初はよかったけど、（だんだん悪くなってきて）朝はお粥、本当のしゃぶしゃぶです。そして昼も夜も代用食」。

「代用食って何ですか？」と尋ねると、サツマイモか馬鈴薯だと教えてくれました。

一九四八（昭和二十三）年に収容された山口昇七さんも同様です。

「戦後間もなくでしたから、食事がひどいものでした。朝晩お粥だったり、サツマイモをふかしたのが出されたり」。

特に、十代の若い年代にはこたえたようです。

今から考えれば、明らかな人権侵害だと思える行為も数多くありました。入所した人がまず入れられたのが収容所（回春寮）。ここでは、身体の検査が行われたり、持ち込み禁止物品が取り上げられました。そのひとつが現金でした。

田端明さんは入所する際、こんな疑問を持ちました。

「ここは国が違うんじゃないか。日本国ではなく長島国だ」。現金が取り上げられ、園内だけで通用するお金が渡されたからです。（園内通貨については、第七章でも紹介）人権侵害の最たるものが、前章で触れた断種や堕胎でした。

宮田茂久さんは、一九五九（昭和三十四）年から四年ほど結婚していた時期がありました。

「ワゼクトミー（断種手術）ですか？　やってます。愛生園二代目園長の高島重孝さんはワゼクトミーの強制はしなかった。実は私は、結婚してすぐに子どもができました、だから中絶もやってます。その後に医師の勧奨というか説得を受けてワゼクトミーをやりました。女性の場合、自分のお腹の中に持った子どもを堕すわけですから、男以上のものがあると思います」。

長島愛生園で入所者自治会の会長を務める中尾伸治さん（八十七歳）も、寂しい思いを抱いています。

「結婚するときに、そういう手術を受けました。今の私くらいの年齢なら『おじいちゃん』と言ってくれる子がおるだろうと思うんですが、ひとりもいないのは寂しいことです。ひとりでもそういう子がいたら、もう少し楽しかったように思います」。

療養所を運営していく数々の作業も、入所者に割り当てられました。

中尾さんは「小さな長島のなかに、社会を全部おしこめた」と表現しました。つまり、こういうことです。

「園内では七十以上の作業がありました。庭そうじ、髪結い、農作業、畜産、乳牛や豚、そして

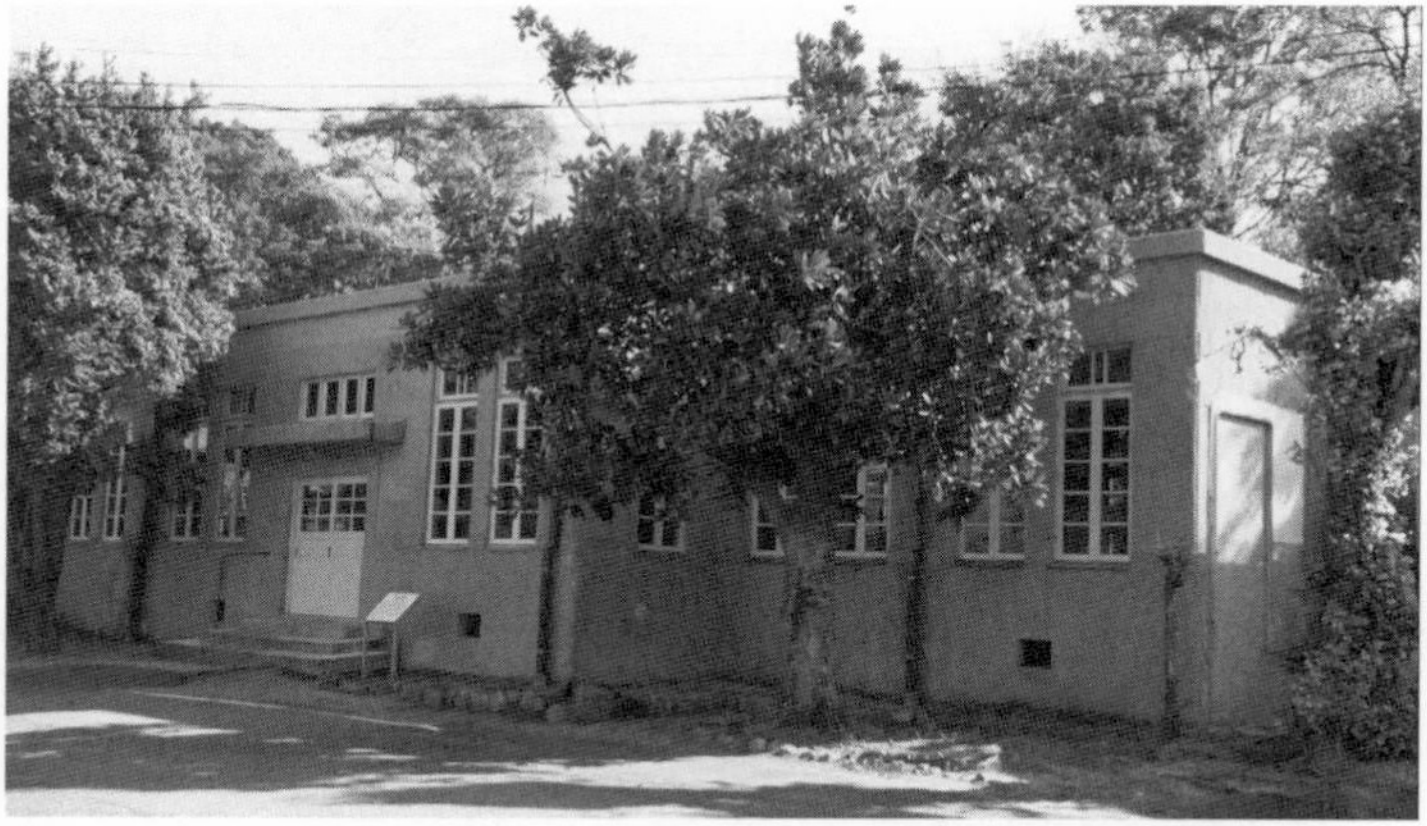

収容所（回春寮）では多くの入所者が絶望に陥った

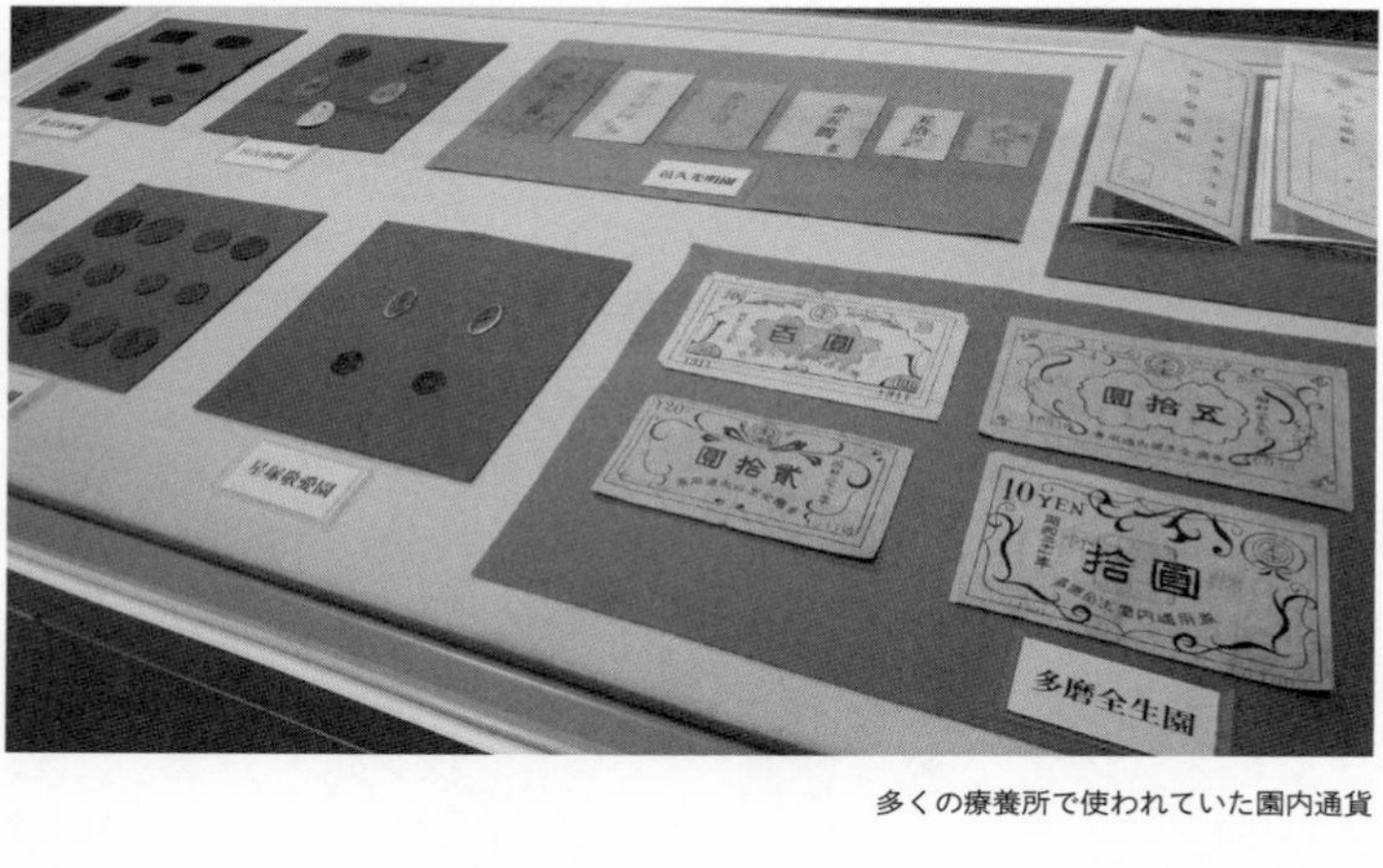

多くの療養所で使われていた園内通貨

火葬場の仕事まで。十五歳から十八歳の入所者は、少年農園といって、畑仕事をしていました。入園者が作業をして園内を守ってきたんです」（中尾さん）。

為さん（川北為俊さん）の口からも、入所者が担った仕事の記憶が次々と出てきました。

「畳屋、左官、桶屋、鍛冶屋……自給自足を絵にかいたようなもんでした」。

ハンセン病が直接の死因になることはきわめて少なかったため、患者は失明や重度の後遺症をおこさない限り、療養所の維持・運営を目的に、様々な作業に従事させられたのです。国立ハンセン病資料館によれば、中尾さんや為さんが説明してくれたほかにも、全国の療養所では、こんな作業がありました。

病棟看護　治療助手　不自由舎介護　包帯の巻き直し　土木

敷石舗装　温泉管導引　水汲み　洗濯　裁縫　理髪　教師

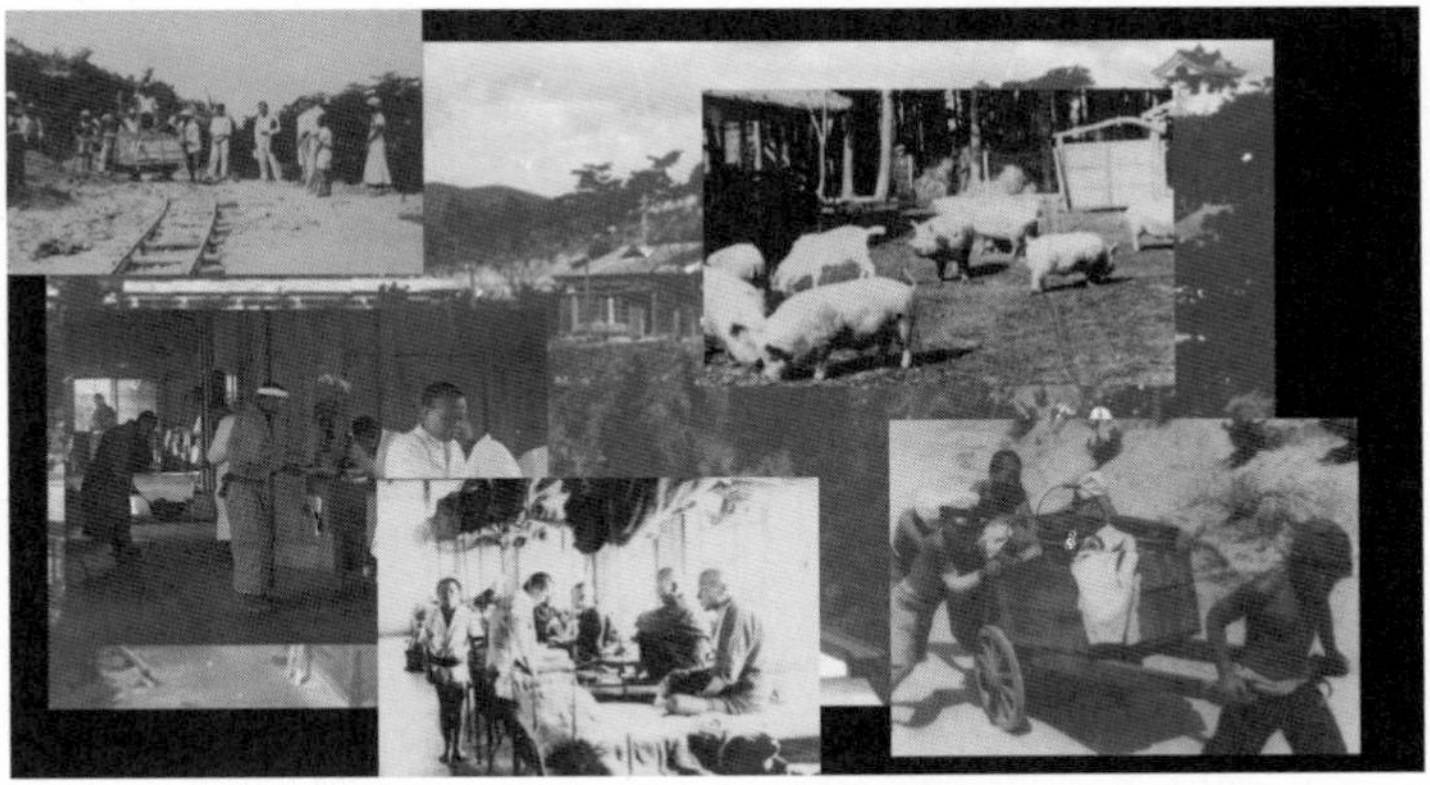

患者作業なしには立ち行かなかったという

治療目的で収容された患者が他の患者の看護や介護をする、また力仕事をしいられる……それによって病状が悪化した人もいたといいます。

国のハンセン病政策の本質（目的）は、患者の病気を治すことではなく、患者を療養所へ閉じ込め絶滅をはかることだったのではないか、そんな気がしてなりません。その意図のもと、小さな島に「社会がおしこめられた」のでした。

ほっとするとき

ただ、療養所の入所者は、つらく悲しいだけの日々を送っていたわけではありません。芸術活動に没頭した人もいれば、野球や卓球、ゲートボールといったスポーツに打ち込んだ人も。

そして、不自由な体の使える部分をいかして楽器を始めたりカラオケを楽しんだり……。囲碁、将棋、麻雀といった分野も人気でした。

園の行事として春には花見が、夏には夏祭りが開かれ、バスレクリエーションも入所者の楽しみのひとつでした。

また、草花に愛情を注ぐ人も。為さんの部屋の庭は、つねに花で彩られていました。妻・幸子さん（八十三歳）が育てていたのです。

「きれいな花があれば心が安らぎます。花は大好き。手を加えたら加えただけ、きれいに咲いてくれますから」（幸子さん）。

文芸活動もさかんでした。各療養所で園内誌が定期的に発行されていることはすでに述べましたが、それが発表の場でもありました。三重県出身者の作品も数多く掲載されています。

長島愛生園の伊勢学さんの川柳です。島に待望の橋がかかったときの喜びや、日常生活の様子が詠まれています。

署名活動　皆の誠意が　橋架ける
回復橋　休むことなく　見学者
退院を　共に誓った　友は逝く
令和明け　新たに学ぶ　杖の道
雑煮食う　たびに入れ歯は　椀の中
生かされる　ならば生きたい　一世紀
人生の　幸せそこに　見てごらん
幸せは　あのほれそれと　ほらそこに

特に目をひくのは、故郷への思いです。

思い出は　田んぼに揚げた　親子凧
家族みな　囲炉裏かこんだ　夢の中
眼裏に　母を浮かべて　夜の膳
藁屋根で　母と寝た日を　思い出す
夢でいい　親に会いたい　泣き笑い
今一度　帰ってみたい　ふるさとへ

あるときは日常に感謝し、あるときは故郷に思いを馳せていたのです。

ハンセン病回復者の皆さんは、人生の選択肢が限られたなかでも、それぞれに楽しみを見出し、様々な可能性を求め、時にはそれが生きがいにつながりました。筆舌に尽くしがたい苦しみを乗り越えたゆえの強さ、深さ、広さ、優しさ、美しさ……いろんな言葉が浮かんできます。

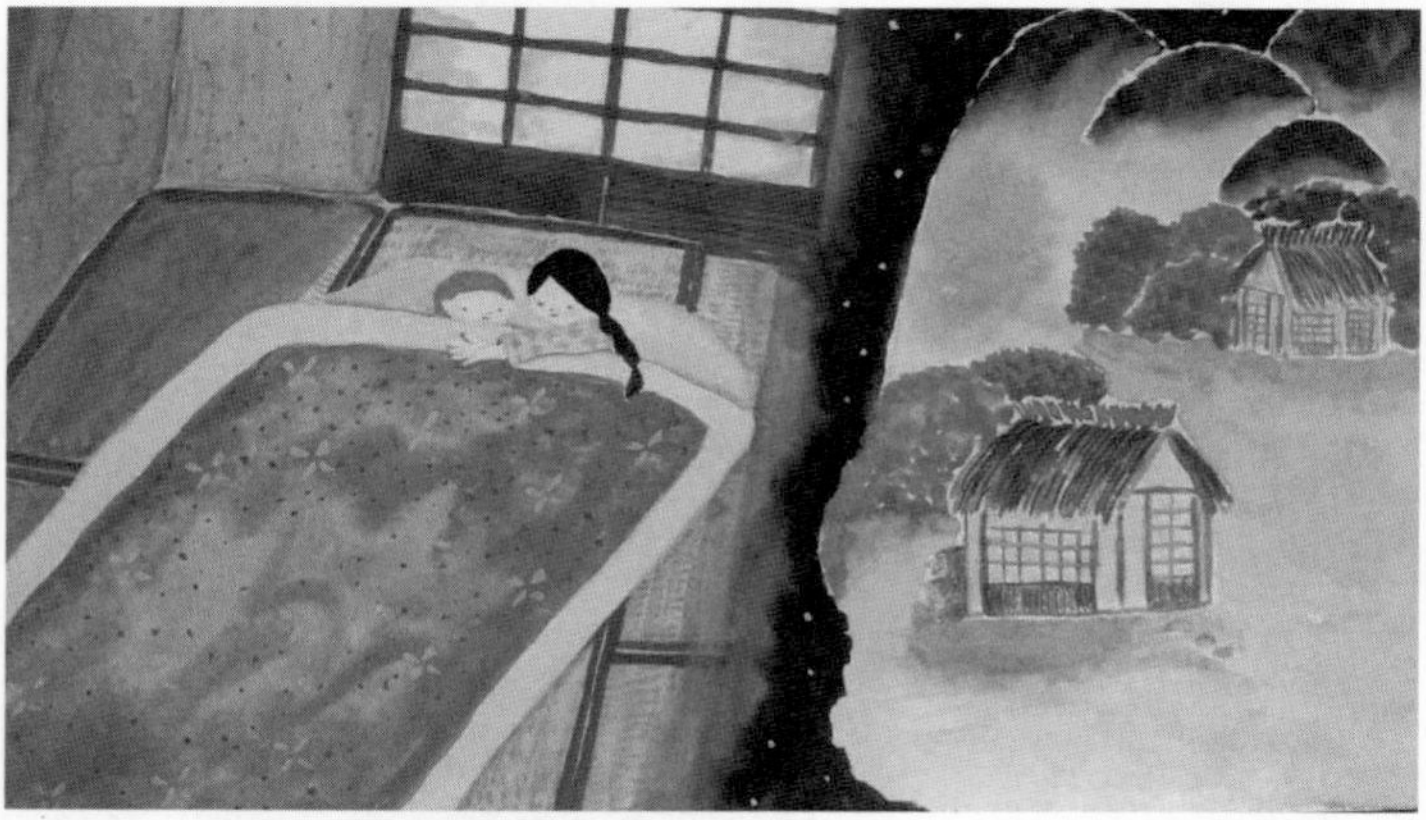

イラスト：田槙奈緒

コラム1

入所者の言葉と気持ちに報いる

動物介在活動ぷらす代表　**伊東郁乃**さん

伊東郁乃さんは、ワンちゃんとともに国立駿河療養所と私立神山復生病院（いずれも静岡県御殿場市）を毎月交互に訪ねて入所者とのふれあい、交流を続けている団体「動物介在活動ぷらす」の代表です。

国賠訴訟判決時（二〇〇一年）に初めてハンセン病のことを知ったという伊東さん。

「今まで全く知らずにいたことに愕然とし、いつかしっかりと学ばなければいけないと思いました」。

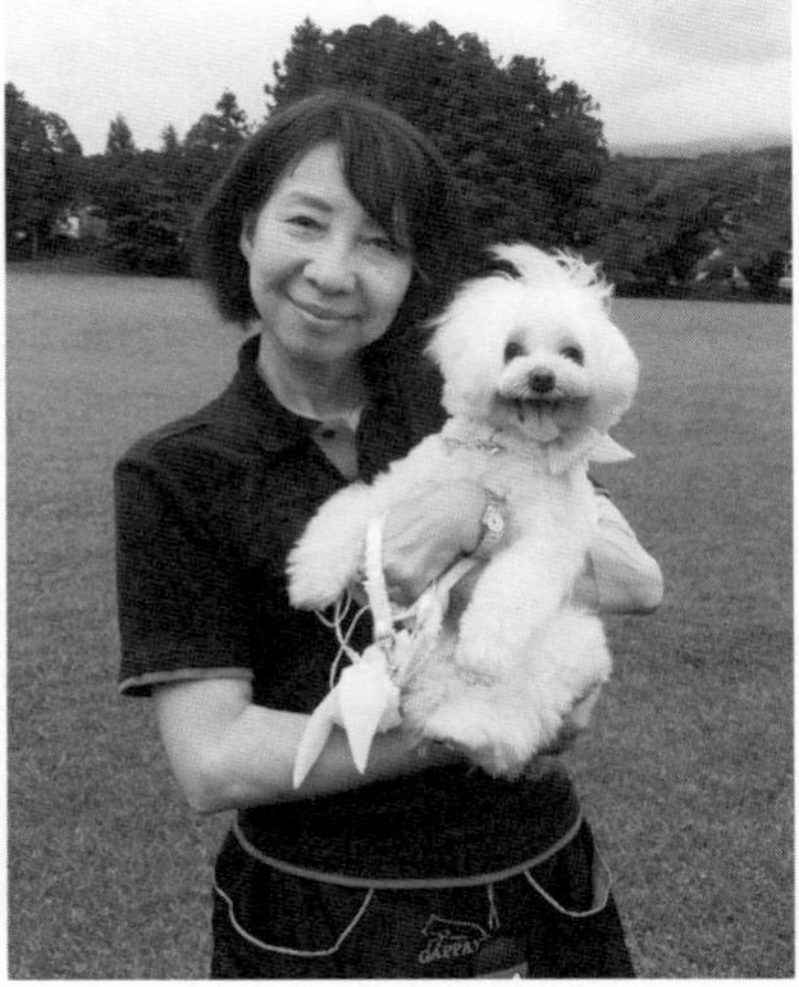

活動を開始したのは二〇一六年十一月。毎回三十分ほどの時間のなかで、「ぷらす」のメンバーの飼い犬が芸を披露したり、ふれあいタイムを設けたり。

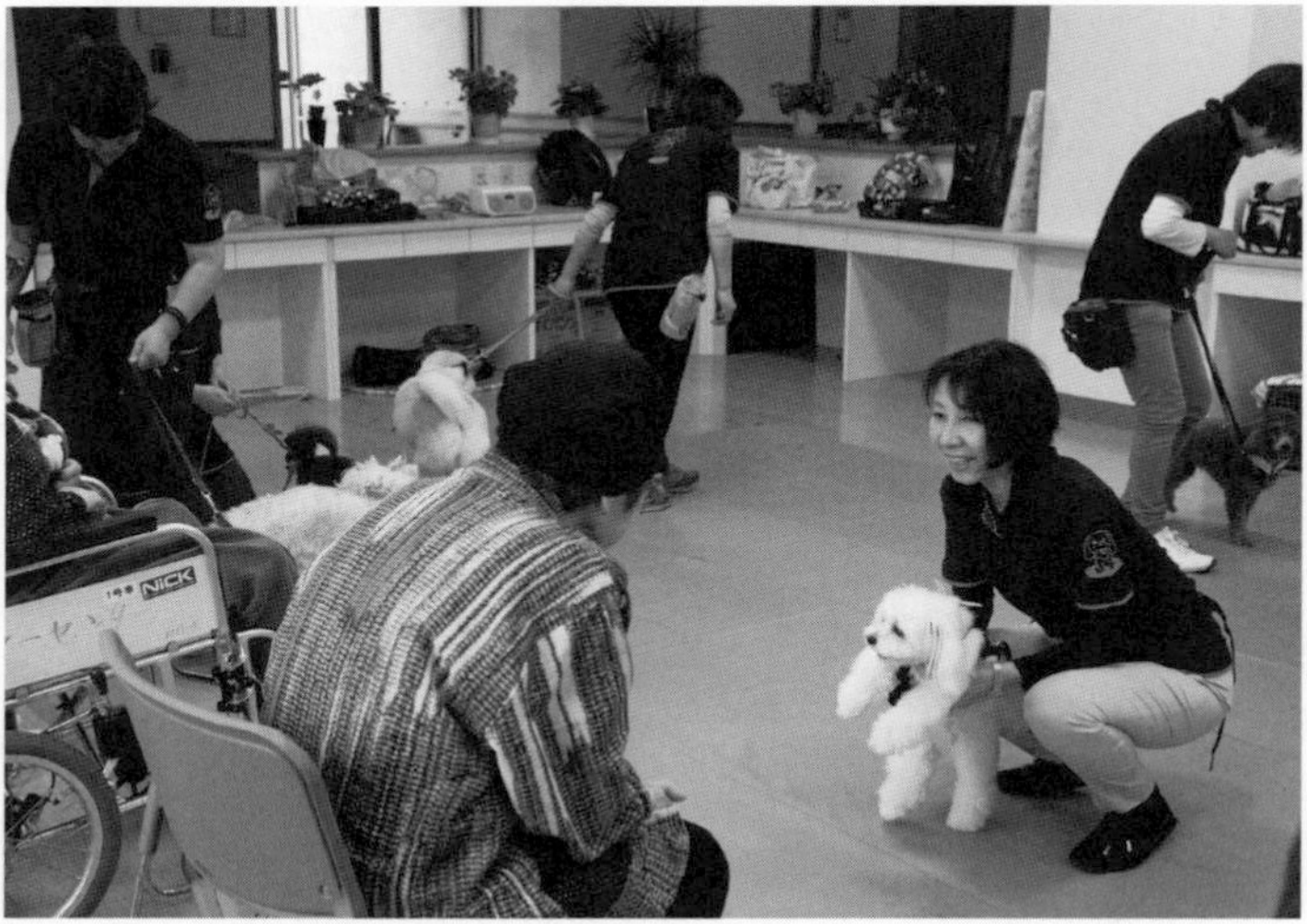

（写真提供：ぷらす）

何度も療養所へ足を運ぶなかで、見えてきたことがあるといいます。

「入所している皆さんは、発症年齢、入所年齢、当時の家族構成、後遺症の度合い、どんな暮らしをしていたのか……など異なる事情がありま す。『入所者』『過酷な体験』と、ひとくくりにできないのです。だからこそ、犬とふれあうたった三十分程度の時間でも、日頃抱えていることを忘れ犬に触れながら、笑って、話して、歌って、という時間を過ごしてほしいと思うのです」。

現在は、新型コロナの影響で活動を休まざるをえない状況ですが、「『来てほしい』という方がひとりでもいらっしゃる限りお邪魔したい」と力をこめます。

「ぷらす」がもうひとつ活動の柱にしている

のが、ハンセン病企画展。ハンセン病に関する展示のほか、入所者の言葉や作品も紹介しています。

「あなただから話した」「あなただから許可する」……入所者からそんな言葉をかけられるたびに、どういう形で受け継ぎ報いることができるのかと考えてきました。

それが、企画展に結びついたのです。「ハンセン病のハの字もご存じない人たちにこそ知ってほしい」というコンセプトで、市役所や公共施設での開催を続けています。

これまで静岡県を中心に各地で開催。講演会や映画上映会につながったこともありました。

ハンセン病は、学べば学ぶほど、知れば知るほど素通りできない……そんな思いで、伊東さんや「ぷらす」のメンバーは活動を続けています。

動物介在活動ぷらすは、その活動が認められ、二〇二〇年に「第54回社会貢献者表彰」（主催は公益財団法人社会貢献支援財団）を受賞しました。

第五章　橋を渡ろう ～人間回復の橋～

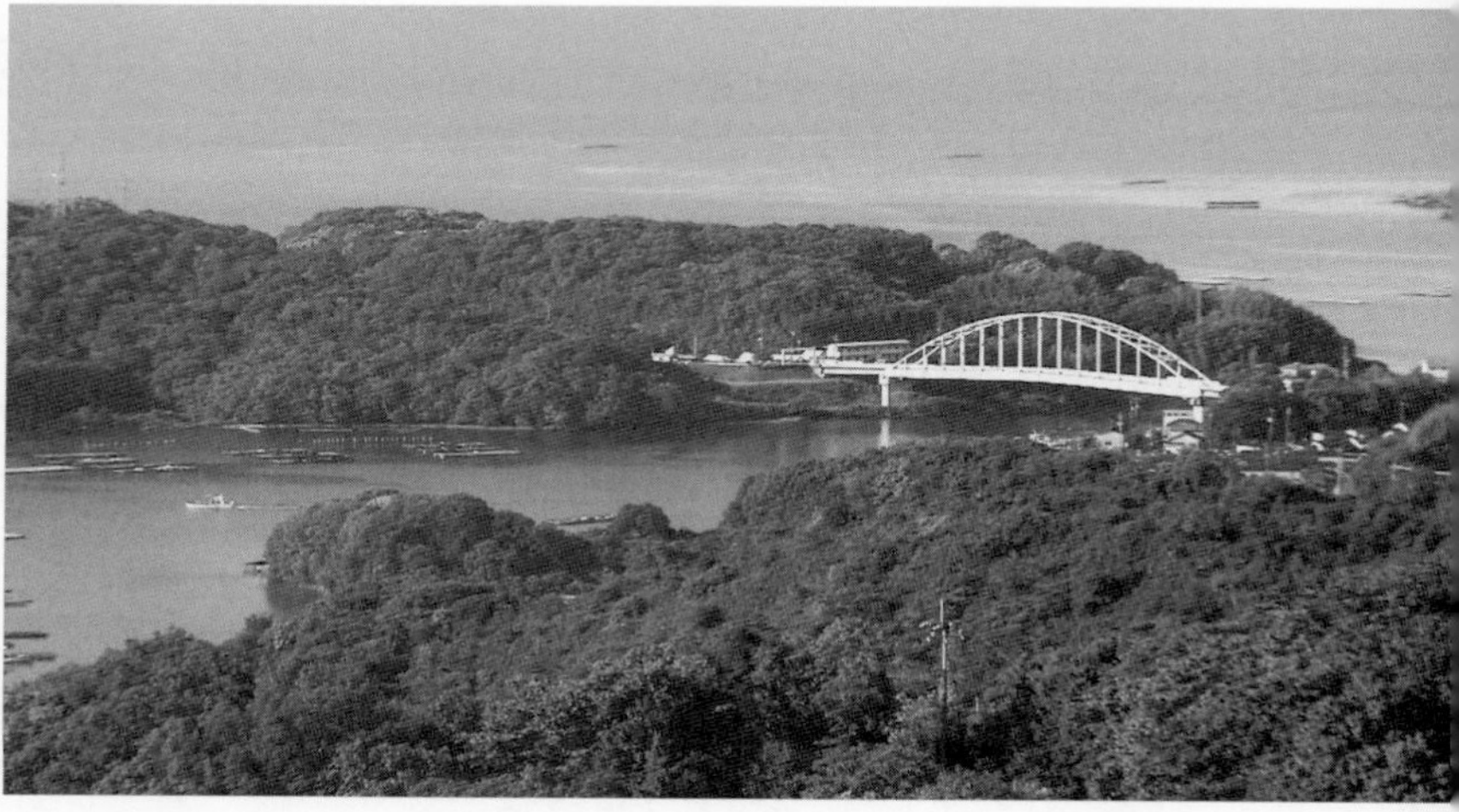

隔離を必要としない証

「思っていたより小さい橋やね」。

十年余り前、岡山の長島の取材に同行してくれたカメラマンの言葉です。橋とは、邑久長島大橋《おくながしまおおはし》。ふたつのハンセン病療養所がある長島と本土を結ぶアーチ橋です。

カメラマンは事前にハンセン病のことや邑久長島大橋について調べていましたが、実際に橋を渡るのは初めてでした。彼はこうつけ加えました。

「小さいことに意味があるのかもわからんけどね」。

橋がかかったのは、一九八八（昭和六十三）年の五月。全長は一三五メートル、島と対岸の距離は、短いところで二二メートルです。

しかし、その距離は入所者にとって果てしなく遠いものであり、深い意味がありました。潮流がきつく多くの入所者がここを渡ろうとして命を落としたという物理的な面に加え、離れ島であることが絶対隔離を象徴し、入所者に絶望感を与える役割を果たしていたのです。

長島愛生園入所者自治会がまとめた『隔絶の里程——長島愛生園入園者五十年史』（一九八一年）などによれば、架橋にむけた動きが本格的にスタートしたのは一九七二（昭和四十七）年。長島愛生園と邑久光明園両自治会合同の長島架橋促進入園者委員会が設置され、国会や厚生省などに要請書

を提出しました。それは、このような文章でした。（抜粋）

対岸に最も近接している場所は、わずか三十米程度に過ぎない場所もありますが、開園以来架橋されないまま現在に至っております。

らいを日本の国土からなくすという予防行政の目的達成のため、隔離政策を国策として実施するには最もよい条件であったとも考えます。

現在は治療効果が顕著となり、退園して社会に復帰する者もあり、在園者の殆どの者が菌陰性となり、伝染の恐れもなくなり、隔離政策はその必要がなくなりました。

しかし、偏見その他の社会的問題や、後遺症その他の疾病で、現在の入園者の大部分が、今後も生涯を療養所で送らねばならないのであります。

さらに、離島という事で、らいに対する偏見を必要以上に根強いものにしてきた事も明らかであります。

このまま放置しておく事は、そこに住む入園者に対してはあまりにも冷たい現実となっております。

四十数年間耐えてきた離島の悲しみからの解放という精神的解放は、言葉には表現できない大きいものとなり、名実ともに明るい療養所、充実した医療施設となります。

私ども入園者の心境を理解され、悲願ともいえる長島への架橋を心のかけ橋として、早急に実現できるように御配慮下さることを要請いたします。

このような訴えに対し厚生省は、全国の療養所の整備を優先するという考えから架橋には消極的でしたが、厚生大臣のひと言が流れを変えました。

一九八〇（昭和五十五）年十月、両園の陳情団と面会した園田直厚生大臣（当時）は、「この橋が実現していないことを反省している」とした上で「強制隔離を必要としない証として（架橋を）実施したい」と約束したのです。この発言は、入所者を大いに勇気づけました。

架橋運動のなかで生まれた言葉が「人間回復の橋」。長島愛生園を代表する詩人で、架橋促進委員長も務めた島村静雨さんの発案とされています。このフレーズは運動を象徴するスローガンとなって、入所者はもとより、新聞やテレビを通じて広く浸透していきました。

橋の向こう側

実際に架橋へ向けた動きが進んでいくなかで、対岸で暮らす人のなかには、快く思わなかった人もいました。長島愛生園自治会長の中尾伸治さんが振り返ります。

「いざ話を進めていくときに、地元の人は反対しました。自分たちの頭の上をきたない患者が通るのは反対だ、と。橋ができるんだったら、みな家へ帰りゃあええがな。病気が治ってるんなら帰りゃあええがな。そんな言葉も出ました」。

国立ハンセン病資料館がまとめた冊子『橋を渡る――邑久長島大橋架橋30周年記念』（国立ハンセン病資料館ブックレット、二〇一八年）にも、こんな記述があります。

一九八〇年代、地元の放送局が長島架橋を特集したいくつかの報道番組の中で、地元住民へのインタビューが映しだされた。架橋に理解を示す声があるものの、入所者の心を傷つけたであろうことが容易に想像できる発言内容も一部に含まれていた。

一方、地元邑久町（当時）住民へのねばり強い交渉によって少しずつ理解者が増えていったことも事実でした。架橋に理解を示した邑久町長や、道路を通すために用地買収の説得を担った町議会議員、「なぜ橋を架けないのだろう」と詩で訴えた地元の中学生。そして橋がかかったときの祝賀会で声をつまらせた別の町長……。『橋を渡る』には、そんな存在も記されています。

様々な力の結集で橋がかかったのが一九八八（昭和六十三）年五月九日。当時の記事によれば「午前十一時から入園者、厚生省、岡山県、邑久町関係者ら約百三十人が出席して現地で開通式が行われ、病苦と社会の偏見の下で生きてきた入園者は万感の思いで渡り初めをした」（毎日新聞）。

橋がかかるのを、多くの入所者が楽しみにしていました。工事中の現場を見に行った人も少なくありませんでした。長島愛生園自治会長の中尾さんもそのひとりです。

「どんどん工事が進んできて橋脚ができ、橋自体が運ばれてくるときに、島じゅう大騒ぎでした。一三五メートルの橋がクレーン船で吊り下げられ湾の中をゆっくり進んできて、島の東に現れたのは朝の六時頃。それから（作業が行われ）橋が乗ったのは昼の十二時頃でした。ごはんも食べずお茶も飲まず、元気な者はみな寄って完成を見ました」。

為さんも「そのときの感動は忘れられません」と話します。

橋がかかるのを前に動きを起こした人も。長島愛生園の山口昇七さんは、運転免許の取得をめざしました。

「橋がかかる五年前。病気も落ち着いてきたので、友人を誘って、そろそろ免許をとりに行こうかと。自動車教習所はそれまで入所者を受け付けずに追い返していたんですが、いよいよ橋がかかるというので教習所の所長に直談判したら『よろしい』ということになって、そこへ通ったんです。五十歳になる手前やった」。

免許をとってからは「宇佐美さん（＝治さん）を連れて、いろんなところへ行きました。岡山県内の神社はほとんど行ったんじゃないでしょうか」。

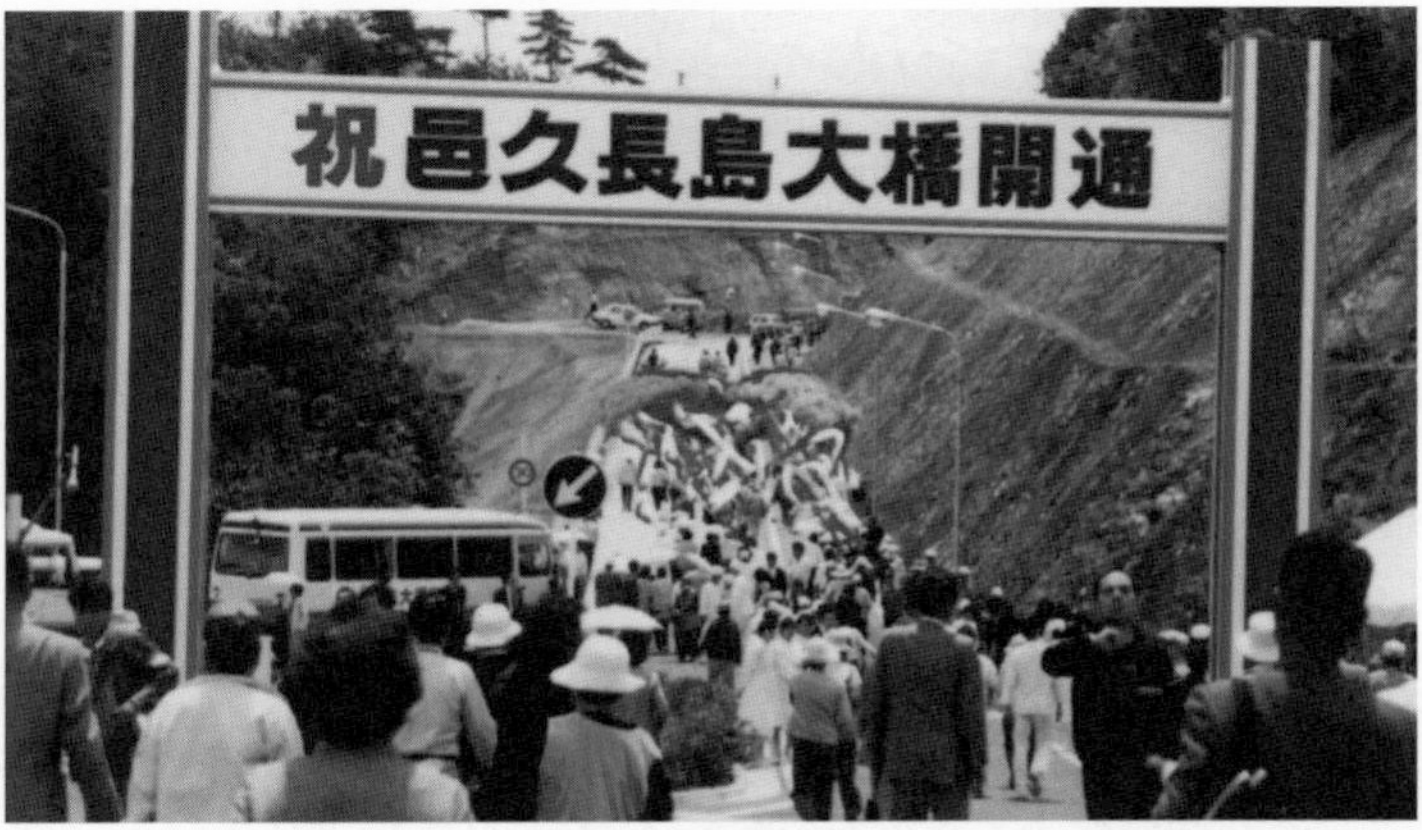

開通式には約 130 人が出席（長島愛生園提供）

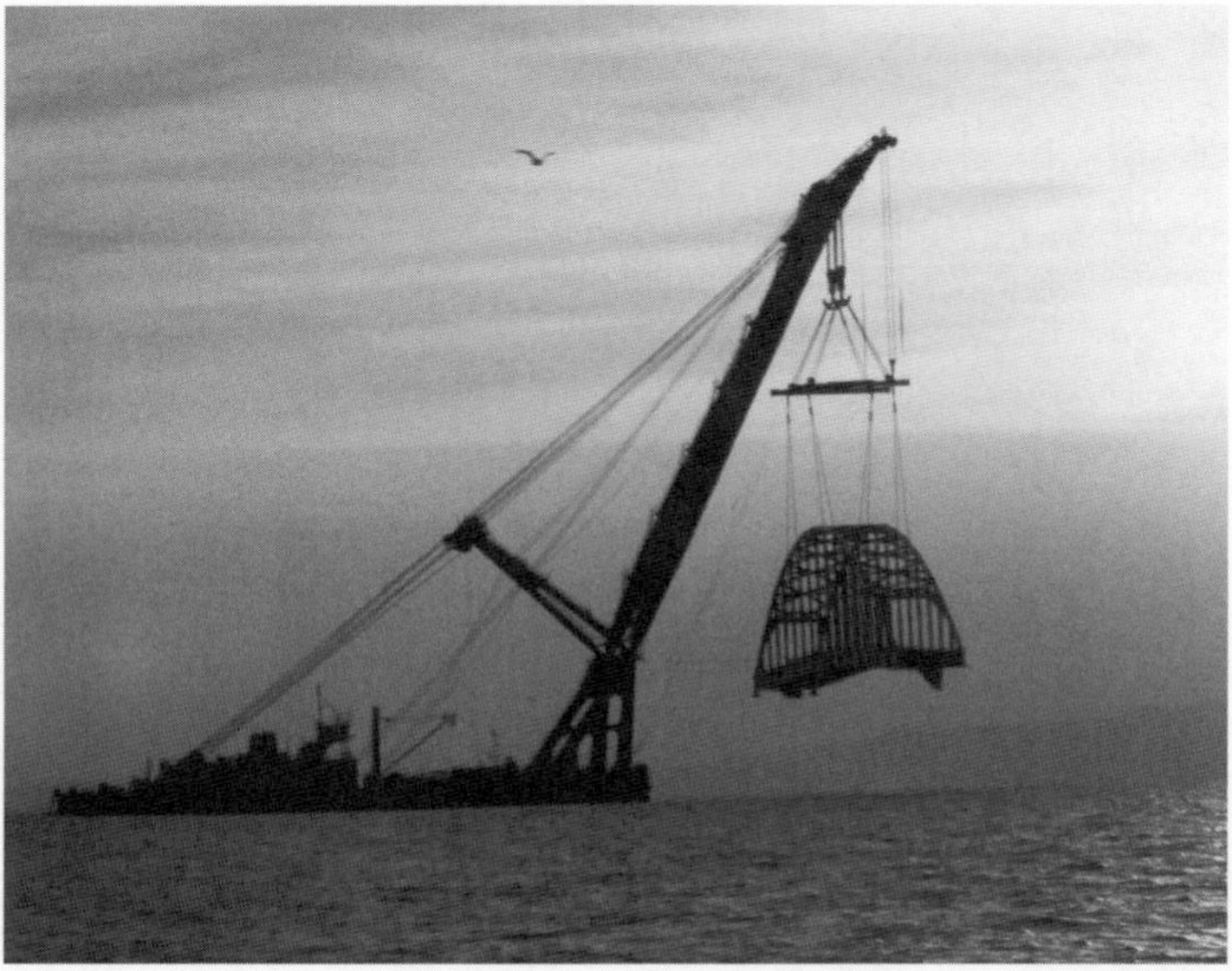

撮影：井上光彦さん（長島愛生園）

橋がかかり、入所者は橋を渡って街へ。為さんは、「今はこんな（不自由な）体やけど、昔は橋を渡ってよく遊びに行かせてもらった。わしが愛生園で一番ワイワイ言うてたんと違うかな。ゲートボールなんかも全国まわってチャンピオンになったし」と笑顔を見せました。

愛生園自治会長の中尾さんは、架橋三十周年をテーマに開かれた講演会（国立ハンセン病資料館主催、二〇一八年十一月）でこう語っています。

「橋がかかっただけで、世の中が明るくなりました」。

またインタビューでは「これでやっと地元の人と仲良くできると夢が広がりました。実際そういうつながりができて、岡山の人とも行ったり来たりができてよかったです」と。

中尾さんには、地域の人だけでなく、家族との絆も戻りました。橋の開通を伝えるニュースをテレビで見ていた母親が、何十年ぶりかで電話をくれたのです。「画面でお前の顔を見た、元気で良かった」と。

「橋のおかげで、母親が元気な間に〝面会〟できて良かったです」と、中尾さんはしんみりと語りました。

一方、「橋の向こう側」に受け入れられなかったケースもありました。

中尾さんは「（体の）見えるところに障がいが出るので偏見・差別を受けました。ちょっとはじかれることは常にあります」。具体的には、こんなことがありました。

「本屋に行ったときに、知らない子どもが寄ってきて『一緒に探して』と言われたので本を探してあげていたら、その親がとんできて子どもの腕が抜けるほどの勢いで引っ張って連れて行ったことがありました」。

私はこの「腕が抜けるほど」という表現に、差別の厳しさと中尾さんの落胆の大きさを感じました。

また「スーパーで買い物をしていたら掃除のおばさんが後ろから（床を）モップで拭いてついてきてくれたことがありました。何もこぼしてないのに。そんな嫌な思いもしています」。

為さんも、そういう経験は数えきれないほどあったといいます。入所者ばかりで邑久町内の喫茶店を訪れコーヒーを注文したときのこと。

「コーヒー一杯も飲ませてくれませんでした。『お前ら、らい病やから飲まさん』とは言わへん。店主が店員に怒るんです。『何しとんじゃ！　早く（テーブルを）片づけとかんかい』と。それで『準備中です』と言って断る……。実際は、片づけるような時間じゃないんですよ。店は夕方までやることになってるし、中で食事してる客もおるんやから。これくらい腹の立つことはありませんに」。

入所者にとって橋の向こう側は、あるときは希望の対象として輝き、あるときは落胆と挫折を味わう場所となりました。

橋が果たす役割

橋が開通して二十年経った二〇〇八（平成二十）年には二十周年記念式典が、その十年後の二〇一八年には三十周年の式典が、橋のたもとで開かれました。私は幸運にも、いずれにも立ち会うことができました。

二十周年の式典では、邑久光明園の牧野正直園長（当時）が「きょうは邑久長島大橋の成人式」と位置づけた上で、こう挨拶しました。

「橋がかかったとき、ハンセン病に隔離が必要なくなった証だと語られました。しかし二十年経った今日、私たちは胸を張ってそのことを語れるでしょうか。残念ながら、できません」。

牧野さんは、その理由を語りました。

「光明園と愛生園あわせて五八四名が、いまなお島の中におられるからです。そして六五〇〇柱になんなんとする御霊が、島のふたつの納骨堂に眠り続けているからです」。

その上で、入所者が島から外へ出ていく「波」と、隔離政策を謙虚に反省し島に入ってくる社会の「波」が橋の上で出会うとき、真の人間回復が達成されると訴えました。

それから十年。開通三十周年を祝う式典では、長島愛生園自治会長の中尾さんが「橋は青年期を

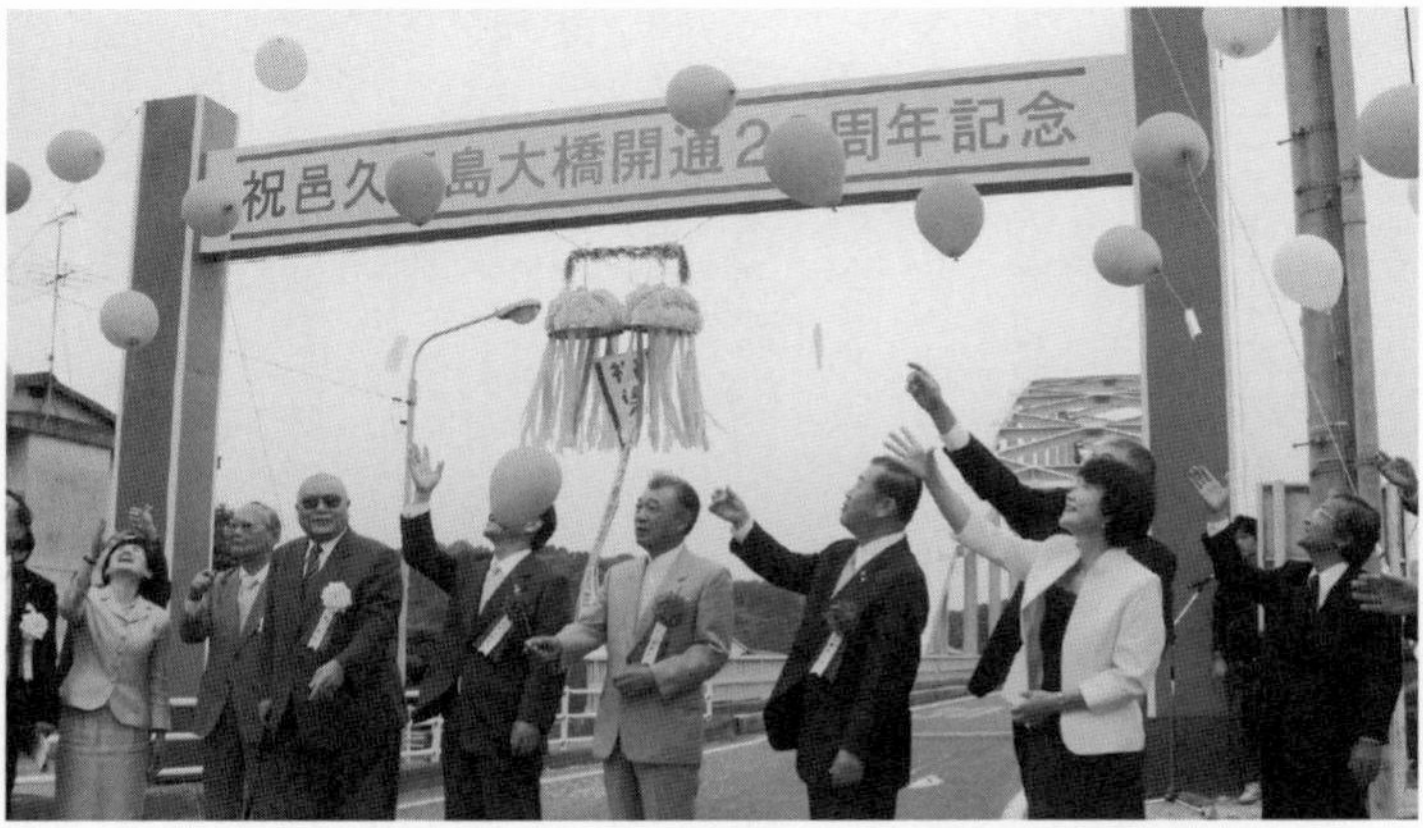
祝邑久
島大橋開通2
周年記念

開通 20 周年記念式典（2008 年 5 月）

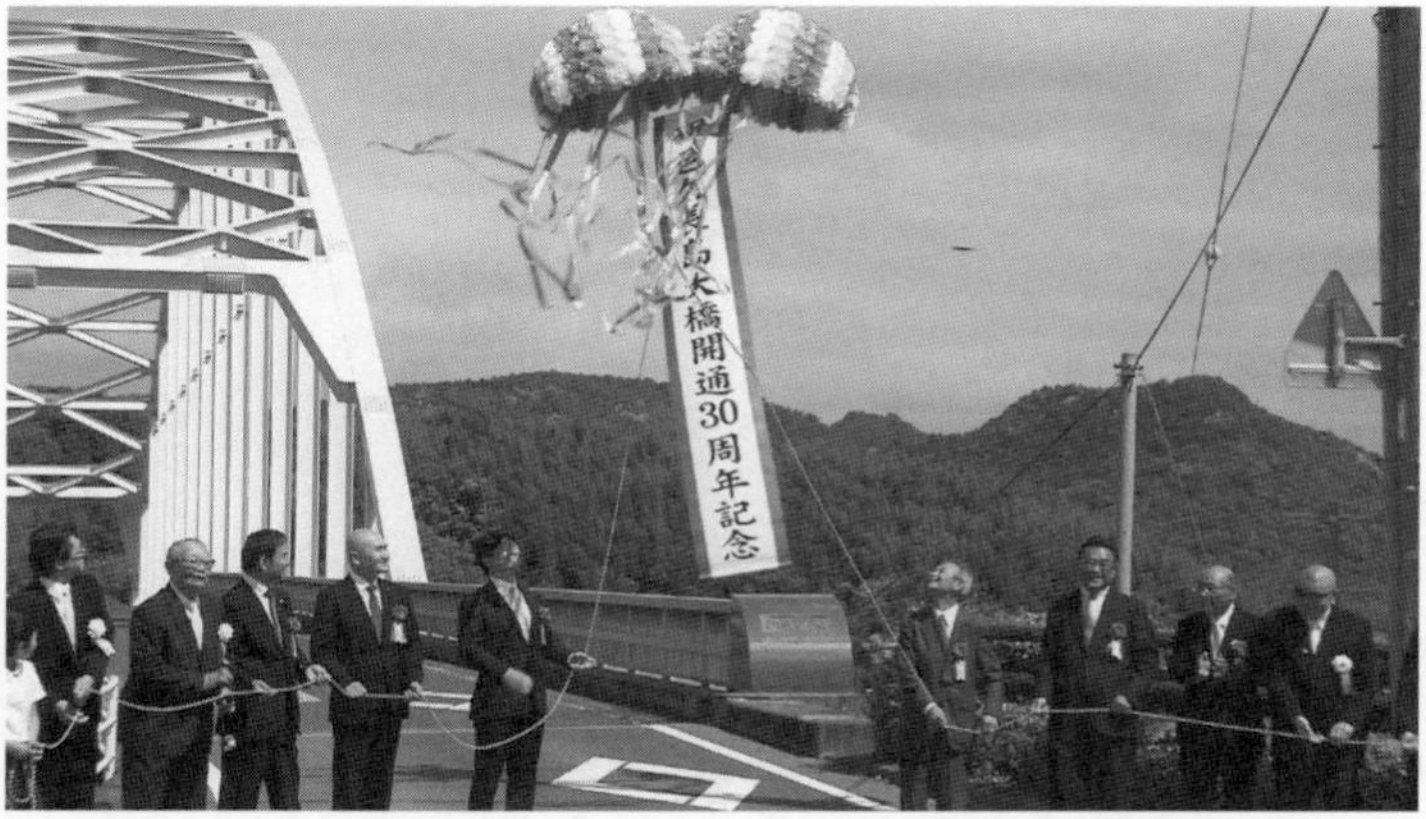
島大橋開通30周年記念

30 周年記念式典（2018 年 5 月）

過ぎ、三十歳になりました」としながらも「らい予防法廃止で一応、われわれは解放されたことになりましたが、療養所はまだまだ偏見と差別のなかにあります」。入所者をとりまく状況は十年前とあまり変わらないという認識でした。

様々な出席者の挨拶では〝先〟を見すえた言葉も目立ちました。

中尾さんは「われわれがいなくなっても、人権教育の橋として活用してほしい。子どもたちや学校教育にとって大事な橋になることを期待しています」と話し、邑久光明園自治会長の屋猛司《おくたけし》さんは「両園全体として社会復帰したい。開かれた療養所をめざし、医療機関や福祉施設として地域の方々に利用してほしい」とよびかけました。

瀬戸内市の武久顕也市長も、橋の保存の重要性について言及しました。「橋があるからという理由で消極的に残すのではなく、この橋を将来に向けて積極的に残していきながら、多くの皆さんに橋の意味を知っていただき、疾病や差別・偏見に苦しむ人に希望の光を与えていってほしい」。

この十年での変化

開通二十周年式典と三十周年式典、いずれも同じような形で進められましたが、違いを感じた場

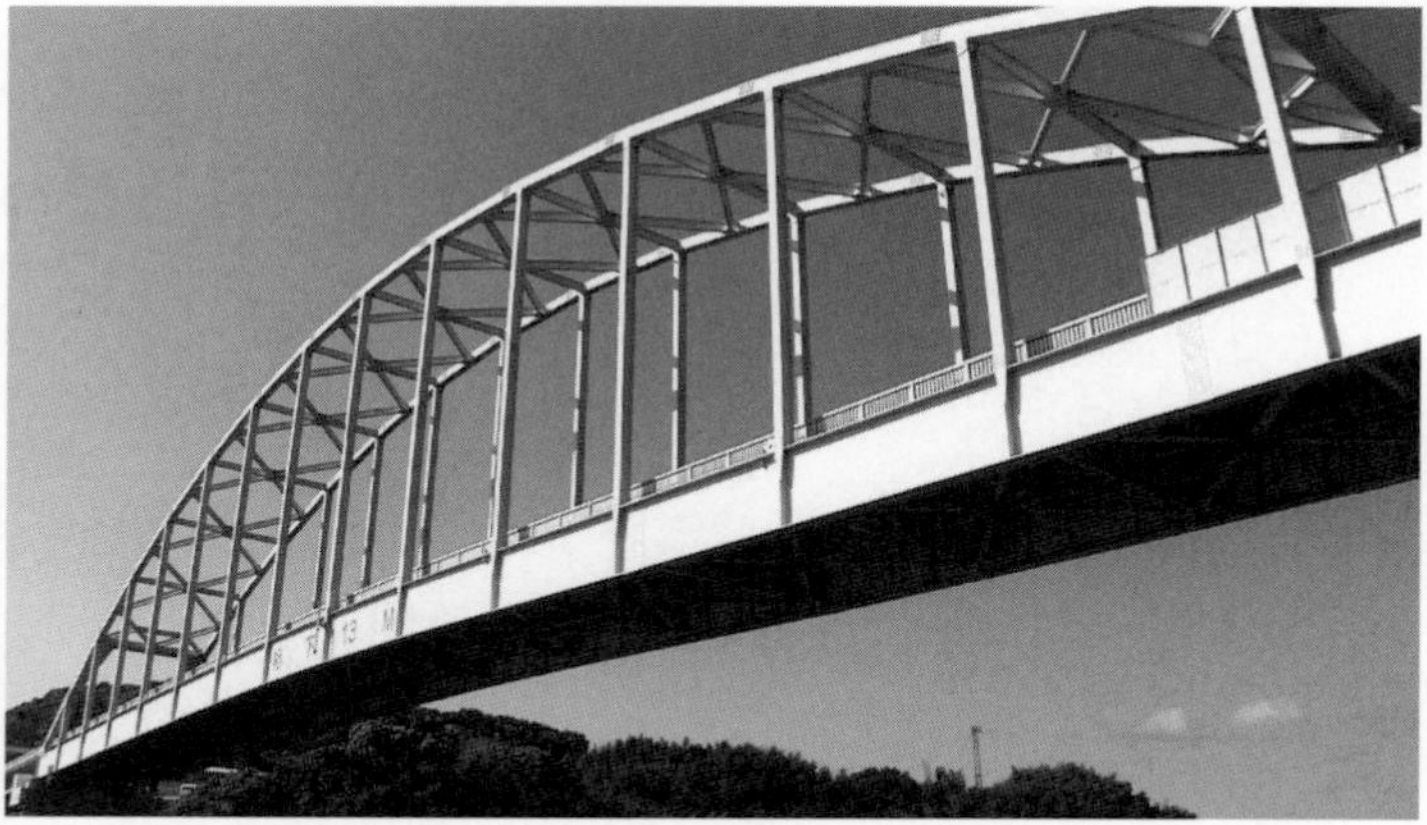

面もありました。二十周年のときには式典会場にテントが設けられ、両園の入所者も多く着席し〝橋の成人式〟を見守りました。このとき、為さん（川北さん）はインタビューで「この日を迎えられて最高です。いつまでもこの橋を渡れる元気がほしい」と語っていました。

それから十年……会場には同じようにテントが張られていましたが、入所者の減少や高齢化に伴って両園からの出席者は自治会役員らにとどまり、大きく減少していました。それでも為さんは車椅子で出席。マイクを向けると「橋ができて交流が進んだ。本当に良かったです」と、三十年の節目をかみしめていました。

三十周年の式典では、十年前には聞かれなかったフレーズを耳にしました。「世界遺産登録」です。

長島愛生園の中尾さんは、「療養所の歴史を何としても残しておきたいということで世界遺産登録をめざしました。皆さんの協力をえて新たな出発をしたい」。また

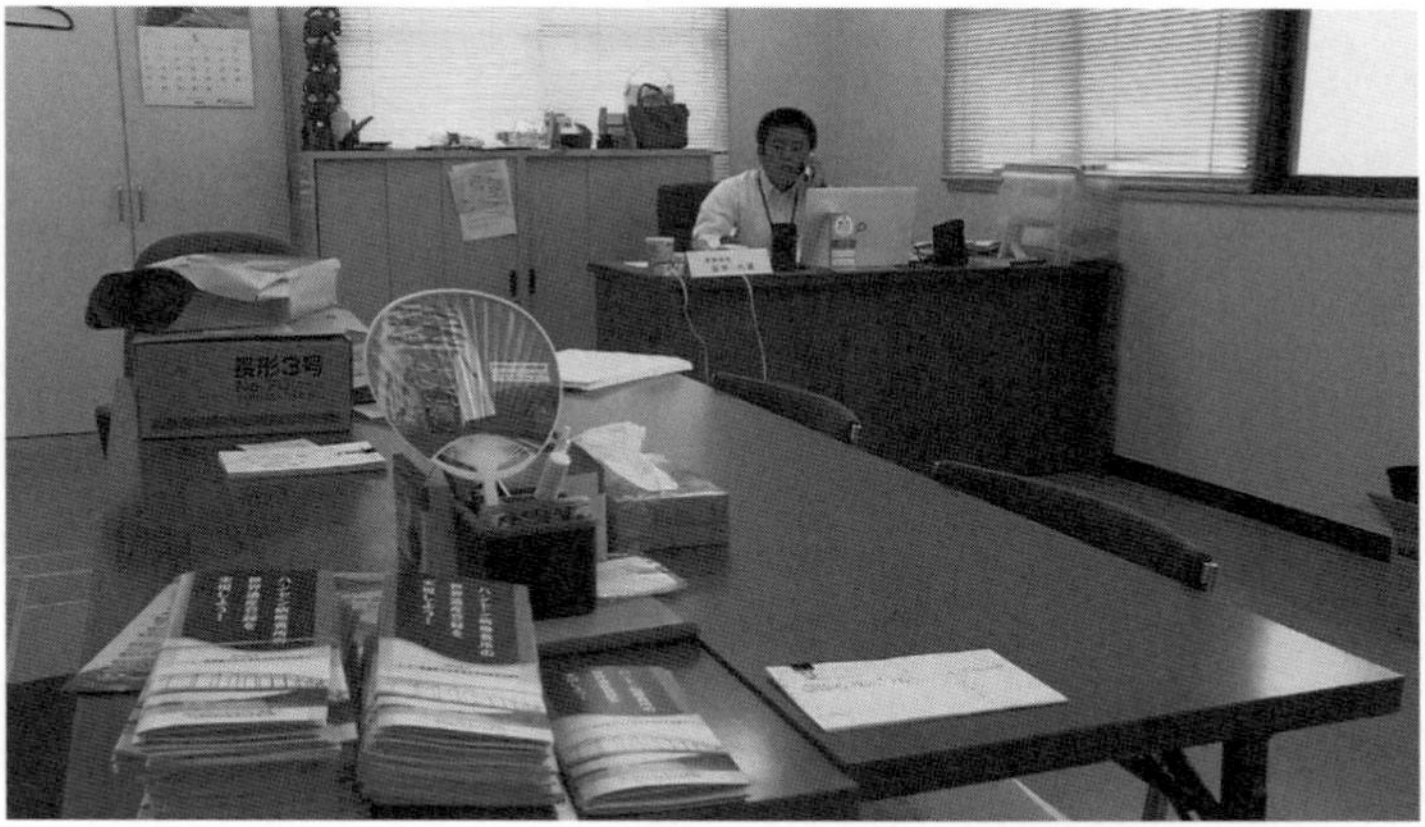

世界遺産登録推進協議会事務所

武久市長は「世界遺産運動という大きな旗を掲げ、島と橋の歴史を残していきたい。制約があるなかでも多くの皆さんが力強く生き抜いたことは大きな意味があったし、この国の誇りにつながる」と、力をこめました。

文字通り、ハンセン病療養所を世界文化遺産に登録しようという動きです。登録をめざす対象は、岡山県の二園と、香川県高松市の大島青松園。二〇一八（平成三十）年に、入所者や行政、地域住民、ボランティア、学識経験者、報道関係者らによって、登録をめざすＮＰＯ（世界遺産登録推進協議会）が設立されました。発足時のパンフレットに書かれている言葉です。

日本社会は、世界の潮流とはかけ離れたハンセン病差別を、長い間継続させてきた。世界に比類なき疾病差別の悲劇を、我々が将来二度と引き起こさないためにも、ハンセン病関連施設の世界文化遺産登録を実現しなければならない。

千年にもわたる日本人特有の病気に対する差別意識はなぜ是正されてこなかったのか。単に病気である事だけで多くの患者たちが人権を蹂躙され続けた負の歴史を、日本社会全体が心に刻み込んでゆかねばならない。

病気というだけで長く虐げられた人々もすでに平均年齢が八十五歳となる。彼らの貴重な証言の最後のひと言までも、我々は語り継いでゆかなければならない。（原憲一理事長）

登録推進協議会の釜井大資事務局長は、別の側面から登録の必要性を語ってくれました。

「例えばフィリピンでは（患者が）子どもを持つことが許されました。二世、三世もたくさんいて、ハンセン病の歴史を語り継ぐ役割を担っています。しかし日本では子どもを持つことが許されなかった……隔離政策の歴史を直接語り継ぐ子孫が存在しないのです。ですから、社会全体で引き継いでいかなければならないのです」。

世界遺産登録に先がけ、二〇一九（平成三十一）年三月、長島愛生園の収容所や旧事務本館（現・歴史館）、邑久光明園の恩賜会館、旧裳掛小・中学校第三分校など両園の建物十件が国の登録有形文化財となりました。

世界遺産登録に向け弾みがつくと関係者が受け止めたのは言うまでもありません。

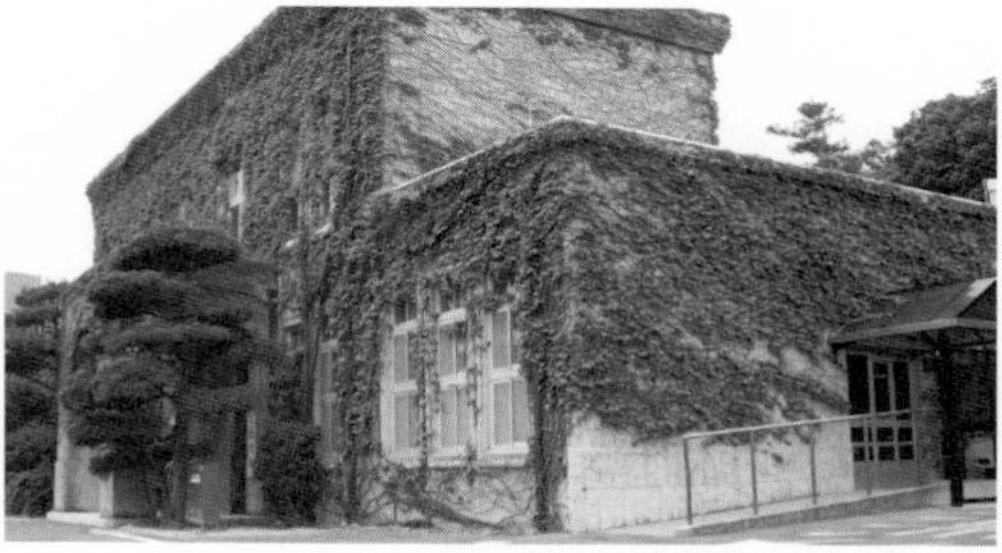

愛生園　旧事務本館（愛生園歴史館）

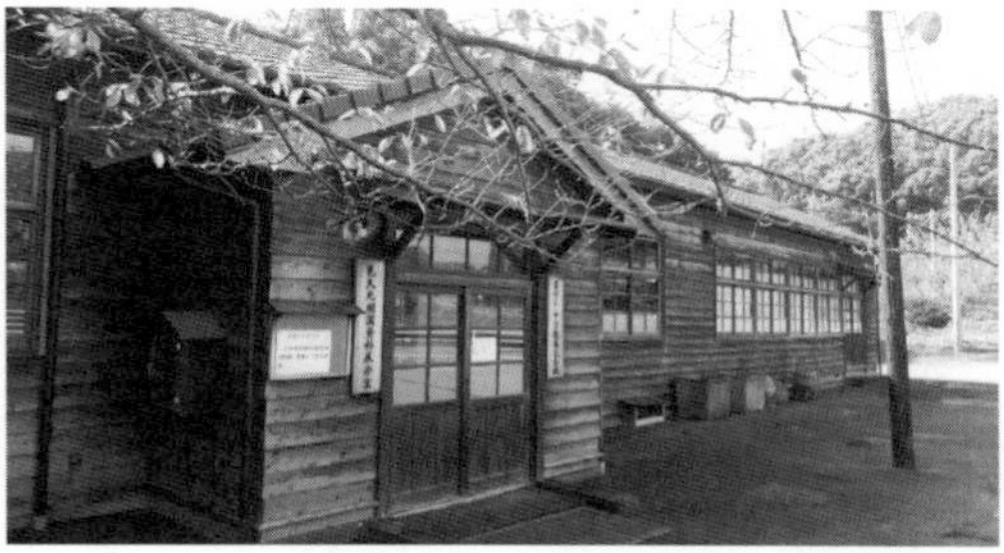

旧裳掛小・中学校第三分校

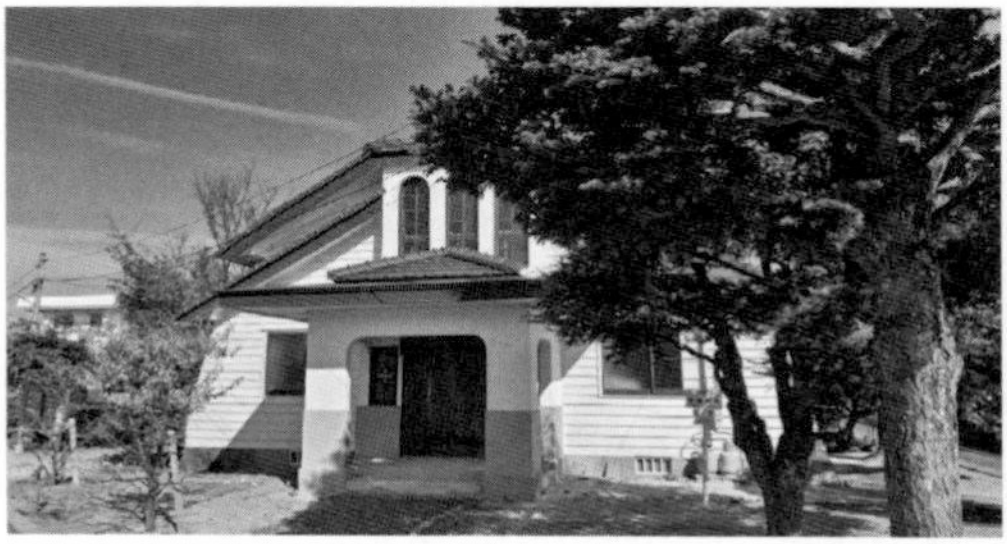

光明園　恩賜会館

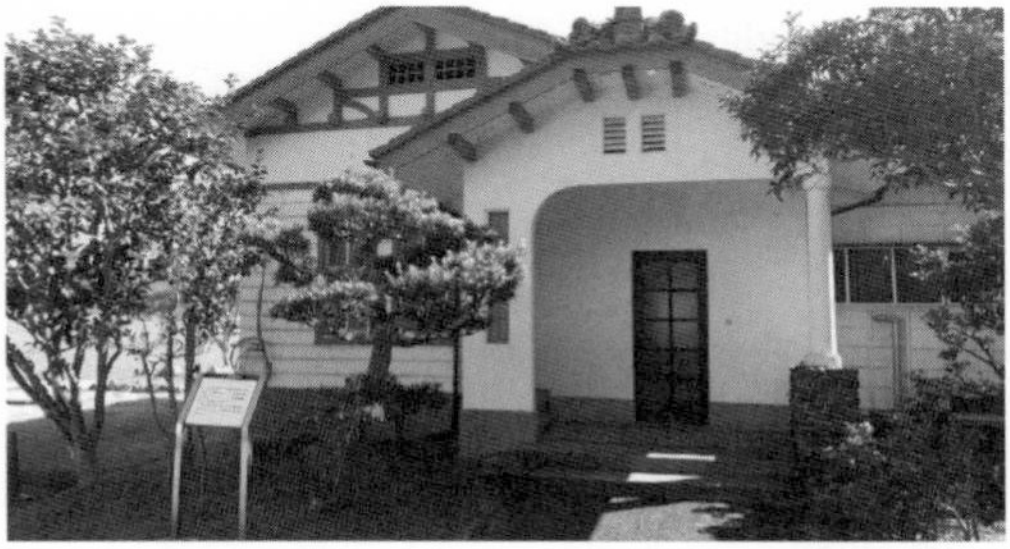

愛生園　園長官舎

式典での挨拶を聞き、橋の保存・活用と療養所の世界遺産登録は密接な関係があると思えてなりませんでした。

療養所の建物は、いうまでもなく隔離政策の象徴でした。一方、橋は共生の象徴だと、私は考えています。一方が欠けることなく、その双方を進めていってほしい。それが入所者の願いだと受け止めました。

開通三十周年記念式典で裳掛《もかけ》小学校と裳掛児童館の子どもたちが歌ったのは「翼をください」。青空のもとでその歌詞を聞いていると、入所者の境遇や思いが重なって、涙が出てきそうになりました。

バトンは、若い世代に引き継がれようとしています。いや、引き継がれなければなりません。橋は、世代間をつなぐものでもあるのです。

二〇二八年、橋が開通四十年を迎えるとき、療養所は、島は、そして社会はどのような形になっているのでしょうか。

第六章　〝さとがえり〟

～県主催の帰郷事業～

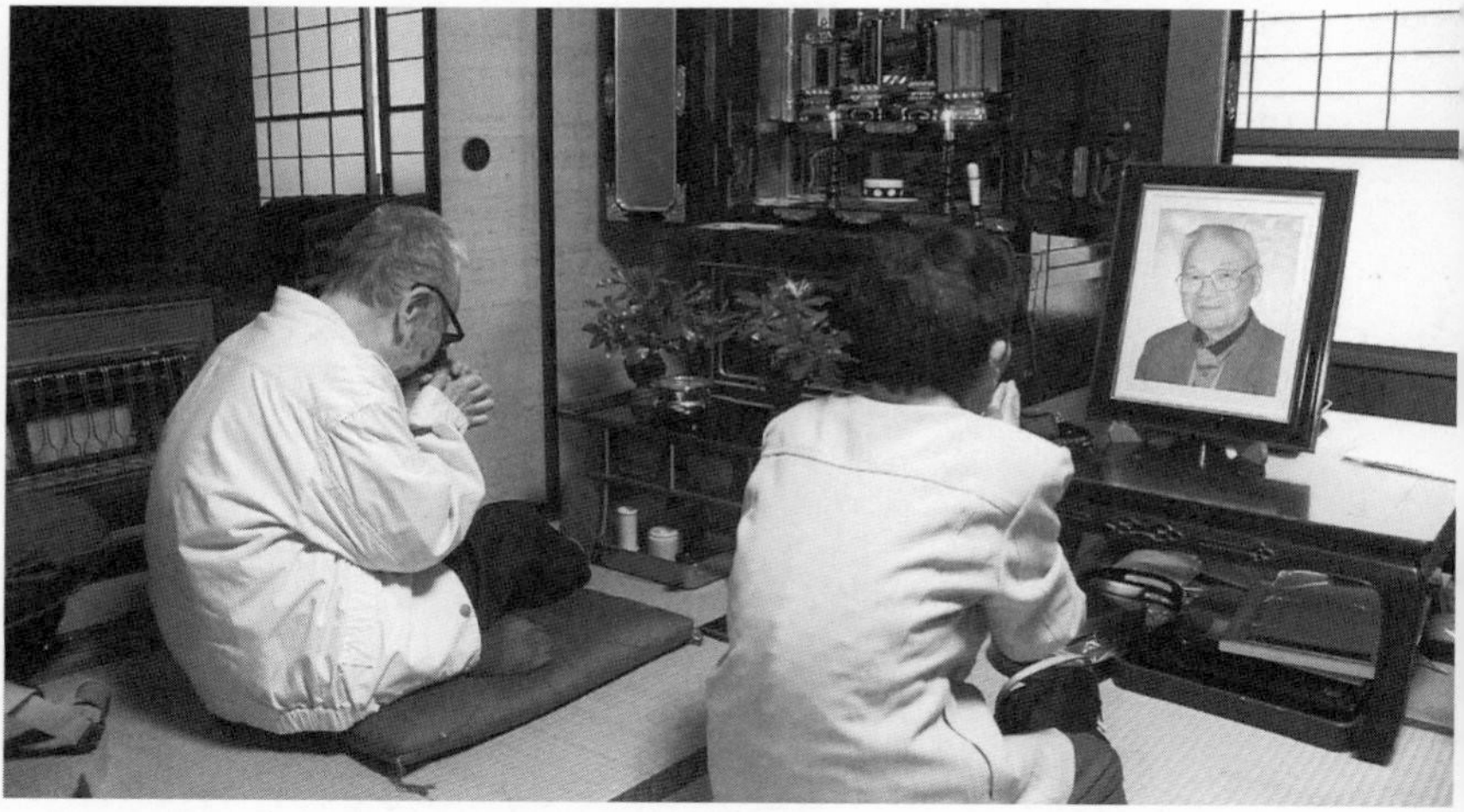

「里帰り事業」の歩み

私は毎年春に楽しみにしていたことがあります。それは、邑久光明園で暮らす三重県出身の皆さんとの再会です。

三重県がハンセン病療養所で暮らす県出身者を対象に実施する里帰り事業。その日程のなかで懇親会が行われていました。事業に携わる三重県健康福祉部の職員が参加したほか、入所者の皆さんと交流ある人たちも招かれ、そのなかに私も入れてもらっていたのです。一時間半か二時間でしたが、食事をともにしながらその時々の訪問地の話をしたり療養所の様子を教えてもらったりと、久々に親族に会ったようなひとときでした。

二〇二〇年度以降は新型コロナウイルスの感染拡大でこの事業が実施されていませんが、再開されることを願っています。

里帰り事業は、療養所単位で実施されています。「里帰り」とはいうものの入所している人が実家に帰るケースは少なく、今では三重やその周辺の名所などを観光バスでめぐる行程が中心となっています。最近は二泊三日が主流ですが、過去には三泊四日だったことも。

そもそも、事業はいつ始まったのでしょうか。三重県によれば、最初に実施されたのは一九六五（昭和四十）年。『三重県のハンセン病問題、その資料と証言』（三重県発行）には、その背景が記されています。

一九六四年十一月、鳥取県が全国に先駆けて療養所入所者の里帰り事業を実施した。三重県出身の入所者からもその要望が強まり、翌六五年五月に第一回の里帰り事業が行われた。以降、現在に至るまで継続されている。

初回は邑久光明園の男性三人が参加、こんなコースでした。

五月十四日　早朝に光明園出発、国道二号、姫路城、日赤山田病院（伊勢市）の伝染病隔離病棟に宿泊　夕食は仕出し弁当
十五日　伊勢神宮参拝、伊勢志摩スカイライン、鳥羽市、日赤病棟に宿泊
十六日　松坂城址、鈴鹿サーキット、四日市石油コンビナート、四日市夜景、夜間走行で帰途、県担当職員宅に立ち寄り夜食の弁当を積み込む
十七日　午前八時三十分　帰園

高速道路（山陽自動車道）はまだなく、宿泊場所は病院の隔離病棟でした。この後も宿泊は基本的

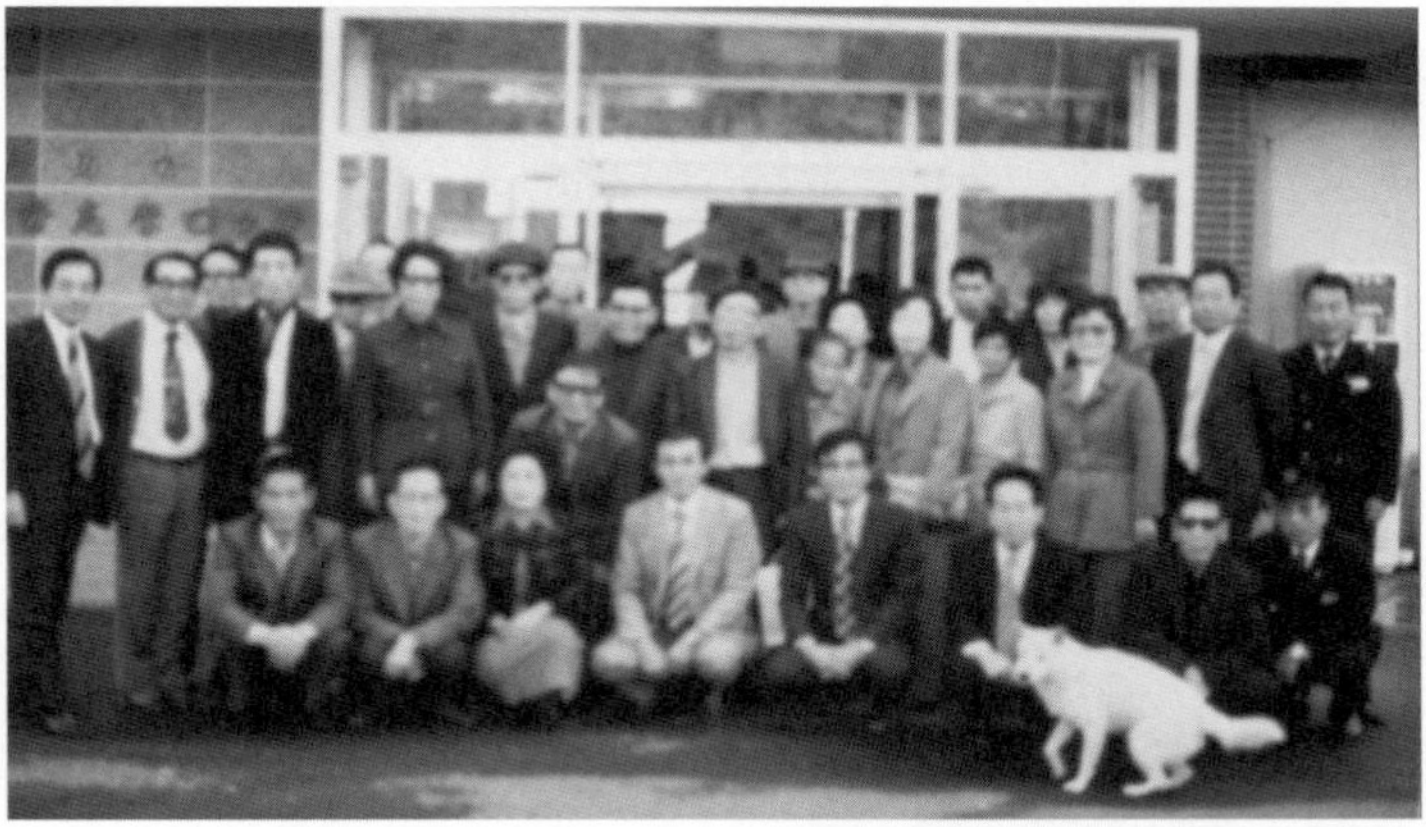

三重県主催里帰り事業　記念写真（画像処理）

に病院で、四日市市立病院や上野市民病院のときもありました。県の資料を見ていると、一九七三（昭和四十八）年になってようやく伊勢志摩ロッジ、湯の山ロッジといった名前が登場します。しかしそれも「三重県婦人会会長の骨折りと川八社長の協力で実現」といった注釈がつけられていて、容易ではなかったことがうかがえます。

里帰りを実施したのは、邑久光明園のほか、長島愛生園（岡山県）、駿河療養所（静岡県）、栗生楽泉園（群馬県）といった三重県出身者が暮らす療養所で、入所者にとっては数年に一度、故郷の地を踏む貴重な機会となりました。行き先は、伊勢神宮、鳥羽水族館、ミキモト真珠島、長島温泉、御在所ロープウエイ、上野城、赤目四十八滝といった有名な観光地が多かったようです。参加者は、各園数人から二十人前後でしたが、一九八一（昭和五十六）年の長島愛生園の里帰りには四十人が参加したと記されています。

長島愛生園の里帰りに同行した同園の看護婦長が残した文章を読むと、入所者の期待と喜びが伝わってきます。（昭和四十四年発行『藤の蔭』四号より抜粋）

入所患者の合言葉に「里帰り」という言葉がありますが、一般社会の皆様には一寸不可解なことかと存じます。でも、らいという病の故に、二十年も三十年も療養所に入ったきり故郷に帰ることのなかった者が、一度でよいから生まれ故郷に帰ってみたいということを申し上げれば、意味がわかっていただけるかと思います。

一行十八名の里帰り出発の朝の光景は、まるで出征兵士の見送りのように大変でした。民間の貸切バスで大勢が揃って故郷に帰れるという日を、誰が予想したでしょうか。らいという思いもよらぬ病になって親や兄弟からも見放された患者さん達が、生家の敷居をまたげぬとも、夢にまでみた故郷の土を踏めるという喜びは大変なものでした。バスの中の喜々とした顔々、私は長い看護生活の中で、いまだにこんな嬉しそうな顔を見たことがありません。

バスを降りて神宮参拝をする患者さんたち。つつじの花咲く公園で弁当を開き、走る車窓か

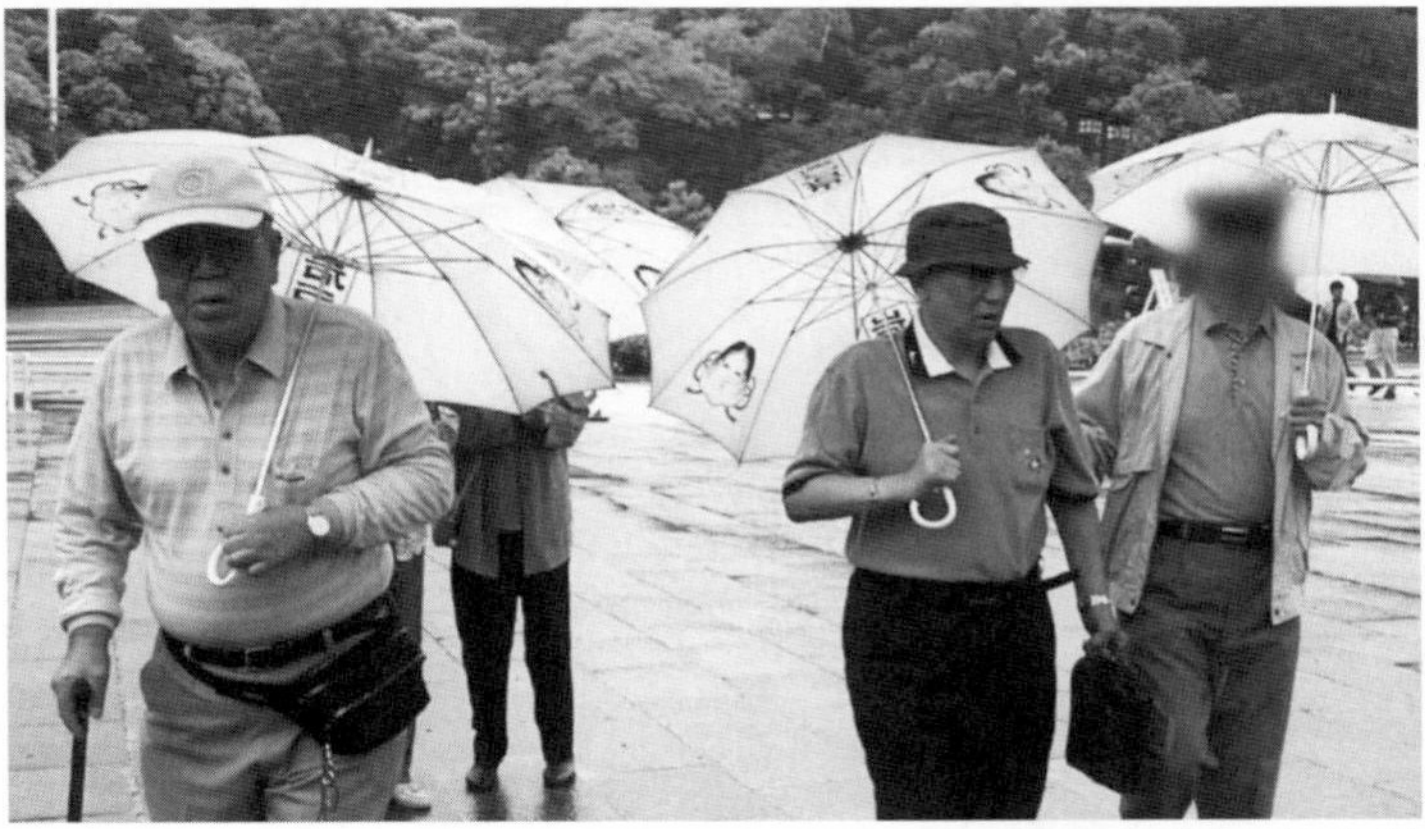
帰郷した大作さんと為さん（2003年）

ら遥かな記憶をたどるこの人たちの姿に、許されるものならいつまでもここに置いてあげたいとつくづく思いました。

最後の行程を終えてバスが三重の地を離れるとき、期せずしておこった「さらば故国よ、また来るまでは」の歌声に、どの顔もどの顔も、涙にぬれていました。私もこの心情にぼうっとして皆の顔がかすむのでした。

長島愛生園で暮らす吉田大作さんは「目を悪うしたから、平成に入ってからは一回しか帰っとらん」と話しますが、若い頃は何度も参加したといいます。
「とにかく、里帰りはよく行かせてもろた。やっぱり三重県は自分のふるさとや」。
思い出に残っている場所をたずねると……

「まず、お伊勢さん。宇治橋を渡ったとたん、風の流れが違うように感じたんや。体が清められるような感じやな。最高の喜びやった。瀞峡《どろきょう》（熊野地域・北山川上流の峡谷）も行ったし御在所岳も行った。鈴鹿サーキットで乗りもんに乗って走らせてもらったこともあるよ」。

そして、こんな楽しみも。

「晩は晩でな、飲み食いもまたええがな。楽しみやった」。

様々なドラマ

近年は観光地めぐりが中心となっている里帰りですが、かつては入所者の家族や親族が宿舎に訪ねてきたケースもありました。

三重県衛生部（福祉部）でハンセン病担当官を長年務め、里帰り事業にもスタートから携わった高村忠雄さん（故人）は生前、自身の仕事のことを手記にまとめていました。そこには、里帰りでの忘れられない経験が記されていました。

療養所へ入って十年以上になる男性が、ある年の里帰りに参加することになったのです。帰郷が決まった後、この男性から高村さんに「命あるうちに両親に会いたい」という気持ちが伝えられました。一方、男性の故郷では、彼はすでに死亡したことにされていました。弟は家業を継ぎ結婚したものの、妻には兄のことを隠していました。

高村さんが事前に男性の父親のもとへ赴き「(男性が)里帰りするので会ってほしい」と打診したところ、実家への立ち寄りは拒まれました。しかし「宿舎での面会なら」と、旅館での再会が約束されたのです。再会の場には、意外な人がいました。以下、高村さんの手記から引用します。(一部、文意が変わらない範囲で修正)

部屋には父親のみと思っていた私はびっくりした。男性の母親と、実の弟、それに今まで隠し続けた弟の妻がいる。

弟の妻は、義兄となる患者の手を握り、長い間のいろいろな思いがこみ上げて涙を流す。私が過日、里帰りを告げにきた夜更け、父親と母親、そして弟の三人が面会についてひそひそ話し合うのを、弟の妻は隣室で耳にしていたのだった。

面会の日、他の理由をつくって家を出ようとする三人の前に立ちはだかった妻は「私は結婚して間もなく夫の兄の入所のことを聞き知ったが、今日まで黙ってきた」「病気のことなど何も恐ろしくない。あまりにも水臭い」と迫り、「私にとっては義理の兄さんである。ぜひ私も兄さんに会いたい」と、同行してきたのである。

それぞれがこの病気のゆえに、偏見のゆえに、心の葛藤に悩み抜いた、それはそれは長い年月であった。

行政の立場で里帰りをサポートしたのが高村さんやその後の県ハンセン病担当官だったとすれば、民間の立場で力を尽くしたのが名張市の寺田一郎さん（故人）でした。赤目観光協会の会長や寺田病院の理事などを務めた寺田さんは二〇〇二（平成十四）年に秋の叙勲を受章。その際、県から報道機関に出された資料では、寺田さんの功績が次のように説明されています。

ハンセン病患者に対する偏見が根強かった昭和四十八年当時から現在に至るまで、県が実施する郷土里帰り事業の際の宿泊施設の確保に尽力した。現在も毎年療養所を慰問し、ハンセン病元患者と親交を深め、療養生活の支えともいうべき存在となっている。

二〇〇二年に行った寺田さんへのインタビューを聞き直してみると、昭和四十年代にハンセン病元患者が置かれていた境遇を知ることができます。

「旅館やホテルが気持ちよく泊めてくれなかったんです。ですから私が説明に行って『そんなに心配せんでもええ。うつらないし、一緒に風呂へ入っても大丈夫や』と説得して泊めてもらったことがあります。ただ、今でもどうしても泊めてくれないところもあります」。

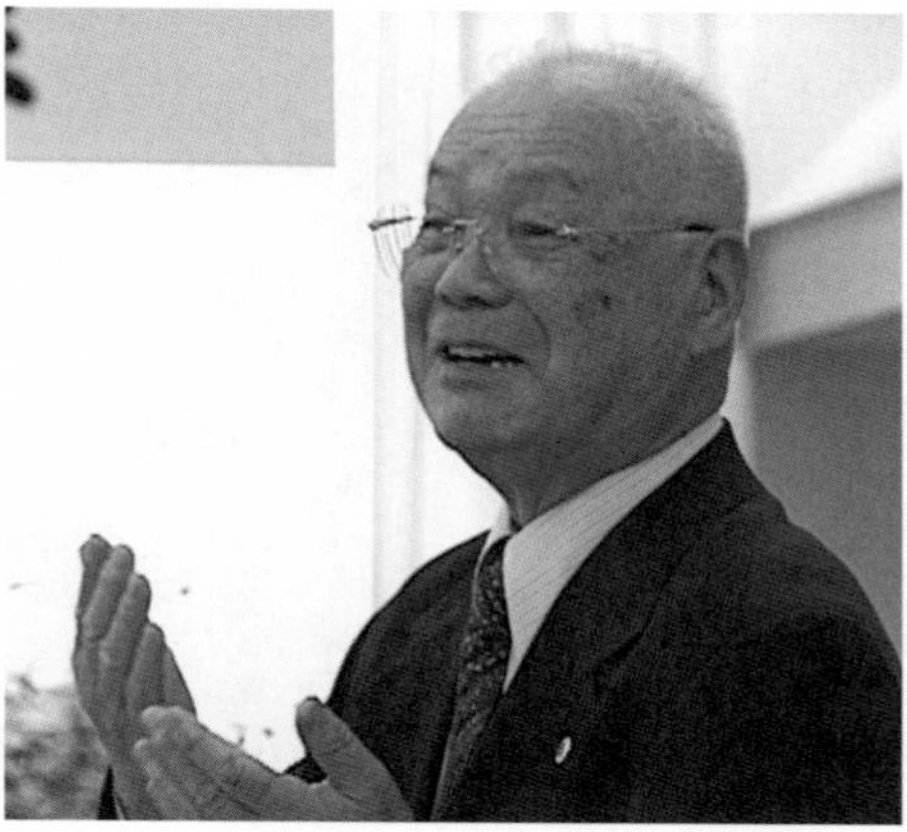
寺田一郎さん

寺田さんは旅館などに対し貸切での交渉を行ったり、「何か問題が発生した場合は責任をとる」と約束して宿泊が実現したこともありました。

私は素朴に、どうしてそこまで？　と思ったのですが、寺田さんの弟で、寺田病院理事長を務める寺田紀彦さんは、こんな背景を話してくれました。

「小学四年生の頃だったと思いますが、兄は腎臓結核で腎臓を片方とっているんです。その当時は大手術で、いつまでも傷が治らなかったし、四年くらい病院で生活しました。小学校から中学校までの多感な時期を病院でお世話になって『つらい思いをした』と言っていましたから、そういう経験もあって、県から要請があった時にお手伝いするようになったんじゃないでしょうか」。

寺田一郎さんは、入所者を迎え入れるだけでなく、三重県出身者が暮らす全国の療養所を訪ね、交流を深めました。寺田さんは、どの療養所でも景色や環境のすばらしさを感じたといいます。

「岡山のふたつの療養所は瀬戸内海が見えてなかなかいいところです。九州の熊本（菊池恵楓園）

は広々としているし、駿河療養所は富士山も見える。どこへ行っても景色はいいんだけども、患者の気持ちがね……」。

寺田さんは、入所者にとって、どんなに美しい景色にも勝るものがあると言います。

「どんなところよりも郷里が、故郷がいいんだ、と。どんなにつまらんところであっても、ふるさとには帰れないと思うから、一生自分の胸から、頭から離れないんです。私はよく『皆こんなところにおってええやないか。名張や松阪よりもだいぶええところやないか』と言うんですが、(入所者は)じっと黙りこんで、いいとも悪いとも言いませんでした」。

寺田さんは彼らの表情を見て、〝ふるさとを離れた人間でなければその気持ちはわからない〟という心情を察しました。

「里帰り」の取材から

三重テレビの取材班が何度か里帰りに同行させてもらったことがあります。

二〇〇六(平成十八)年春には、邑久光明園の人たちが名張市の赤目四十八滝を訪れた様子を取材。滝を歩く男性(当時六十代)は「ここに来るのは一年ぶりですが、寒いところは変わりません。情緒があっていいですね」と話しました。一方、「今まで一緒に来ていた人が最近二人亡くなって(里帰りする人の）数が減りました」とも。

男性の妻（当時六十四歳）は「何もなければ必ず参加しています」と話し、この事業を歓迎しました。「行ったことがないところへ連れて行ってもらえるのが嬉しいし、最近は旅館やホテルも気持ちよく受け入れてくれるので、気を使わないようになってきました。以前は不自由なところを隠すように遠慮してたけど、今は『お世話になればいいかな』と素直に思います」。

二〇〇八（平成二十）年には、里帰りをした長島愛生園の三重出身の皆さんと、津市の高田本山専修寺で落ち合いました。境内で腰をかけた県人会会長の為さんは、少し寂しげに語ってくれました。「わしらの場合は、せっかく三重へ帰って来ても、本当のふるさとは横目で見ての里帰りということになるからね」「誰も自分の生まれた在所のことは言いません、知られとうないから」。

ここでの滞在時間は一時間余りだったでしょうか。皆さんを乗せ次の目的地に向かう観光バスに手を振ったとき、わずかな再会でしたが、寂しい気持ちになったのを覚えています。

二〇一四（平成二十六）年にも邑久光明園の里帰りを取材する機会に恵まれました。このときの訪問先は、桑名市長島町にある花のテーマパーク「なばなの里」。花と緑に囲まれ段差の少ない空間は、入所者から人気が高いようです。光明園三重県人会の代表、松田誠さん（仮名、当時八十二歳）夫妻は「何回来ても色鮮やか」と口をそろえます。

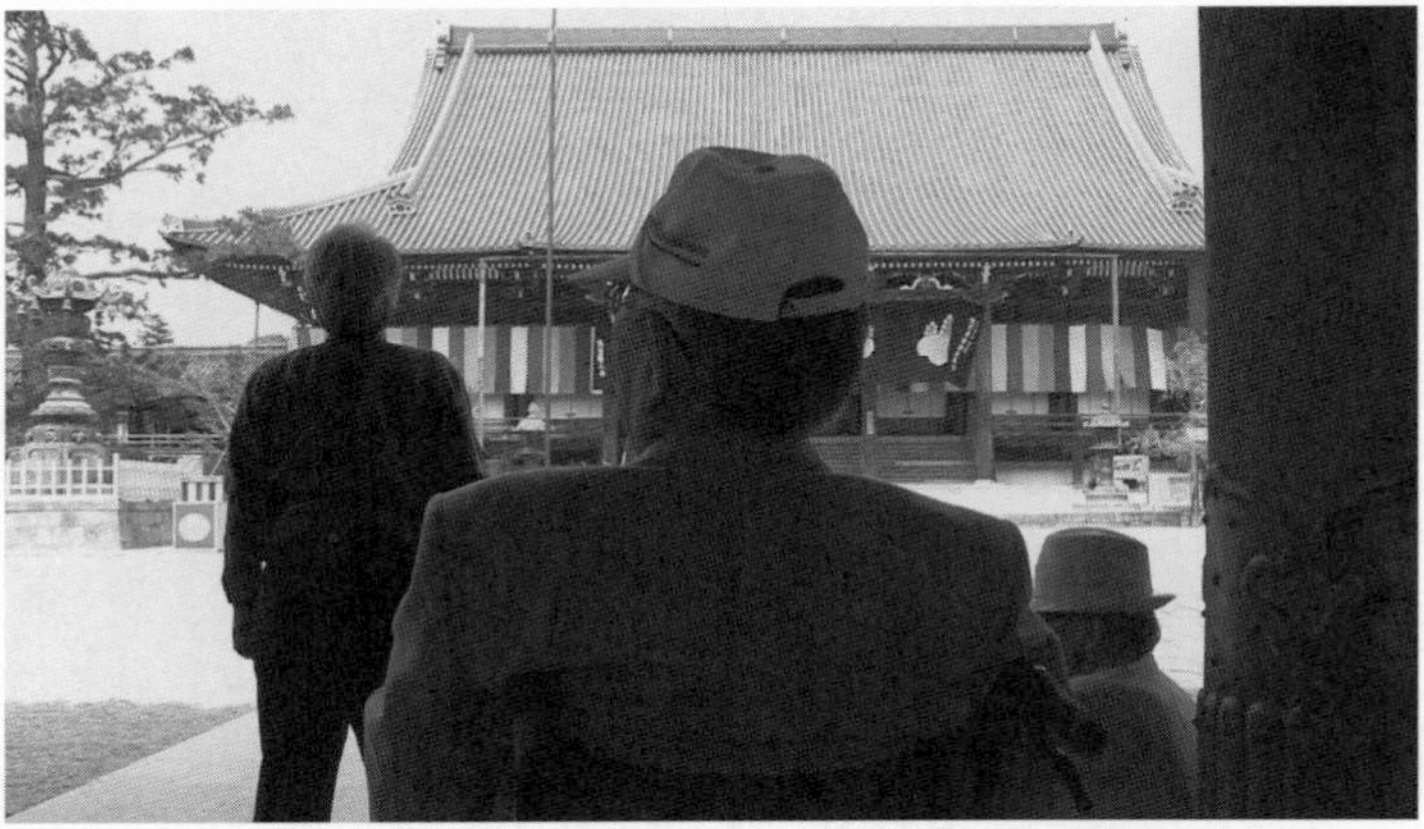

里帰り事業で津・高田本山へ（2008 年）

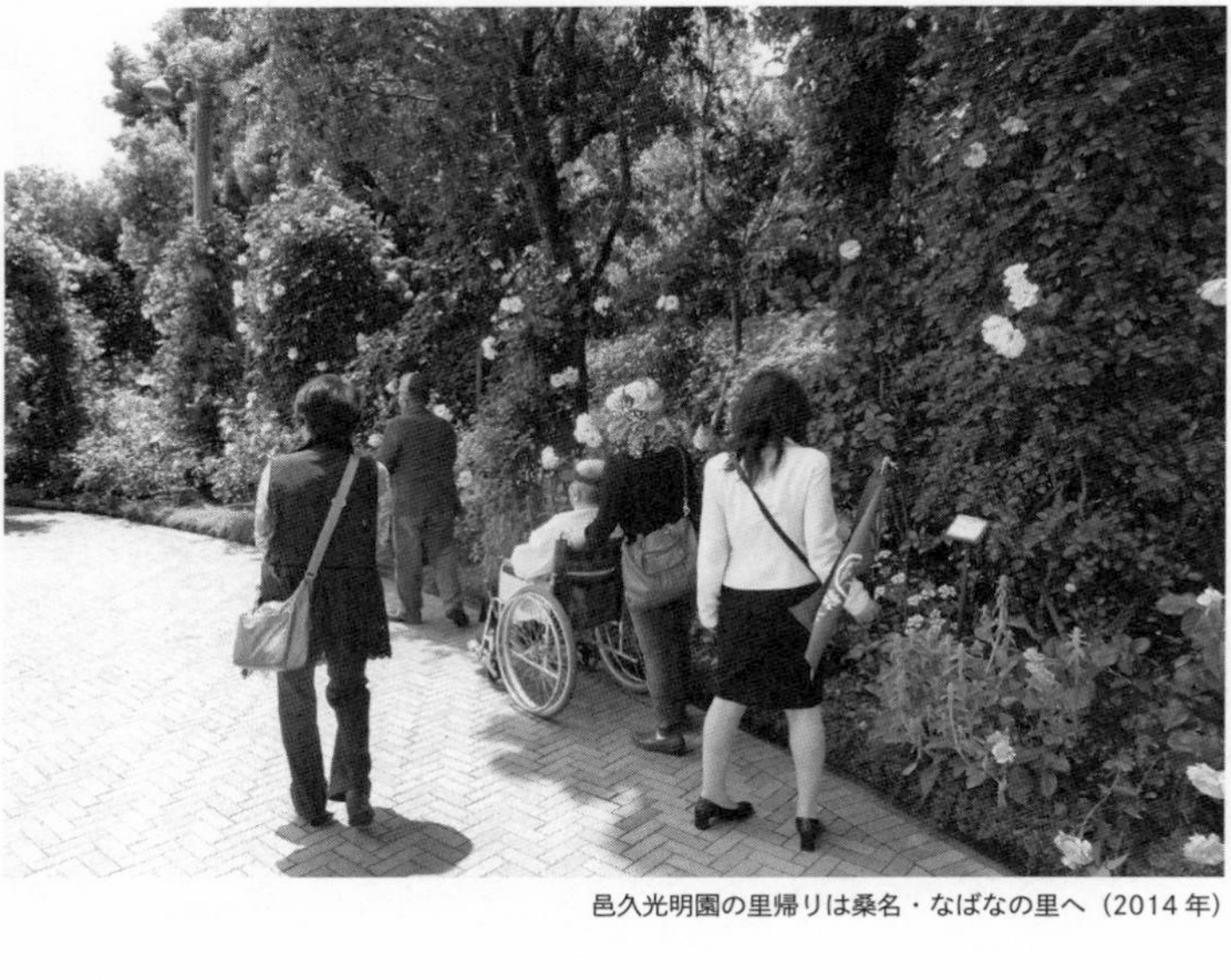

邑久光明園の里帰りは桑名・なばなの里へ（2014 年）

妻の千恵さん（仮名、当時七十七歳）は、一九六五（昭和四十）年から一九九七（平成九）年までの三十二年間、夫婦で療養所を出て三重県北部で生活していた経験を明かしてくれました。夫の誠さんは三重で仕事にも就いていたのですが、夫婦とも高齢になったことや、ハンセン病だった過去を隠し続けていくことへの不安から、再入所したのです。それまで二人が暮らしていたのは、なばなの里からそう遠くない団地でした。

「自分のところへ帰ってきたような感じで懐かしく思います。きょうも一生懸命になって道を見ながら、ここはこうだったな、などと考えていました」と話す千恵さん。「以前の家の近くに立ち寄ることは考えていませんか？」とたずねると「親戚もみな暮らしていますが、そこへ行くことはありません」ときっぱり。

里帰りに参加した入所者の皆さんが決まって訪れる場所があります。それは名張市。赤目の滝を歩いたり、前述の寺田病院で病院関係者との交流の場が持たれたり、赤目地区の寺田家を訪問したり……。それは、寺田一郎さんが二〇〇九年（平成二十一）に他界した後も続きました。

二〇一四年の春にはこんなシーンがありました。邑久光明園の三重県人会の一行が里帰り旅行の最後に寺田さんの自宅を訪れ、仏壇に手を合わせたのです。遺影に向かって「いつも厄介かけましてごめんなさいね。ほんまによくやってくれました」と語りかけ、手を合わせる高齢女性の姿には感動を覚えました。

また同園の三重県人会会長（当時）はインタビューで「寺田さんは、以前から啓発活動をされてきた方。昔は偏見差別が大変でしたよ。ですから命の恩人です」と語ってくれました。

骨をうずめる場所は

邑久光明園、長島愛生園の皆さんは里帰り事業の実施を歓迎しますが、故郷に骨をうずめたいかどうかをたずねるとこんな返答が。

吉田大作さんは「ふるさとというのは、親が死んだら変わる。『ああ、おれのふるさとなくなった！』という感じ。それからは田舎のお墓に入りたいと思わんようになった。死んだら（愛生園の）納骨堂に入ることができる。それで満足」。

邑久光明園で暮らす伊賀市出身の榎本初子さん（七十九歳）は「第二のふるさとと言いますが、今はここがふるさと。ここの納骨堂に骨をうずめることに迷いはありません」。

これは果たして本心なのでしょうか……。

県主催の里帰り事業が半世紀を迎えるのを前に、三重テレビ放送では二〇一四年五月にドキュメンタリーを制作しました。番組のタイトルは〝さとがえり〟。括弧でくくったのは、入所者にとって本当の里帰りではないのではないかという思いからです。私の推測に過ぎないのかもしれませんが、本当は数日間でも実家に帰りたかったかもしれない、故郷で家族と暮らしたかったかもしれない、ご先祖さまと同じお墓に入りたかったかもしれない……。

番組は、次のようなナレーションでしめくくりました。

半世紀にわたって続いてきた里帰り事業。きわめて大きな役割を果たしたことは間違いありません。しかしそれは、ハンセン病回復者が療養所を出て本当の故郷へ帰ることができなかったことの裏返しでもあるのです。

昭和四十年代前半、長島愛生園の里帰りの際、三重県内で食事や休憩の手伝いをした三重県津保健所の予防課長（当時）は、昭和四十三年発行の『藤の蔭』三号に、次のような文章を寄せています。

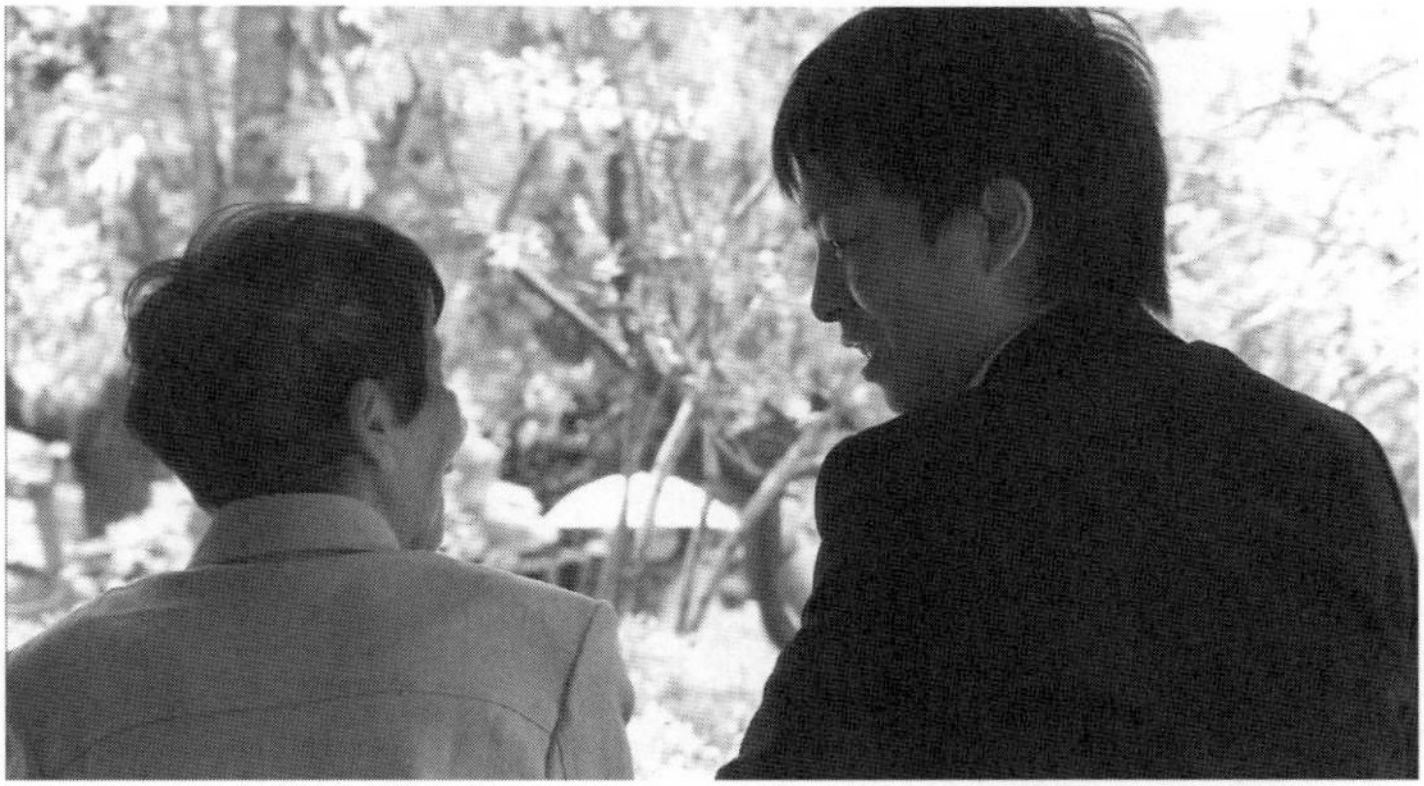

担当する三重県職員は、入所者の孫のよう

全員が口を揃えて、故郷の土を踏めた喜びと嬉しさ、そして想像を絶する故郷の飛躍と発展への驚きの言葉に、この人たちをなぜ今浦島のごとくにしてきたかを考えてみました。

この病気への社会の偏見と冷視、そして誤った観念が全くなかったとすれば、こんな里帰りといったこともなく、この人たちは生まれ故郷で家族とともに楽しく余生を送り、不自由ながらも愉快に生涯を過ごすことができたかと思うと、今更ながら偏見の恐ろしさを身に感じました。

何十年ぶりかに家族や親族のいる生まれ故郷に帰りながら面談も許されない人がほとんどであると聞き、この病気を不幸なものとしてきた社会の責任を知りました。

他の病気同様、完全に治るこの病気に私たちは改めて理解の目を開き、従来の偏見をすっかり捨てることに努力をしたいと思います。

改めて書きますが、この文章が書かれたのは今から五十年以上前のことです。何が変わったのでしょうか。

事業のこれから

里帰り事業は、今後どうなっていくのでしょうか。為さんは、今から十五年前の二〇〇六年の段階で、こう話していました。

「多い年には二十人以上行っとったわね。今でもそれくらいの人数は揃うんです、実際は。ところが、夫婦のうちひとりが目が不自由になったとか、妻が体調を崩して身動きがとれないとか（そういう理由で参加者が減っている）」。

為さんは、参加者が減ると事業そのものが成り立たなくなるのではないかと心配していました。

「県が予算を組み立てる時には問題になるやろからね。そんな少ない人数しか行かんような事業なら、もうやめてもええやないかと言われたらどうしようもない」。

その後も事業は継続されましたが、長島愛生園では参加者が減り帰れる人がいなくなったため実施が見送られ、近年は邑久光明園のみで実施されてきました。

私は二〇〇九年春に刊行した『かけはし――ハンセン病回復者との出会いから』（近代文芸社）の中で、次のようなことを書きました。

私は願う。たとえ参加者が数人になっても、希望する人がいる限りはこの事業を続けてほしい。そして人数が減ったことを逆手にとって、この際それぞれの生まれ故郷やその近くをめぐるコースを検討してみてはどうだろうか。難しいことは承知している。しかし、入所者の高齢化が進む一方で病気への偏見が若干ではあるがやわらぎつつある今だからこそ、あえて提案させてもらった。

その気持ちに変わりはありませんが、二〇二一（令和三）年五月現在、三重県出身の入所者は二十八人で、全国の七つの療養所で暮らしています。平均年齢は八十七・六歳。

現実問題として里帰りが難しくなりつつあるなか、入所者が帰郷する機会が減っても三重県民と接する機会まで減らないでほしいと願っています。

ハンセン病回復者の支援に携わる寺田病院理事長の寺田紀彦さんは、こんな話をしていました（二〇一四年）。

「今でも観光バスで三重県まで帰ってこられない方がかなりおられますし、今後も帰ってこれる方が減ってくると思います。ふるさとの雰囲気、空気に触れてもらうには、むしろ我々が各療養所を訪問して懇親を持つことを考えていかねばとつくづく思います」。

そういう思いが、次章のような動きにつながっていくことになります。

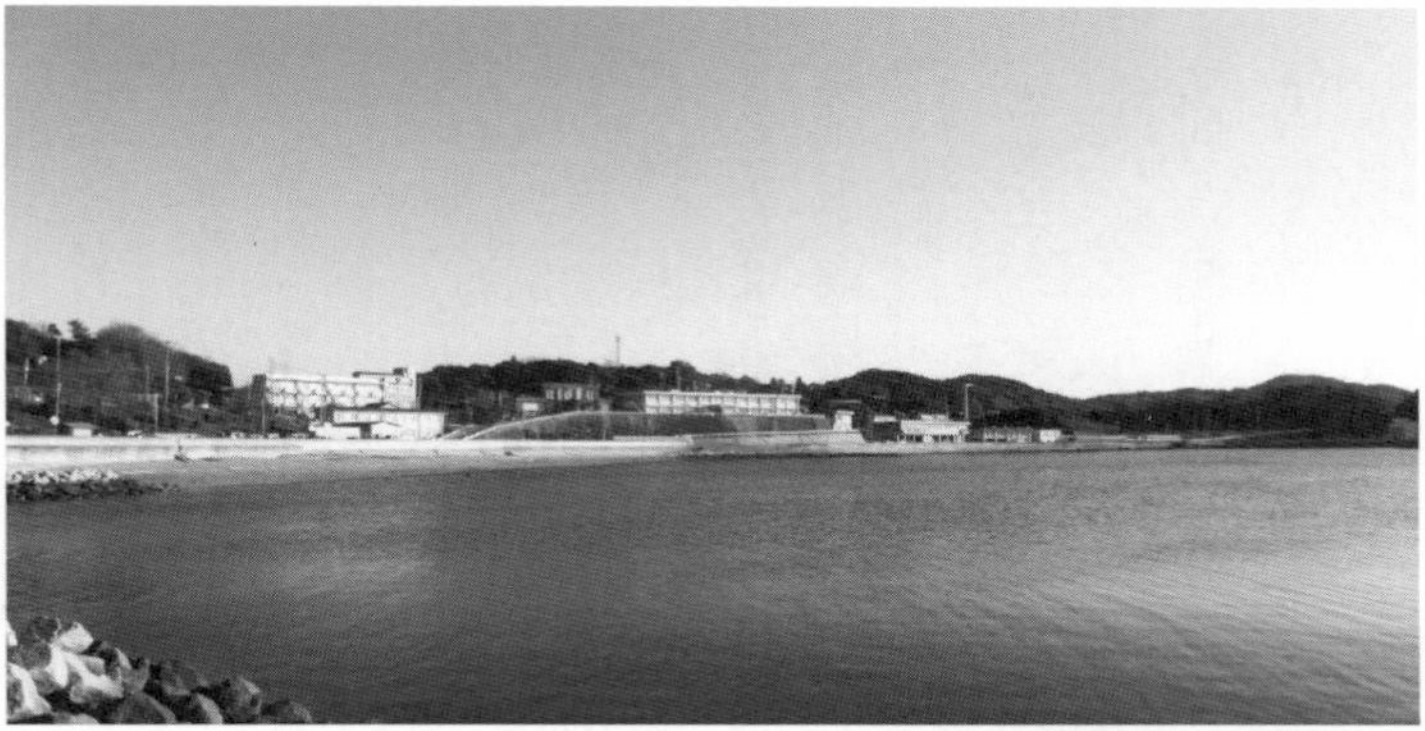

長島愛生園（岡山県瀬戸内市）

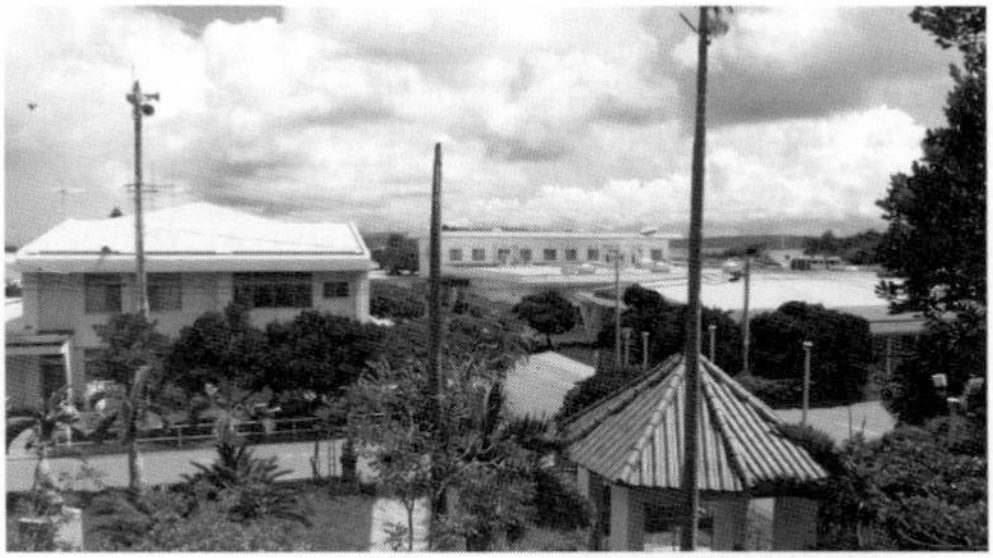

沖縄愛楽園（沖縄県名護市）

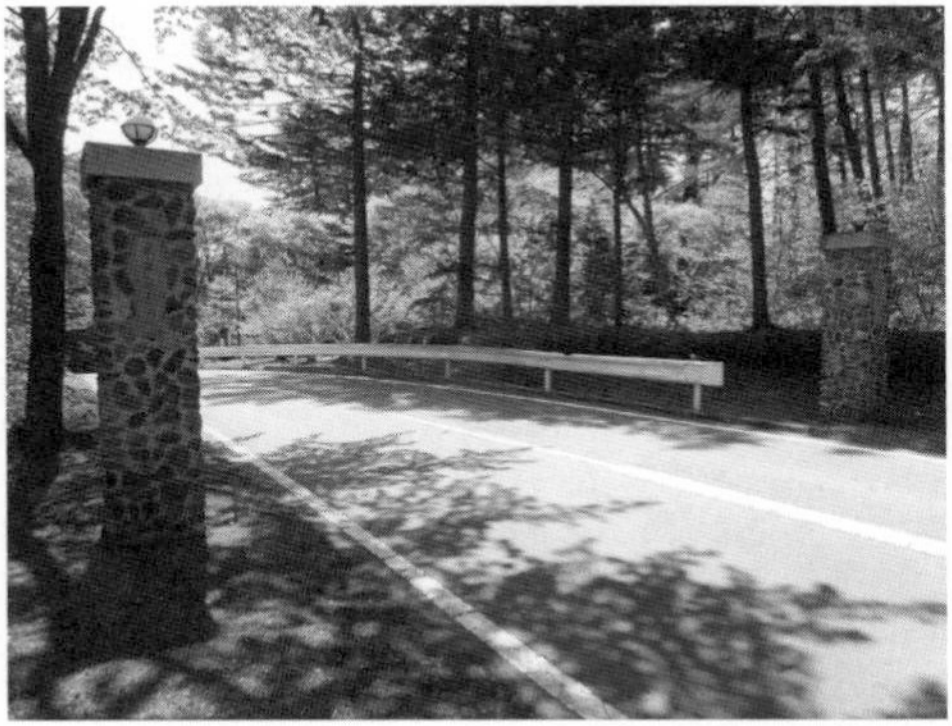

栗生楽泉園（群馬県草津町）

第七章　岡山の島へ

～療養所フィールドワーク～

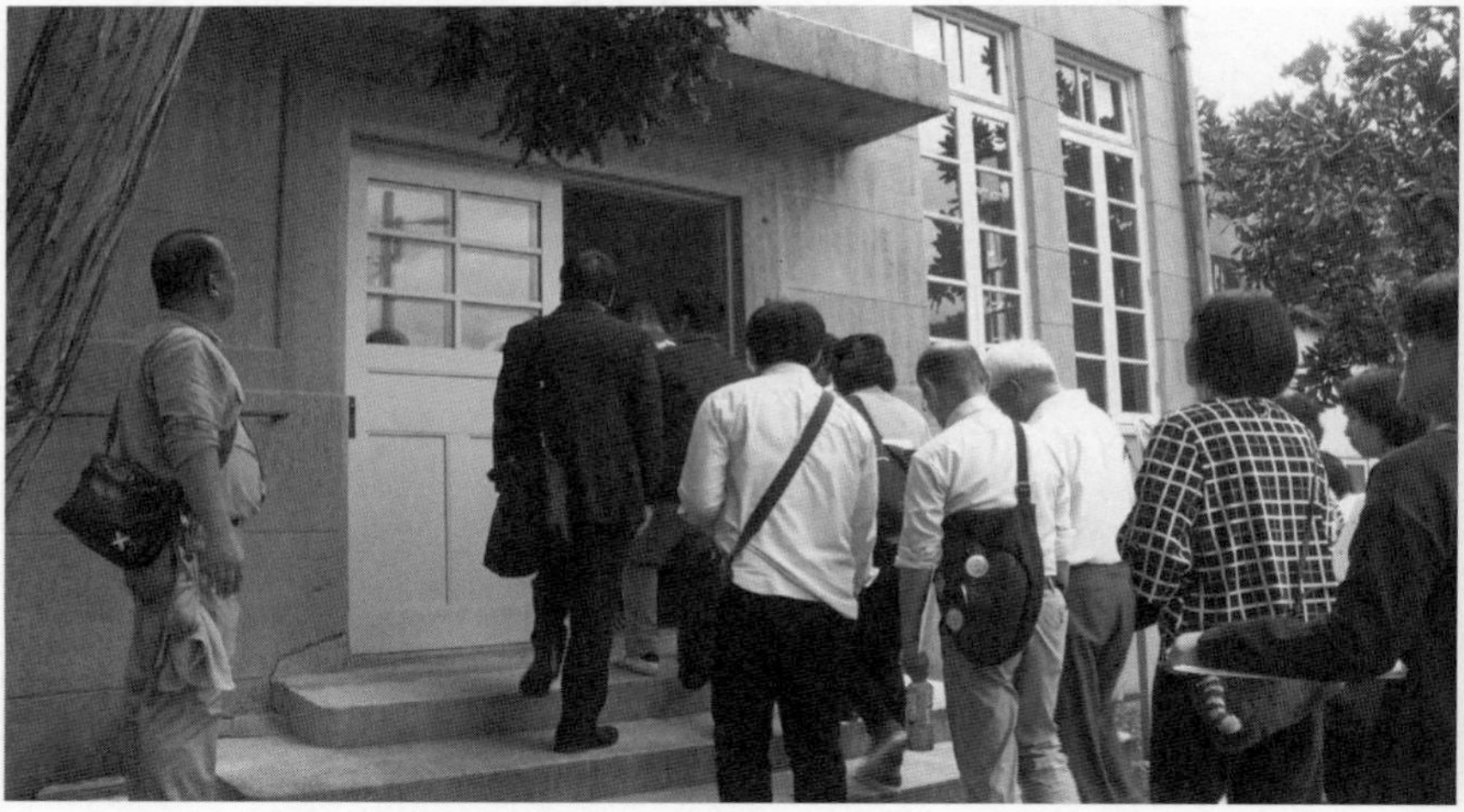

三重県から島へ

二〇一九(令和元)年十月、三重県を出た一台のバスが山陽自動車道を西に向かって走っていました。車内でマイクを握っていたのは、ハンセン病問題を共に考える会・みえの共同代表、岩脇宏二さん(当時六十四歳)です。岩脇さんは長年三重県内の高校で教鞭をとり、二十年ほど前から回復者のサポートを続けてきました。

「帰郷支援にも携わってきましたが、だんだん(入所者の)高齢化が進みまして、三〇〇キロ離れた三重まで行くのは体にもこたえるということで、三重に来ていただく機会も減ってきました。そこで、私たちの方から療養所を訪れることが大切になってきたのです」。

岩脇さんとともに考える会の共同代表を務める僧侶の訓覇《くるべ》浩《こう》さん(当時五十七歳)も、乗車している人たちに語りかけました。

「らい予防法が廃止された後、入所者に『皆さんの生活はどう変わりましたか?』と聞いたら『私たちが変わらなければならないのでしょうか。逆に皆さんは、社会はどう変わってくれたんですか』という問いかけをされました。法律が廃止された後も療養所を退所する人はほとんどなく、何も変わらない現実をつきつけられたのです。今回の旅を通して、隔離したもの、されたもの、双方の解放をめざしてゆきましょう」。

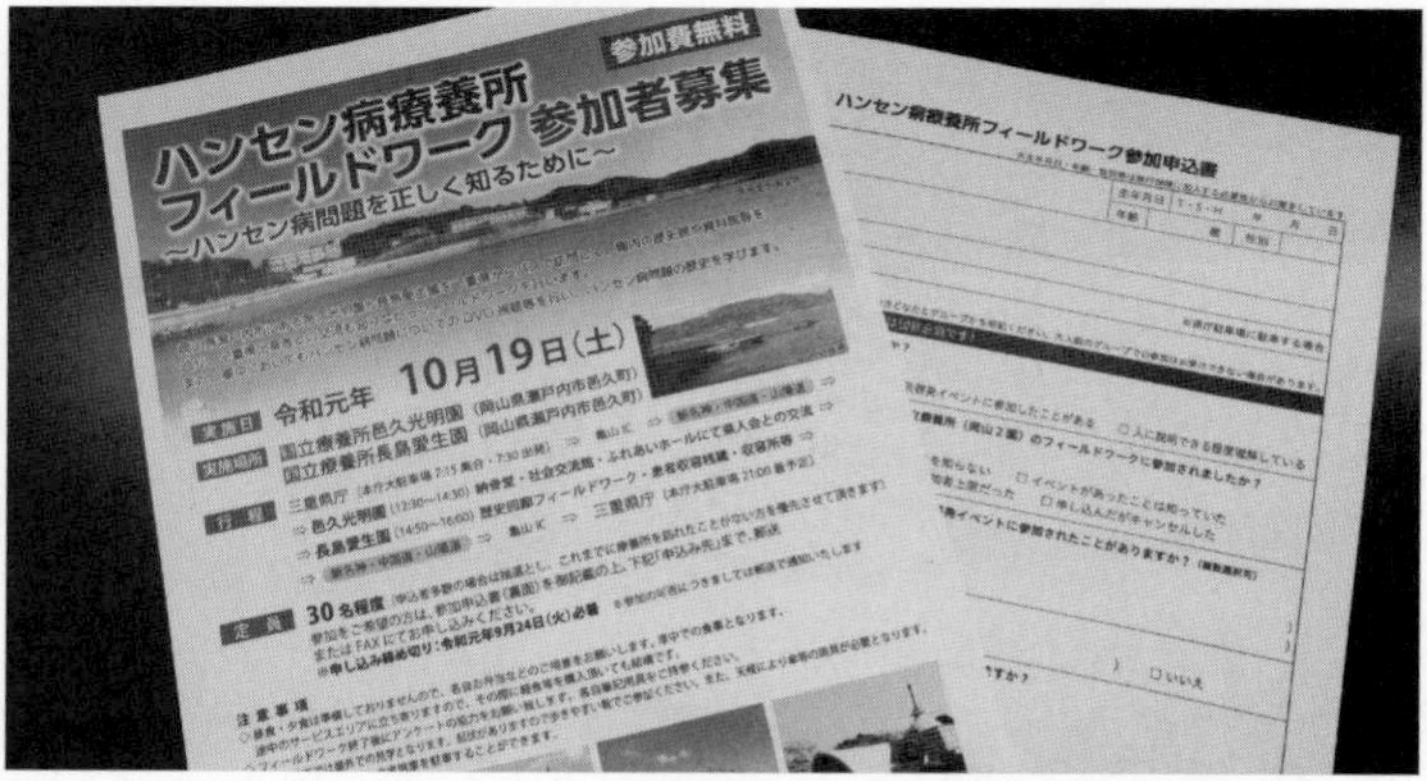

募集チラシ　県民の関心は高かった

バスのフロントガラスに掲げられていたのは「ハンセン病療養所フィールドワーク」の文字。岡山県の長島にあるふたつのハンセン病療養所を訪ねて隔離政策の名残と現実を見学し、体験者から話を聞こうという試みです。

三重県とハンセン病問題を共に考える会・みえ、それに三重テレビ放送の三者が、ふれあい福祉協会の助成を受けて実施しました。

細かい数字を示すことはできませんが、かなりの応募をいただきました。全員に参加してもらいたかったのですが、バスの定員や施設側の事情もあり、一定の人数にしぼらせてもらいました。参加したのは、二十三歳から八十一歳までの三十一人。大学生、教師、行政職員、医療や福祉関係者、そして親族がハンセン病療養所に入所していた夫婦……様々な人たちが岡山をめざしました。

十月十九日（土曜日）の朝、集合場所となった三重県庁駐車場で、バスに乗り込む何人かに参加した理由を聞きました。

薬剤師をしている女性は「今は（国内では）ほとんどない病気で、治療法や歴史も習わなかったので、一度詳しく知りたかった」と話し、教師をしている女性は「生徒と一緒に考える機会があったら生かしたい」。また、障がい者とダイビングをしているという男性は「これまで接点がなかった人と交流したかったし、将来にむけて何を望んでいるのかも聞きたい」。別の男性は「いま療養所に住んでいる中での気持ちと、本来はそこじゃない場所で暮らすはずだったということ、その難しさがどこにあるのかを学べればと思います」と教えてくれました。

事前のアンケートも見せてもらったのですが、皆さん、明確な目的を持って参加してくれたようです。

しかし、すべての人が快く家から送り出されたというわけではありませんでした。

「行ってもええけど、おばあちゃんには言わずに行きな」と言われた女性がいました。「病気がうつらないか」という義祖母のつぶやきを耳にしながら出てきた男性もいました。

また参加者自身も……

「感染しないことがわかっていても、うつったらどうしようという気持ちがなかったわけではありません」（女性）。

期待と緊張感、それに少しの不安をのせ、バスは午前七時半に津市の三重県庁大駐車場を出発。伊勢自動車道、新名神高速道路、山陽自動車道、岡山ブルーラインというコースで長島に向かいました。途中、渋滞のためルートの変更や休憩時間の短縮を余儀なくされましたが、ほぼ予定通りの十二時半頃、到着。島に着いたときは、正直ほっとしました。

実は前夜、三重県は南部を中心に豪雨に見舞われ、四つの市町に記録的短時間大雨情報が相次いで出されていたのです。最悪の事態も想定しながら朝を迎えましたが、幸い朝には雨がやみ、道路が遮断されることもなかったため予定通り実施することに。熊野市や尾鷲市からの参加者を含め、欠席はありませんでした。

目の当たりにした隔離

最初に降り立ったのは、邑久長島大橋＝「人間回復の橋」でした。全員が下車したことを確認し、訓覇さんが説明を始めました。

「昔は（入所者は）列車と船でこの島へ来ましたが、今

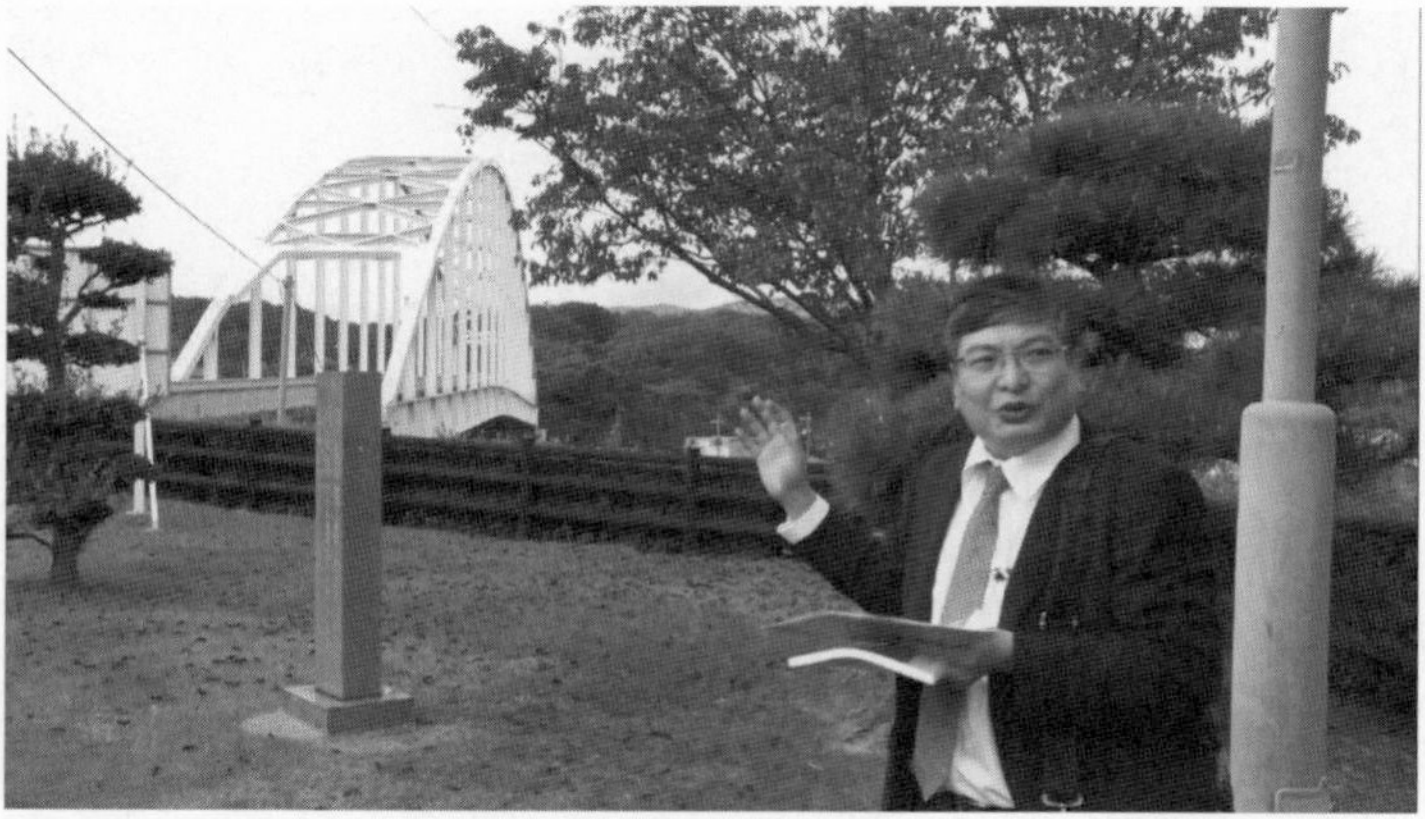
説明する訓覇浩さん

は幸い橋がかかっています。この橋は、便利になった象徴だけではなく、自分は往来していい人間なんだ、その当たり前のことを教えてくれた存在でした。隔離の必要のない証が、この大橋なんです」。

訓覇さんはもうひとつ、この橋が持つ意味に力をこめました。

「人が人を差別するという悲しい人間の溝にかかった大きな橋。その意味で、〝人間回復の橋〟なんです」。


一行は長島愛生園を訪れ、まず患者を収容した桟橋へ。かつて園内では、職員と入所者の生活区域が厳しく分けられていたため、職員が通勤する桟橋と患者が降り立つ桟橋は別になっていました。

ここでマイクを握ったのは、岩脇さんでした。

「収容患者さんはここで、家族との最後の別れをしました。子どもさんはここで最後の別れをした……親にとっても子どもにとっても一番悲しい場所でした」。

そして、収容所（回春寮）へ。ここは、入所した人が最初に収容された建物。長島愛生園のパンフレットによれば、ここでは「各種の検査や入所手続きが行われました。現金などの禁止物品の取り上げ、消毒風呂への入浴、持ち物の消毒も行われました」。

岩脇さんは、当時の入所者の気持ちを推察しました。

「持ってきたお金を取り上げられたということは、切符も買えないし、外へ出て生活できない。

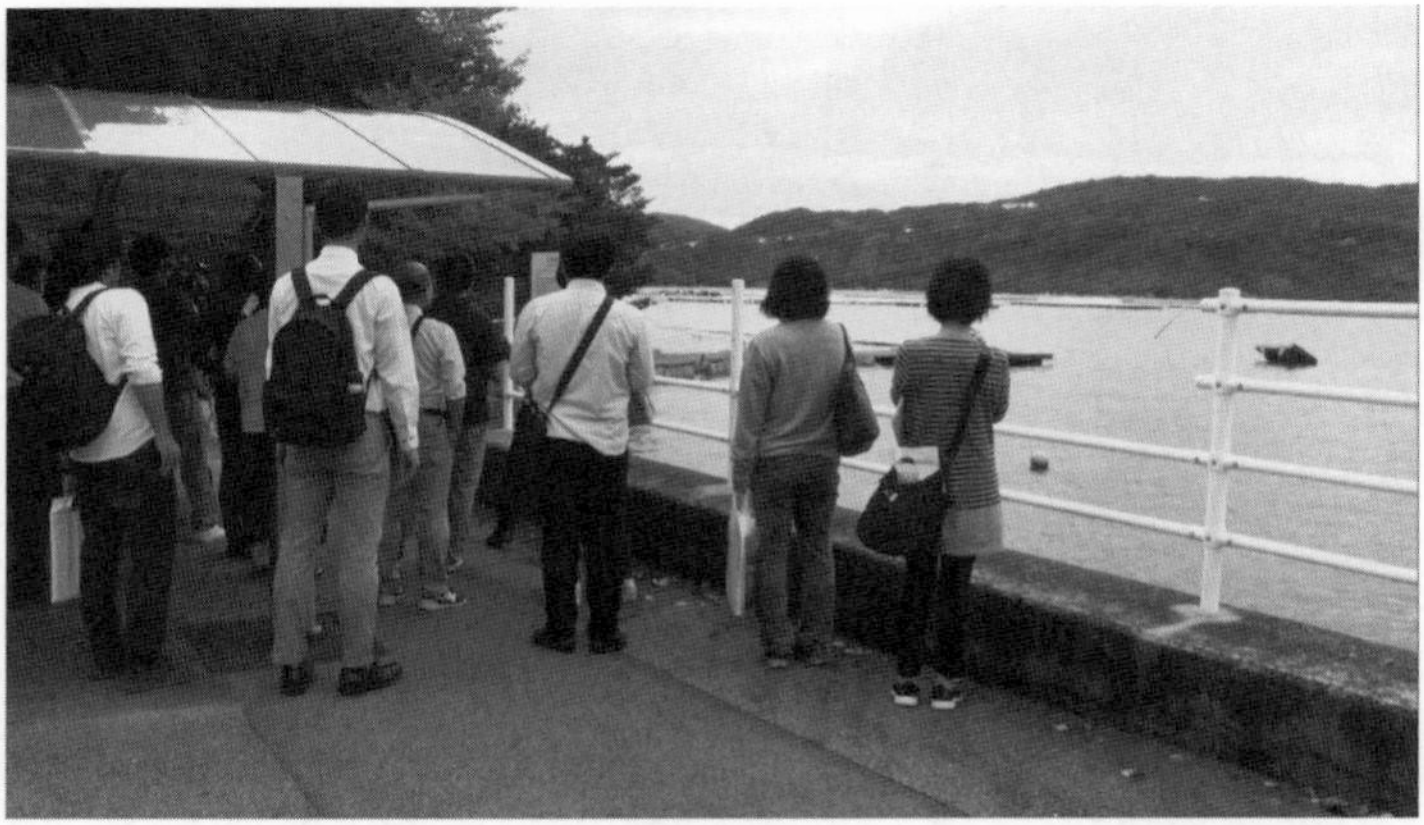

患者収容桟橋を見学

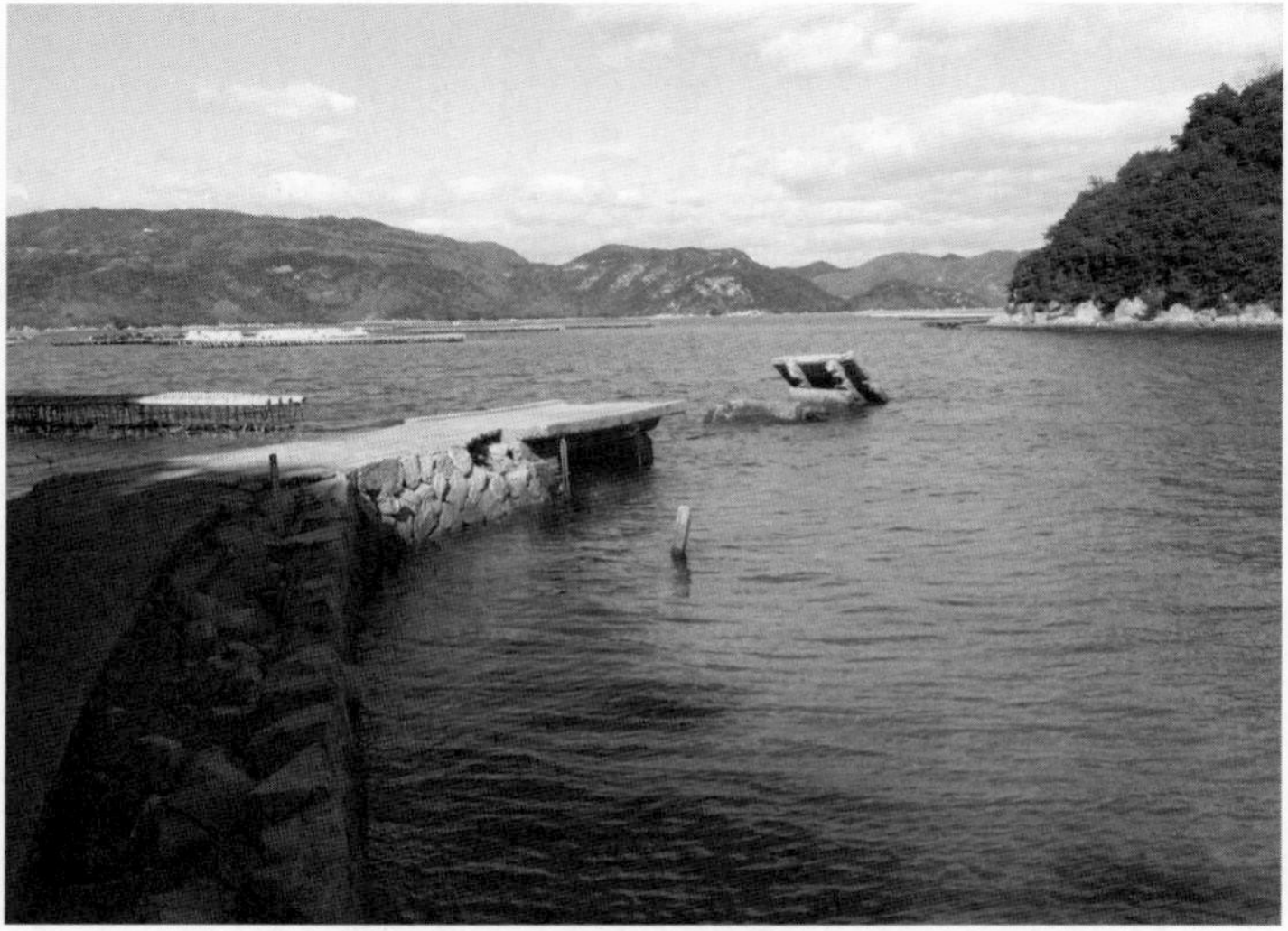

園内通用票も発行されて、この中では不自由はないけど、説明を受けたときに〝本当に帰れない〟と実感したんじゃないでしょうか。特に小学生、中学生の多感な時期は怖かったでしょうし、ここに入って自殺した人もいると聞いています。患者さんにとっては、しんどい場所だったんです」。

園内通用票とは、園金、園券などとよばれていたもので、療養所内だけで通用する〝お金〟でした。国立ハンセン病資料館によれば、十三ヵ所の国立療養所のうち九ヵ所で園内通貨を使用していたことがわかっています。本物のお金は「逃走」の手段に使われると思われていたのではないでしょうか。

フィールドワークの参加者は、岩脇さんらの説明を聞いた後、実際に収容所の中に入り、ぽつんとベッドが置かれた部屋や患者の消毒が行われた風呂、染みがついた壁や天井などを目にし、収容されたばかりの患者が抱いた、先の見えない不安や恐怖を実感していました。

訓覇さんは説明のなかで「ハンセン病療養所は医療施設ですが、ハンセン病療養所にあって他の病院にないものが三つある」と語りました。

「ひとつは火葬場、もうひとつは納骨堂。そして監房です」。

監房……監禁室、特別病室など呼び方は異なるものの、同様の施設は、すべての療養所に設置されていました。

監房は、合法的なものでした。一九一六（大正五）年に懲戒検束規定が「癩予防ニ関スル件」に盛り込まれ、園長が入所者に懲戒を与える権利が付与されました。愛生園の資料には「当初は秩序

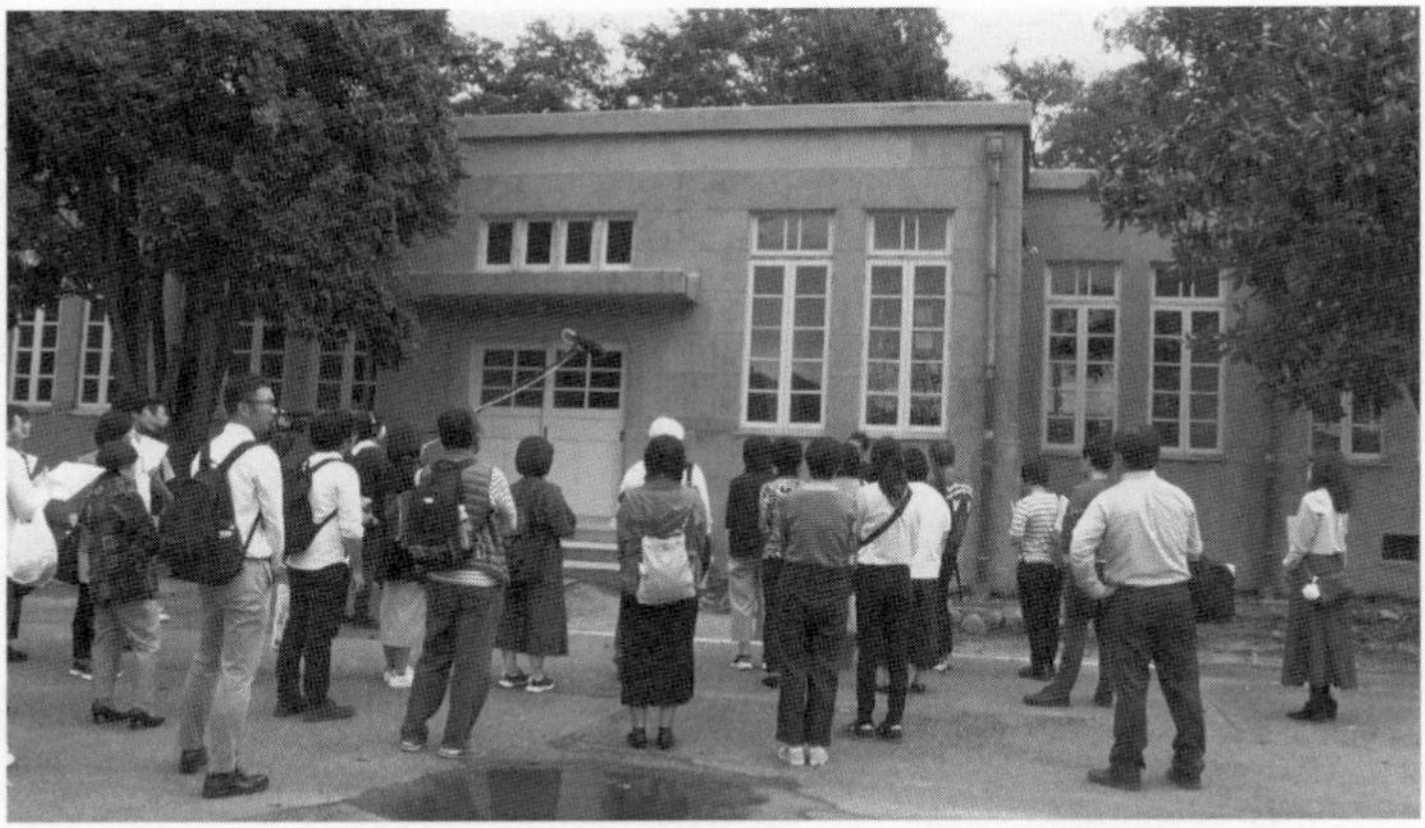

収容所（回春寮）の前で

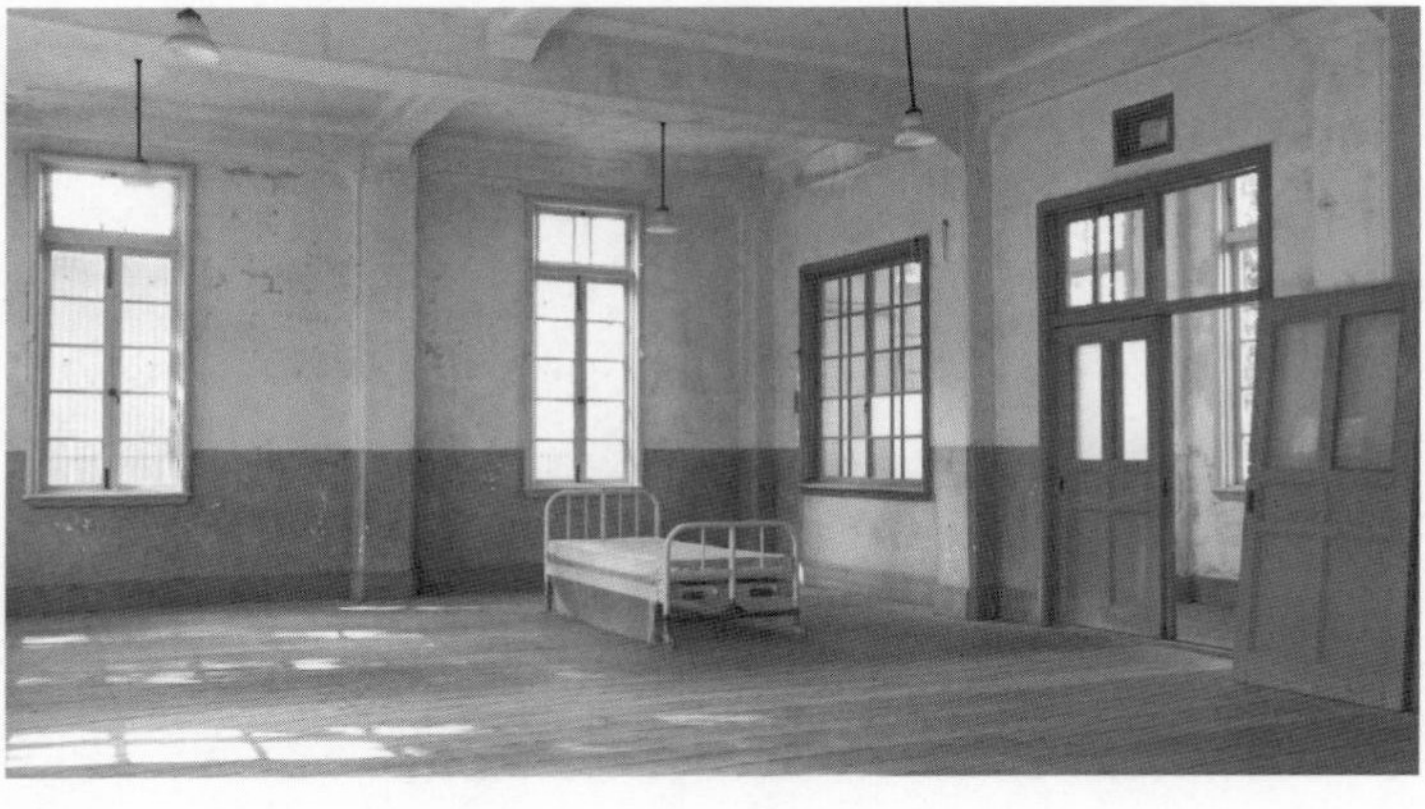

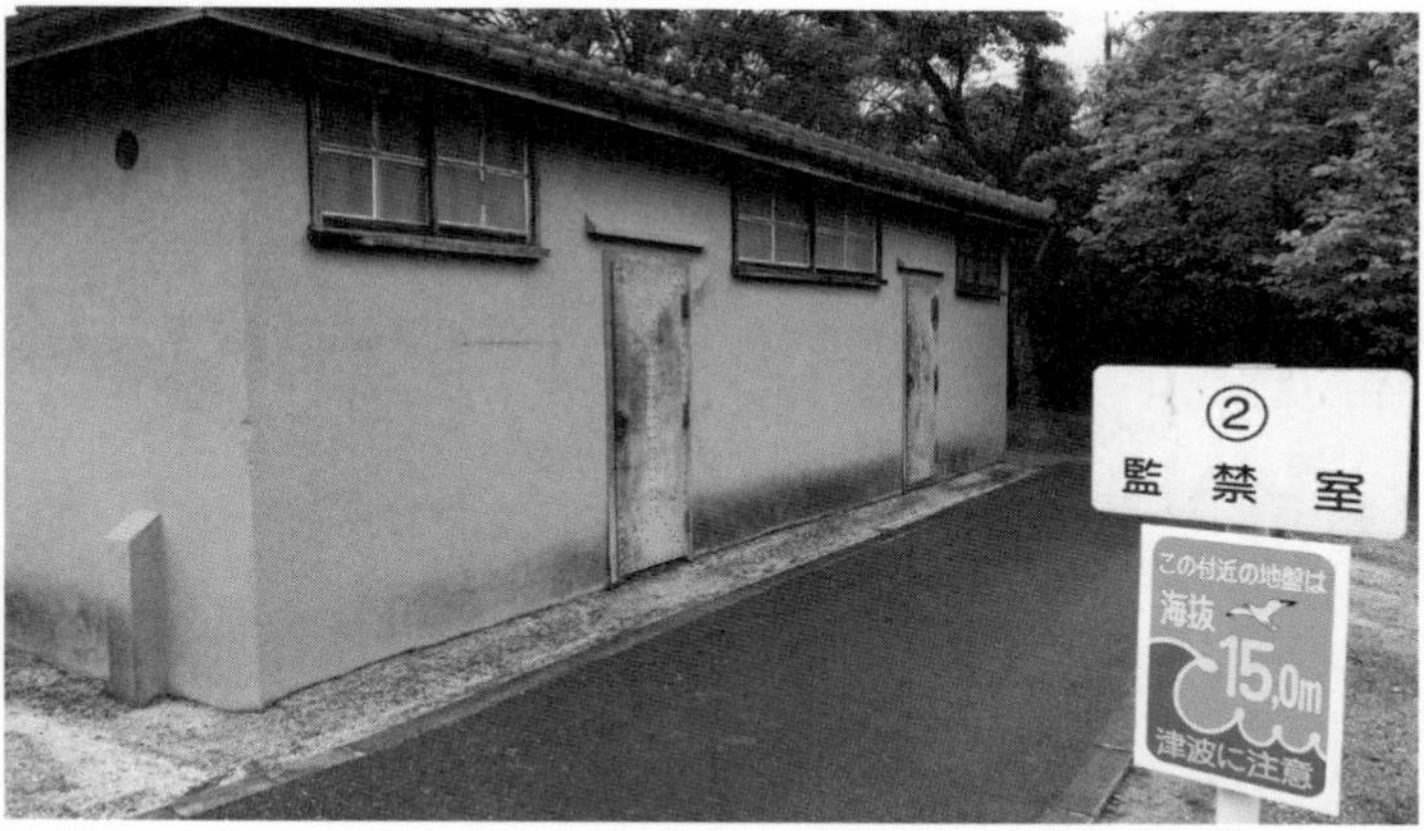
②
監禁室
この付近の地盤は
海抜
15,0m
津波に注意
邑久光明園　監禁室

維持を目的としていましたが、実際には逃走した者を多く収監しました」と記されています。つまり、園に反抗的な態度をとったり、療養所から逃げ出そうとした入所者がここに入れられたのです。

訓覇さんは言います。

「お前は勝手に薪を伐ったとか、患者作業のために必要な物品の請求をしたとか、園で生活していくためのやむを得ない行動に対しても、園長の一存で、逮捕状も裁判もなく監房に入れられたのです。療養所が治外法権下に置かれていたことを意味しています」。

その上で訓覇さんは「監房の親玉のようなところがあった」と明かしました。それは、群馬県の国立ハンセン病療養所栗生《くりう》楽泉園にあった重監房。かつては「特別病室」と呼ばれていましたが「病室とは名ばかりだった」と関係者は口をそろえます。ここには、全国の療養所から、園長や職員の意に沿わない患者が集められてきました。

一九三八（昭和十三）年から一九四七（昭和二十二）年まで使われていて、その間、特に反抗的とされた九十三人が収監され、そのうち二十三人が亡くなったという記録が残されています。現在、その場所には「重監房跡」の碑が建てられていて、近くに重監房資料館もできました。

私は二〇〇二年秋に初めて群馬県草津の栗生楽泉園を訪ねました。十月のことでしたが、雪が舞っていたことを覚えています。そのとき、園の職員だった内嶋貞夫さんは、こう説明してくれました。

「医務室や宿直室がありました、といっても名前だけですが。独房が八つあり、それぞれのまわりに高さ四メートルのコンクリートの塀がありました。木が鬱蒼と茂った中にあったので昼間でも真っ暗。それに暖房なしで大変寒かった……マイナス十五度、もしくはそれより寒かったと思います。どこの療養所にもこういう形のものがあったんですが、うちのは特に厳しかった。『草津に行って頭を冷やせ』ということは、ここへ閉じこめられることだったと聞いています」。

多磨全生園（東京都東村山市）で自治会長を務めた佐川修さん（故人）は、かつて栗生楽泉園に入所していました。楽泉園では、重監房への食事運搬係をしていたといいます。

「長い人は五五〇日以上入れられていたんです、裁判も何もなしで……。食事は握り飯一個くらいのごはんで、たくあんが三切れか梅干し一、二個という、そんな食事でよく生きていられたもん

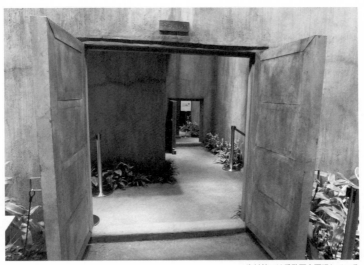

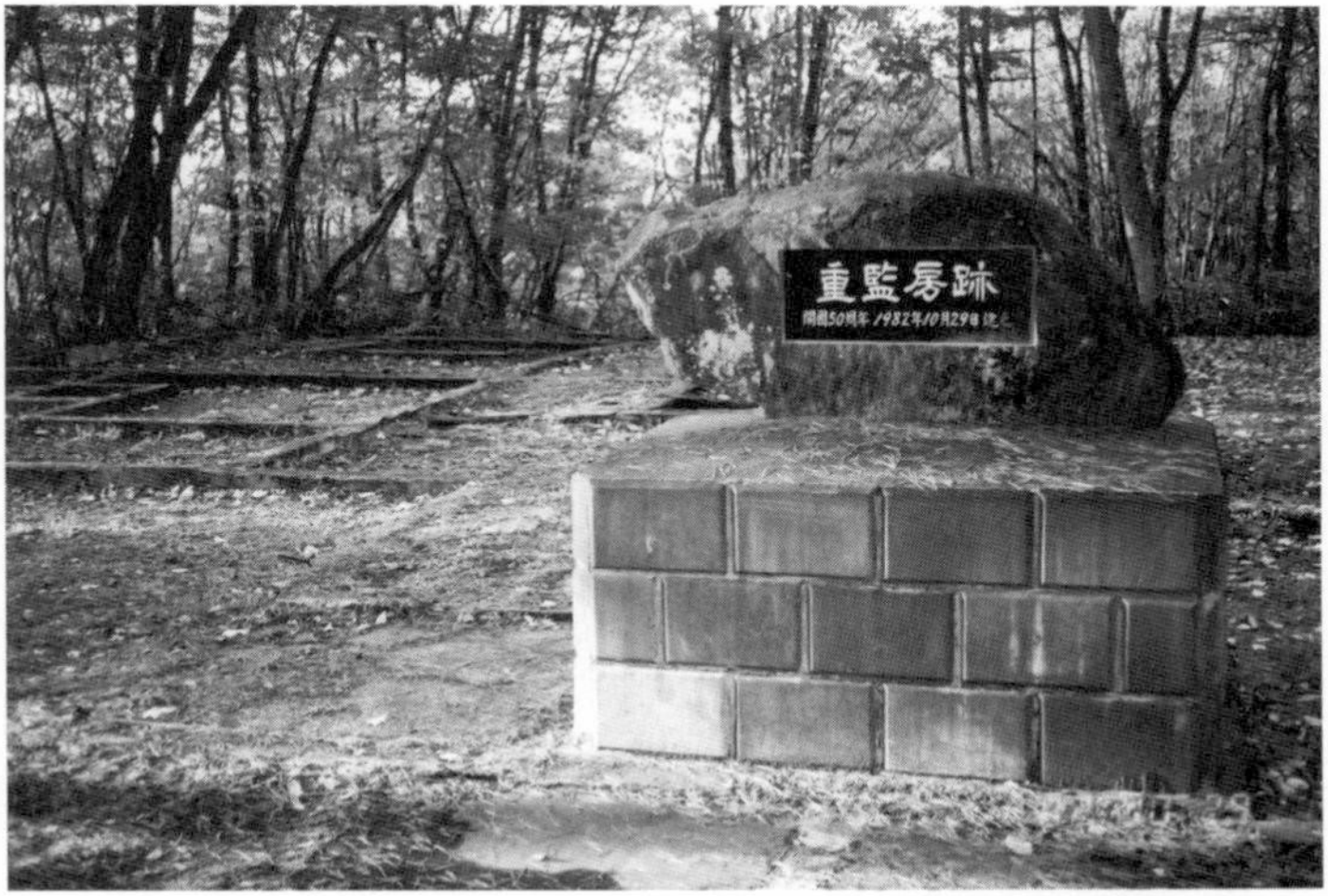
重監房跡
開園50周年 1982年10月29日建之

栗生楽泉園　重監房跡（群馬県）

資料館では重監房を再現している

だと思います」。

佐川さんは、同僚の死にも直面しました。

「冬などに遺体を引き取りにいくと、せんべい布団が床にはりついてはがれないということがありました。食事運搬をしていた半年の間に二人が亡くなって、たった三人でお通夜、火葬をしたこともありました」。（二〇〇三年のインタビューで）

訓覇さんが言うように、まさに〝治外法権〟に近い状態だったのです。

フィールドワークの一行は、納骨堂へ。

前章でもふれたように「園の納骨堂に骨をうずめたい」という人は少なくありません。それには、背景がありました。ハンセン病に対する偏見や差別は家族にまで及んだため、遺族が遺骨を引き取るケースは少なく、入所者自身もそれを知っていたのです。そういう状況を、邑久光明園入所者の中山秋夫さん（故人）は、十七文字で表現しました。

もういいかい　骨になっても　まあだだよ

一方、訓覇さんは、こんな見方をしていました。

「誰も引きとり手がない、あるいは引きとってほしいと言うことも忍びないので、ここが自分の

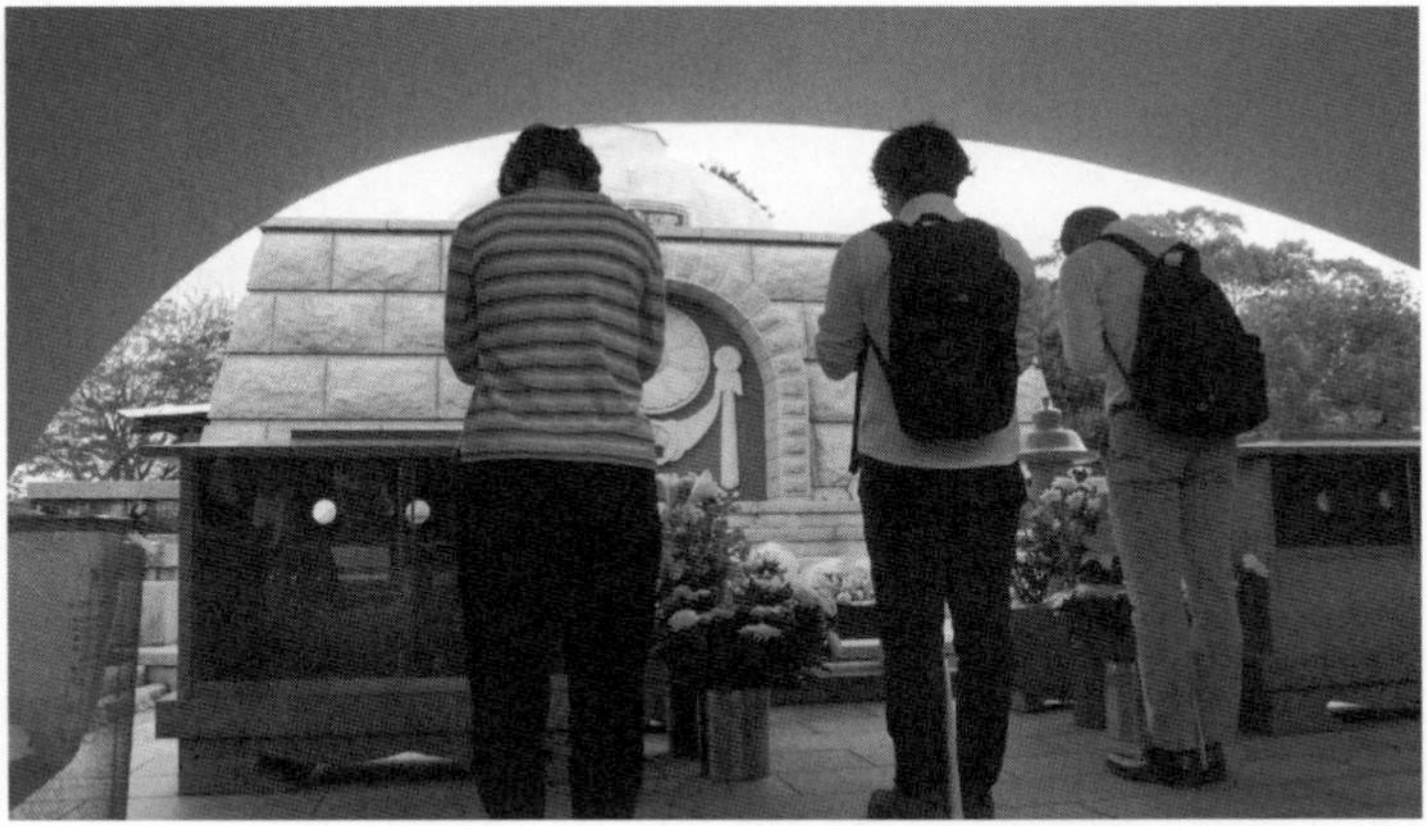

参加者はそれぞれの思いを胸に

お骨が納まるところだと思っている人がたくさんいます。でも、お骨が納められているということを負の足跡だけで見てもいけないと思います。なかには、分骨をしてもここに入りたいという人がおられます。どうしてここに入りたい人がいるのか……それは、第二のふるさとということ以上に、自分たちはここで生き抜いたんだという〝生きた証〟なのです」。

訓覇さんは、参加者にこう呼びかけました。

「隔離の象徴であると同時に、そこで生きた人の象徴であり、闘いの象徴でもある……そういうことをすべてひっくるめて、ここで亡くなられた方に向き合ってください」。

フィールドワークの参加者は、順に納骨堂に進み、静かに手を合わせていました。

入所者の思いにふれて

邑久光明園では、入所している人たちとの交流の場が持たれました。体験を語ってくれたのは、邑久光明園で入所者自治会の会長を務める屋猛司さんです。奄美大島で生まれた屋さんは少年期を大阪で過ごし、一九七四（昭和四十九）年、三十二歳のときに邑久光明園に収容されました。

屋さんは、フィールドワークの参加者に入所者の実情を説明しました。

「今はね、病気はすべて治っています。全国の十三の療養所の人は、すべて完治しています。ただ、後遺症として障がいが残っています。療養所にいる者ほとんどすべてが障がいを持っています。私も右足を切断しているんです」。

過去の気持ちを聞かれると「昔は家へ帰りたくてつらい時期もありました。つらい時期の方が多かったというのが本当ですかね」。

現在の園の雰囲気については「いろんな障がいはあるけどハンセン病という病気を乗り越えて、みな元気で暮らしています。看護師も介護員もお医者さんも、私たちに寄りそってくれています」。

交流会の場には、園で暮らす三重県出身者も招かれました。三重県人会の代表、松田誠さん（仮名、当時八十七歳）は「遠路おこしいただき、ありがとうございます」と頭を下げ「現在、三重県人会の

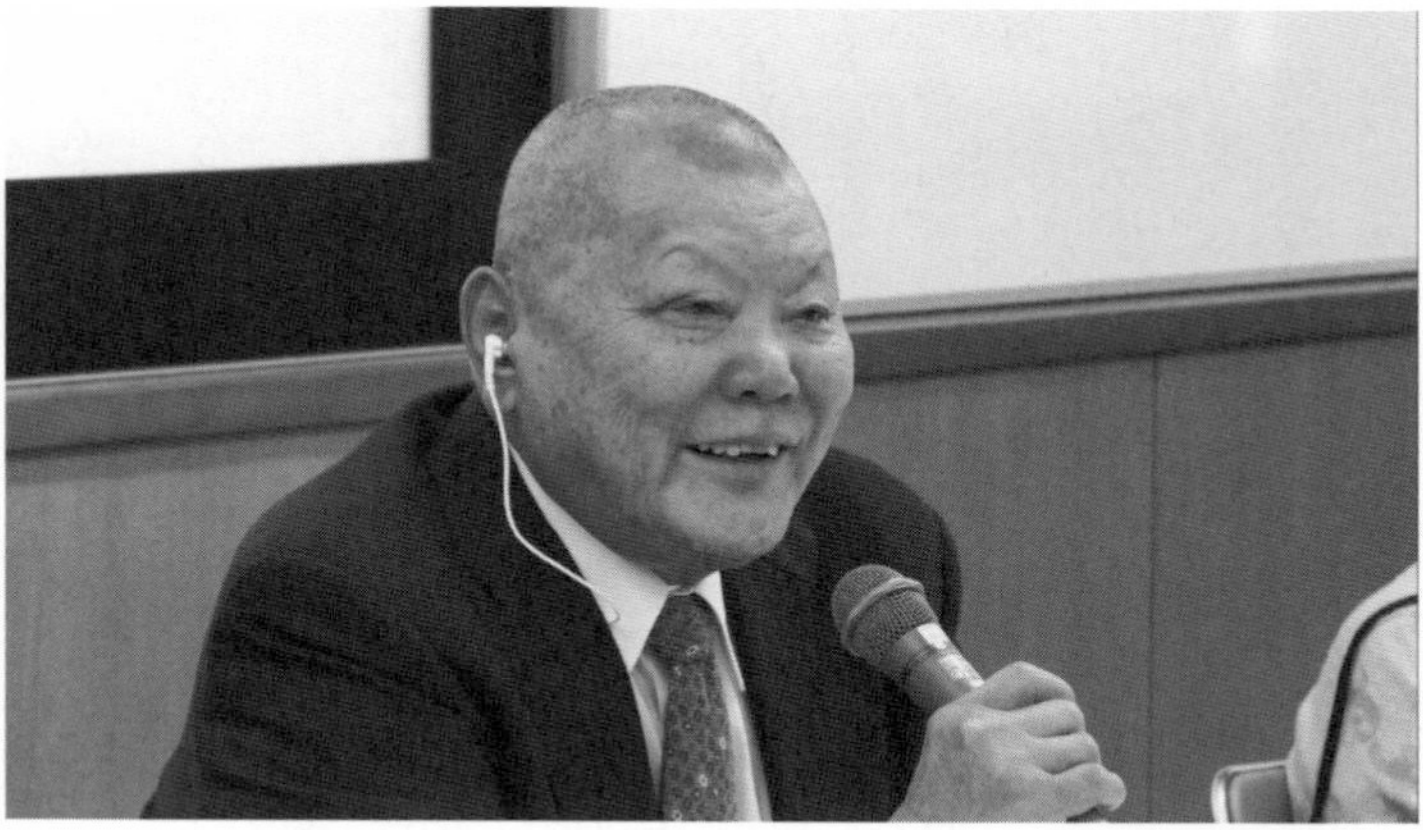

体験を語る屋猛司さん

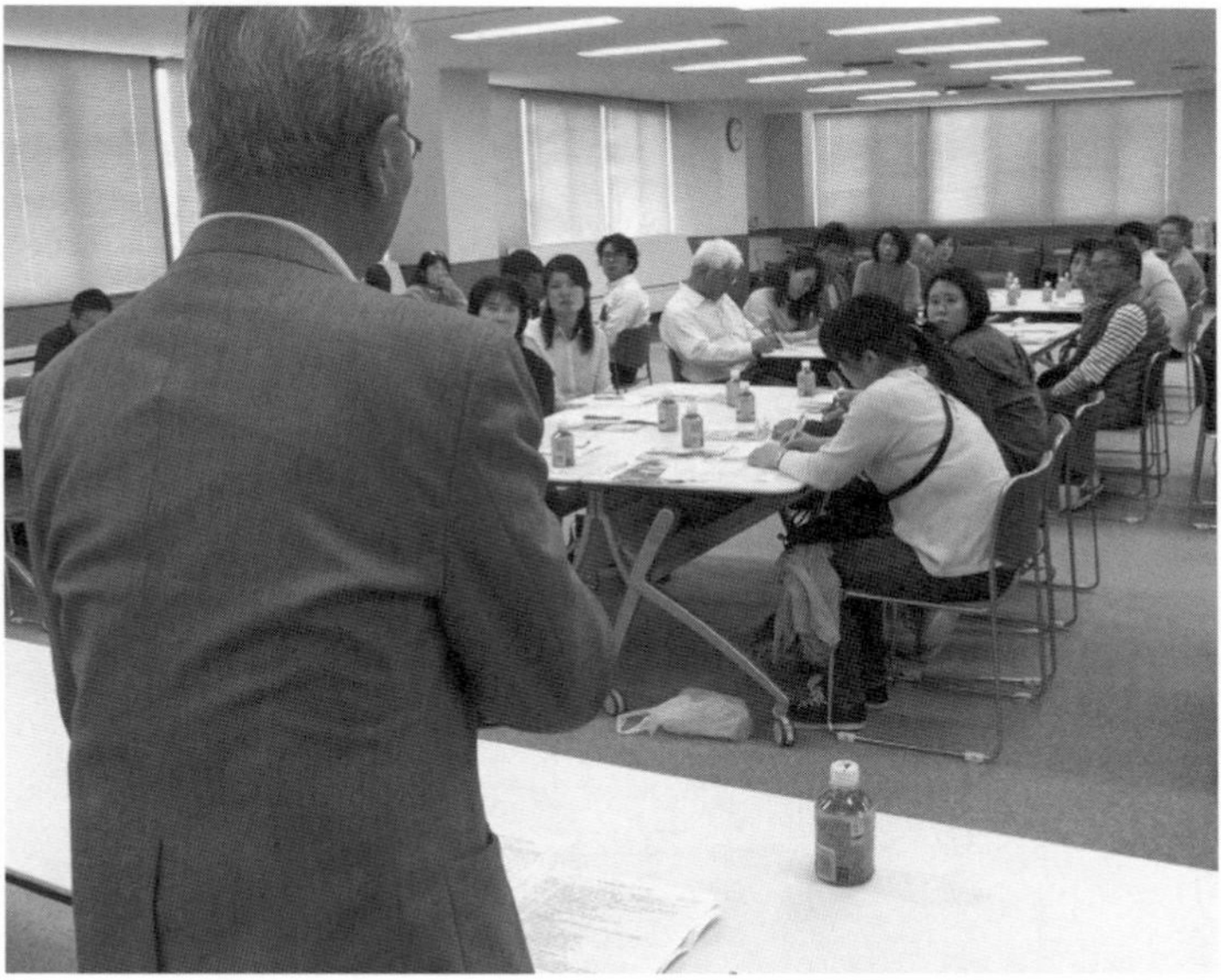

参加者との懇談にのぞむ松田誠さん（仮名）

会員は四名。さみしいような悲しいような、そんな気持ちです」と寂しげな表情を見せました。

妻の千恵さん（仮名、同八十三歳）は「ふるさとは遠くなりました。なかなか帰ることができません。ここで一生……。（少し間があって）今は楽しく過ごさせてもらっています」。

また、伊賀市（旧・上野市）出身の榎本初子さん（同七十七歳）は、故郷への愛着を語りました。「城下町のイメージとお城、そして各家から聞こえてくる組紐《くみひも》をつくる音……壊れることなく頭の中にあります。私は病気によって思いがけなくふるさとを離れましたが、ふるさとには本当にいいイメージしかありません。ふるさとの思いは変わることはないのです」。

榎本さんは一九五四（昭和二十九）年、十二歳のときにハンセン病と診断され、邑久光明園に入所しました。園内で結婚。病気が治まったため、十四年間「社会復帰」していました。周囲には、ハンセン病療養所に入っていた過去は隠していました。その後、仕事の無理がたたったのか夫婦ともに再発、昭和四十八年に園に戻ってきたのです。榎本さんは、そのときの様子を振り返りました。「（園に）戻るときは大変つらい思いをしました。社宅を出るとき、お世話になった方に『療養所へ戻る』と言えないし、水臭いと言われながらも夜逃げのように荷物をまとめて戻ってきました。でも、ここへ戻ってきたら本当にほっとしました。空を飛んでいる鳥が羽を休めるような安らかな気持ちになったんです。精神的な安心が大事だったのか、病気も二、三年で治りました」。

話を聞いた参加者から、感想が出されました。伊賀市出身という女性は「私も、子どもの頃はお城を見ながら学校へ通っていましたし、母親は五十年ほど組紐づくりをしていました。（榎本さんも自分たちも）同じように城を見ながら過ごしてきたんだなと感じました」。別の女性は「長い間、どんな思いをしながら生活してこられたのか、思いをはせながら聞かせてもらいました」。桑名市出身の男性は「自分の家でよければいつでも泊まりに来てください」とも。

現在の生きがいを尋ねる質問も出されました。これに対し、松田千恵さんは「園の友人と一生懸命になって陶芸作品をつくることです。最近は大きなものはできないけど、毎日のように陶芸教室に通っています。それを、園の夏祭りとかで少しずつ皆さんにお分けしているんです」。

榎本初子さんは「趣味はたくさんあります。カラオケは、体にいいと思って四十年ほどやっています。書道も四十年ほどやっていて、この秋の文化祭には六点ほど出品しましたし、掛け軸も三本。そして俳句や短歌も十年以上続けています。毎日忙しい思いをしています」と笑顔を見せました。

すべての行程を終えた参加者の声です。

ある女性は「国の政策によって、こういう風に人生がゆがめられていると思うと、ものすごく怖い。自分が置かれている立場の有難みを感じましたし、苦しんでいる人の立場にあえて立たなければいけないと思いました」。

別の女性は「過去の歴史やいろんな思いはあるにせよ、想像していたより明るい場所だと感じま

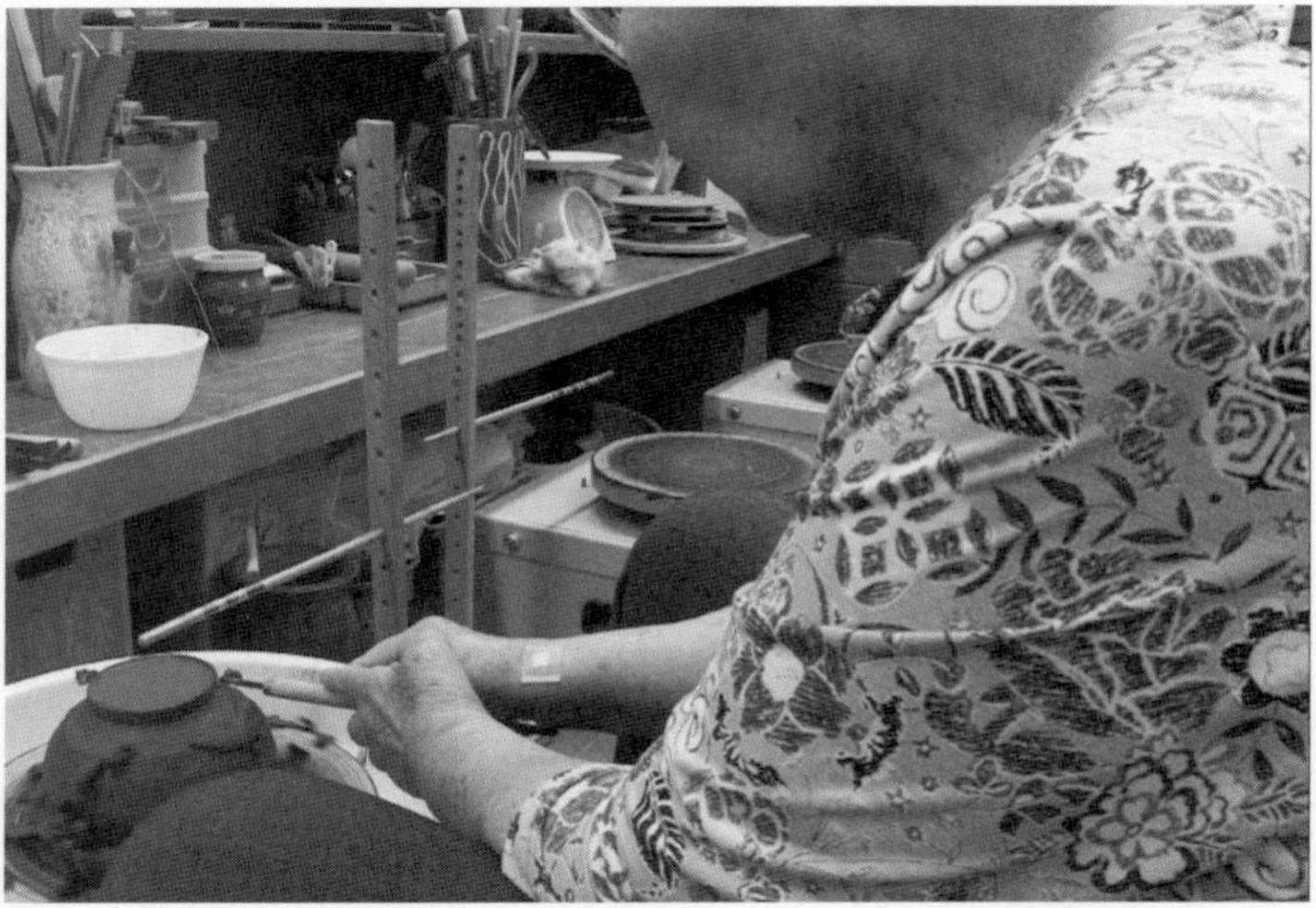
陶芸に打ち込む松田千恵さん（仮名）

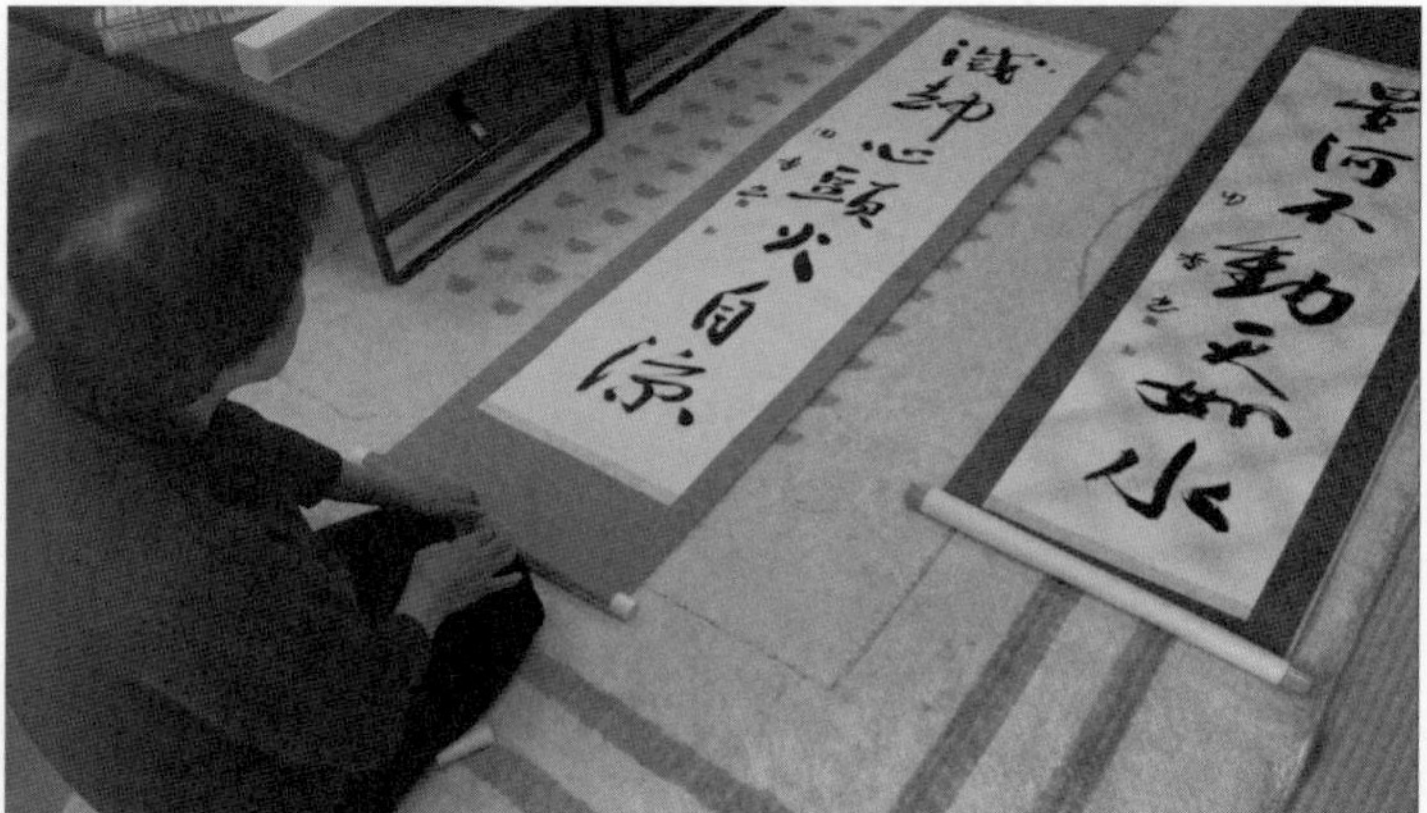
榎本初子さんは書道や文芸など多趣味

した。機会があれば、誰かともう一度訪れたいと思っています」。

男性は「『今後は療養所でゆっくり過ごしたい』という考えを聞かせてもらいましたが、今までの苦労があって、そういう気持ちになられているんだろうと感じました。そのあたりをゆっくり考えてみたいです」。

大学生の女性は「まったく光があたっていなかったり、人の記憶にも入っていないような問題が、他にも山積しているかもしれない。それが前に進むような何かに関わっていきたい」。

今回の経験を、ぜひこれからの人生にいかしていってほしいと願っています。

レポートから見えるもの

参加いただいた皆さんには、フィールドワーク終了後、レポートを書いてもらいました。今後引き続き開催する場合の参考にしたいという側面と、部分的に番組で使用させていただくためです。そのなかから一部を紹介させてもらいます。

雨混じりの瀬戸内の海は穏やかで静寂さを保ち、隔離の受容をさせられてきた患者の過去を、波がやさしく包みこんでくれているかのようでした。（五十代・女性）

まず感じたことは「時間がない」ということです。ずらりと並んだシニアカーを見て、高齢化を実感しました。（四十代・女性）

差別の現実にふれ、複雑な思いを抱く方がいました。

入所者の方々の背景にある、今までの人生のしんどい部分に目を向けると、共感することさえはばかられるような思いになった。
また、納骨堂やしのび塚公園[1]では、特に堕胎手術を強制的に受けさせられた話を聞き、言葉にならない思いでいっぱいになり、気持ちのやり場がなくなり、消化しきれなくなってしまった。（四十代・男性）

差別を放置してきた責任を感じる人も。

（1）邑久光明園入所者が死亡しても町の火葬場は使用させてもらえなかったため設けられた火葬場の跡（のちに愛生園も共同利用）。この世に生を受けることができず標本として保存されていた胎児らの慰霊碑もある。

現在でも多くの元患者が帰る故郷を失い、肉親との面会を果たせずにいることを考えれば、私たちの犯した罪はとても重いものであると言わざるを得ません。(五十代・女性)

フィールドワークに参加するまで自ら抱いていた偏見、忌避意識と一日じゅう向き合うことになり、非常に苦しく、申し訳ない思いでいっぱいであった。(二十代・男性)

こんな見方をする人もいました。

世間の人も、今までハンセン病のことを隠されていたようなものですから、正しく理解し、受け入れる術を持っていなかったのだと思います。

世間の人もまた無意識に加害者になり、そして正しい事実を知らされなかった被害者なのではないでしょ

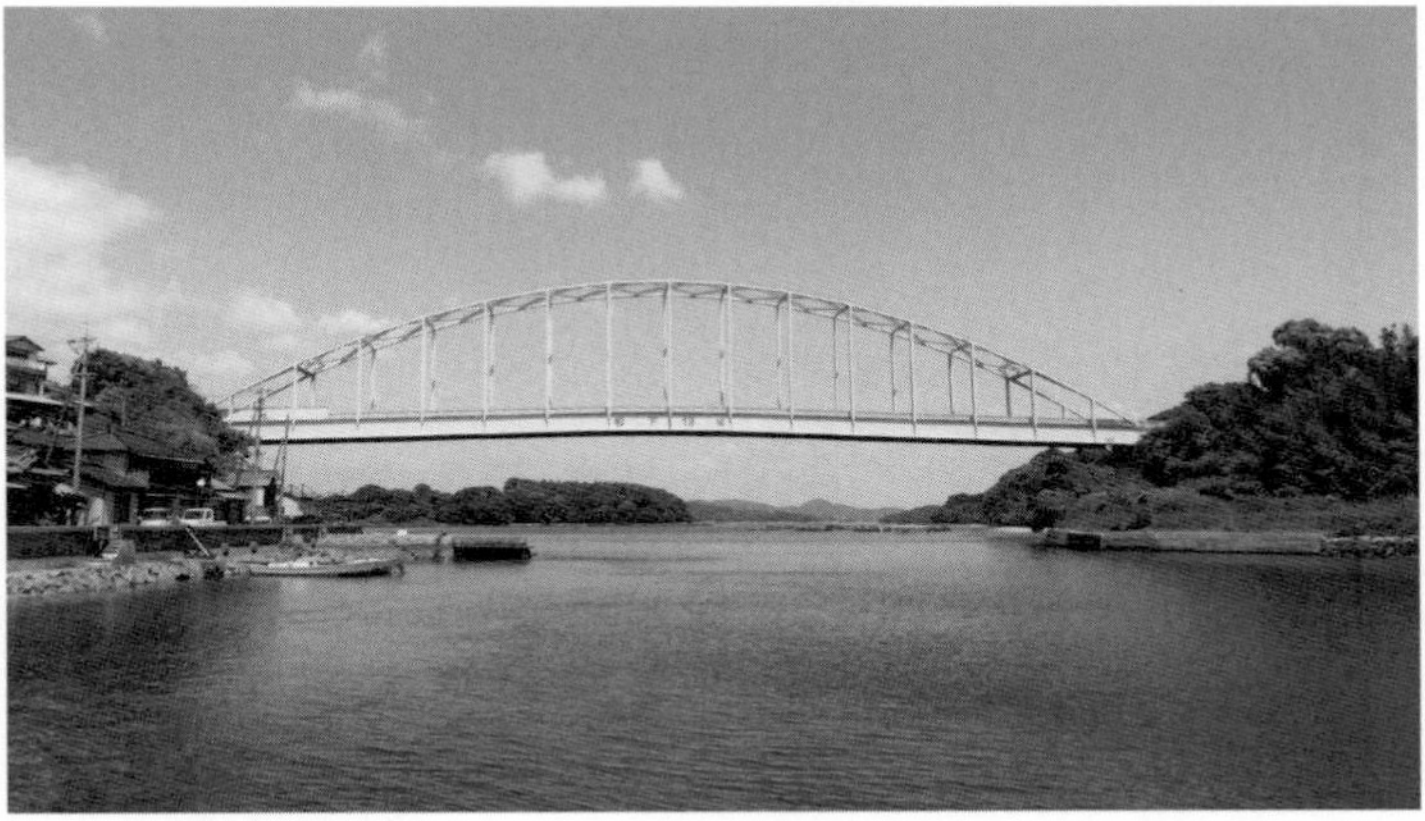

うか。（四十代・女性）

これについては、国民に伝えてこなかった報道の責任も感じます。初めて訪れた島で隔離の象徴、人権回復の象徴にふれた思いも記されていました。

何よりも実際に療養所を訪れ、邑久長島大橋がもうすぐであると聞いた時の緊張は忘れられません。（五十代・女性）

現在は邑久長島大橋がかかっている海。対岸は目と鼻の先にあり、泳いで逃げる人はいなかったのだろうかと思っていたのですが、物理的に泳いで渡ったとしても、世間の偏見や差別といった深くて長い海峡がそこに横たわっており、精神的に渡ることができないとわかってしまったのだと理解しました。（四十代・女性）

収容桟橋や回春寮をめぐりながら、かつて間違いなくそこにいた人々の、存在の残響のようなものが伝わってきた。

静かな海辺に突き出た桟橋、何の変哲もない、壊れかけたその桟橋に宿る数々の人生に思い

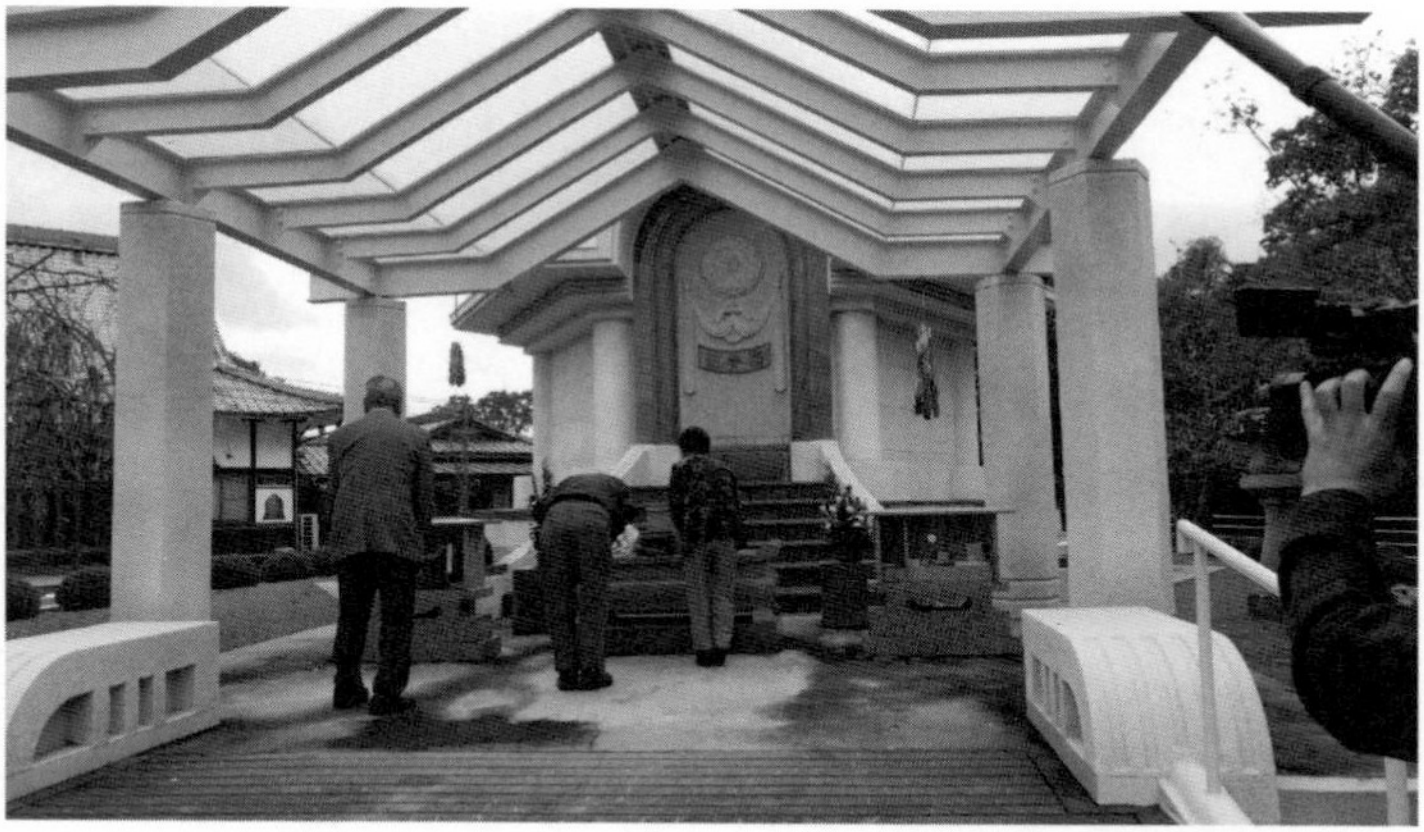

邑久光明園納骨堂に献花

を馳せると、その静けさがより深いものとして感じられる。

うっすらと、桟橋を歩いた人々の姿が見えてくるようにすら思う。回春寮でも、ぽつんと置かれたひとつきりの寝台が無言の圧を放って、見る者に何かを問いかけているようであった。（四十代・男性）

ほとんどの方が納骨堂に入ることを選んでいるのを知り、本当に帰れなかったんだなあと思いました。親や兄弟姉妹と離され、名前を奪われ、ふるさとを失い、納骨堂は安らかに眠ることができる唯一の場所だったのかもしれません。（四十代・女性）

数多くの方が入っておられる納骨堂。

あんなに大きくしなければならなかった、すなわち、そんな境遇の方がたくさんおられる現実が苦しかった。

それでも自分は勝手なもので、その納骨堂やしのび塚に供えられている花が新しくきれいであったことが、わずかな救いでした。（四十代・女性）

元患者に対する社会の厳しさを実感した人もいました。


一度社会復帰をされてもまた療養所に戻ってくるというのは、それだけ社会での生きづらさを感じ、差別におびえておられたのかと思うと、苦しくなります。

そして、言葉にできない苦しみを味わってきたその場所が、皮肉にも、回復され一度は社会復帰された方々が自ら戻る場所として選んでしまう……この社会がその方々にとっていかに厳しい世界であるかを申し訳なく思います。（四十代・女性）

「療養所なら安心して暮らせる」という事実に驚きました。療養所での生活を強いられた方々の生きる力の強さを感じました。

でも、やはり間違っています。本当の意味で終の棲家として「選んで」いるのではない、他にないのです。（四十代・女性）

選んでいるのではなく、他にはない……悲しいことですが、まさにその通りです。

フィールドワークのなかでは、ハンセン病療養所の世界遺産登録を進める動きについても説明がありました。それに関する意見です。


それらの建築物がすべてなくなってしまったら、かつてここに想像もできない、人の苦悩や悲しみがあったことも当然、人に知られぬ歴史となってしまう。

それでいいのか？という気がした。人が忌避した病があり、そのことで隔離された方々がいて、その病とともに苦闘した人生があったという事実や、人が差別する心について考えさせてくれる場所として残していく必要があるように感じる。

差別なき社会というものが根付いたとしたら、その時初めて、この場所は役割を終えるのかもしれない。

それまで私たちには、この場所の助けが必要だと思う。（四十代・男性）

「知る」から「動く」へ

そして皆さんは、一歩踏み出す必要性を感じてくれました。

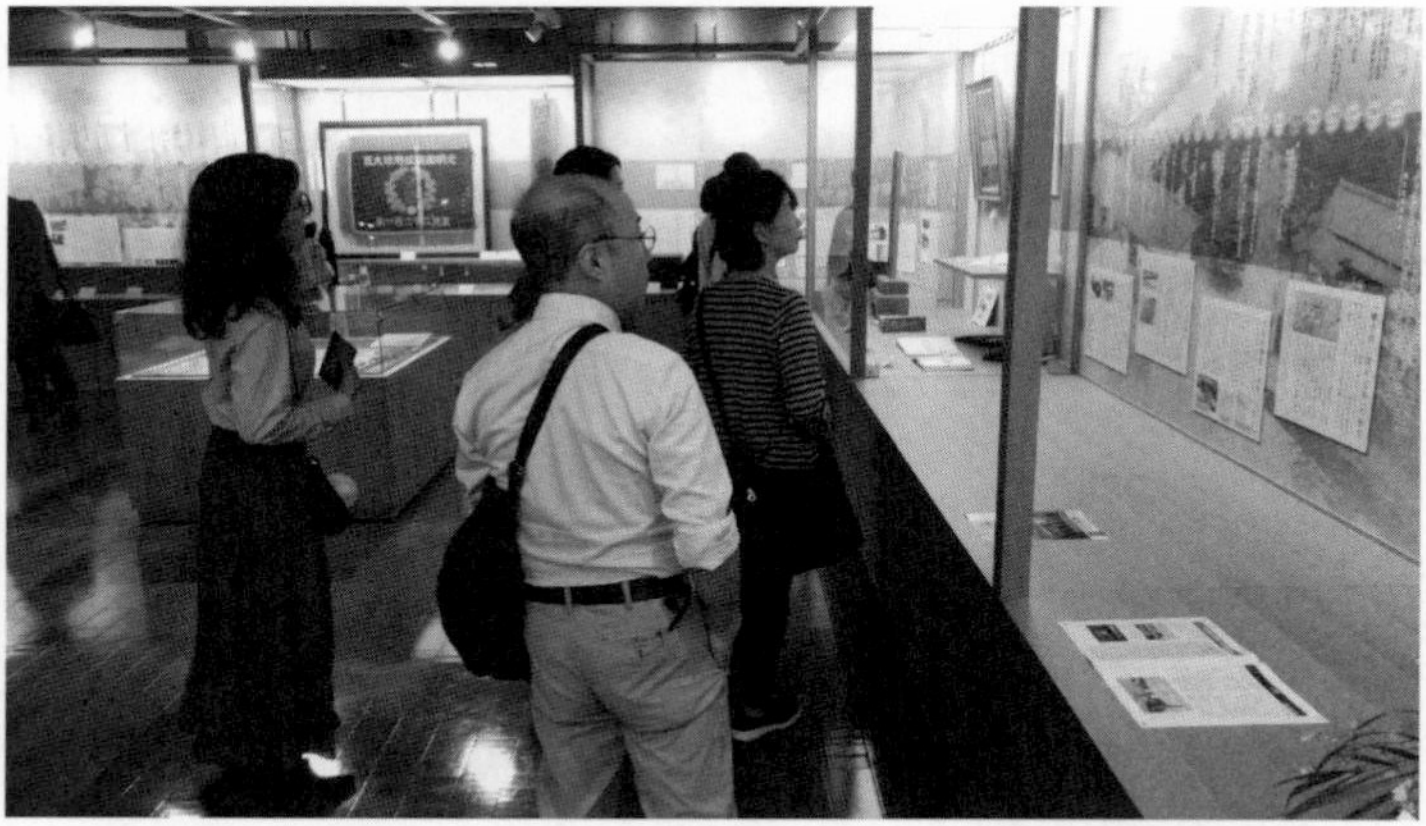

邑久光明園社会交流会館を見学

ハンセン病問題を共に考える会の方がおっしゃっていた「正しい知識だけを持っていたとしても決して差別はなくならない」という言葉が頭の中に残っている。（二十代・男性）

知るということは責任を伴う。改めて、見て見ぬふり、知らんふりではなく、知ったからには何らかの行動を起こさなければならないと感じました。（五十代・女性）

現代は、いろいろなものが見えにくくなっている世の中だと考えます。

だからこそ私たちは、二度と同じ間違いを繰り返さぬよう、自分自身に何ができるのかを考え、行動に移していかなければならないと思います。（五十代・女性）

歴史的なことを語れるベテランの先生が減ってくる中、私たち若手が自ら学ぼうとしなければ、未来を担う子どもたちは、もっと何も知らないまま大人になってしまう、そんな危機感を感じました。（二十代・女性）

フィールドワークの参加者は、初めて療養所を訪ねたという人がほとんどで、戸惑い、驚き、発見、怒り、悲しみ、安堵、反省……様々な感情が生まれたことと察します。

インタビューさせてもらいレポートを目にすると、この事業を実施できて本当によかったと感じました。大変心強い存在ができたとも思いました。

三十一人の方には、島で学んだことをそれぞれの地元で伝えてもらったり、場合によっては再び岡山を訪問して三重県出身の皆さんと交流していただいたり……そんな動きが生まれることを願っていました。

ところが〝新型コロナ〟により、それが難しくなりました。人が多く集まる催しは縮小を余儀なくされ、ハンセン病療養所も、感染のリスクから居住エリアへの立ち入りが一時、制限されたのです。

しかし、たとえハンセン病に関して直接動きが起こせなくても、ハンセン病についての学習を深めたり、映画や小説などの芸術作品に触れたり、そして、新型コロナに関する報道を通して感染症への差別について考えたり……何らかのアクションにつなげてもらえれば有難いと思っています。

感染症に対する差別をなくしていこうという歩みが感染症の流行でブレーキがかかってしまうのは皮肉なことですが、今できることをするしかありません。新型コロナの終息のめどがついたときに何をするか、考えておく時期だと受け止めています。

コラム2

入所者との架け橋として奔走

ハンセン病問題を共に考える会・みえ共同代表
岩脇宏二さん

岩脇宏二さんは訓覇浩さんとともに、ハンセン病問題を考える市民団体の共同代表を務めています。

教師をしていた岩脇さんが最初にハンセン病問題と関わったのは二〇〇二年。邑久光明園を見学に訪れた時、牧野正直園長（当時）のはからいで、たまたま営まれていた入園者の葬儀に参列することになりました。

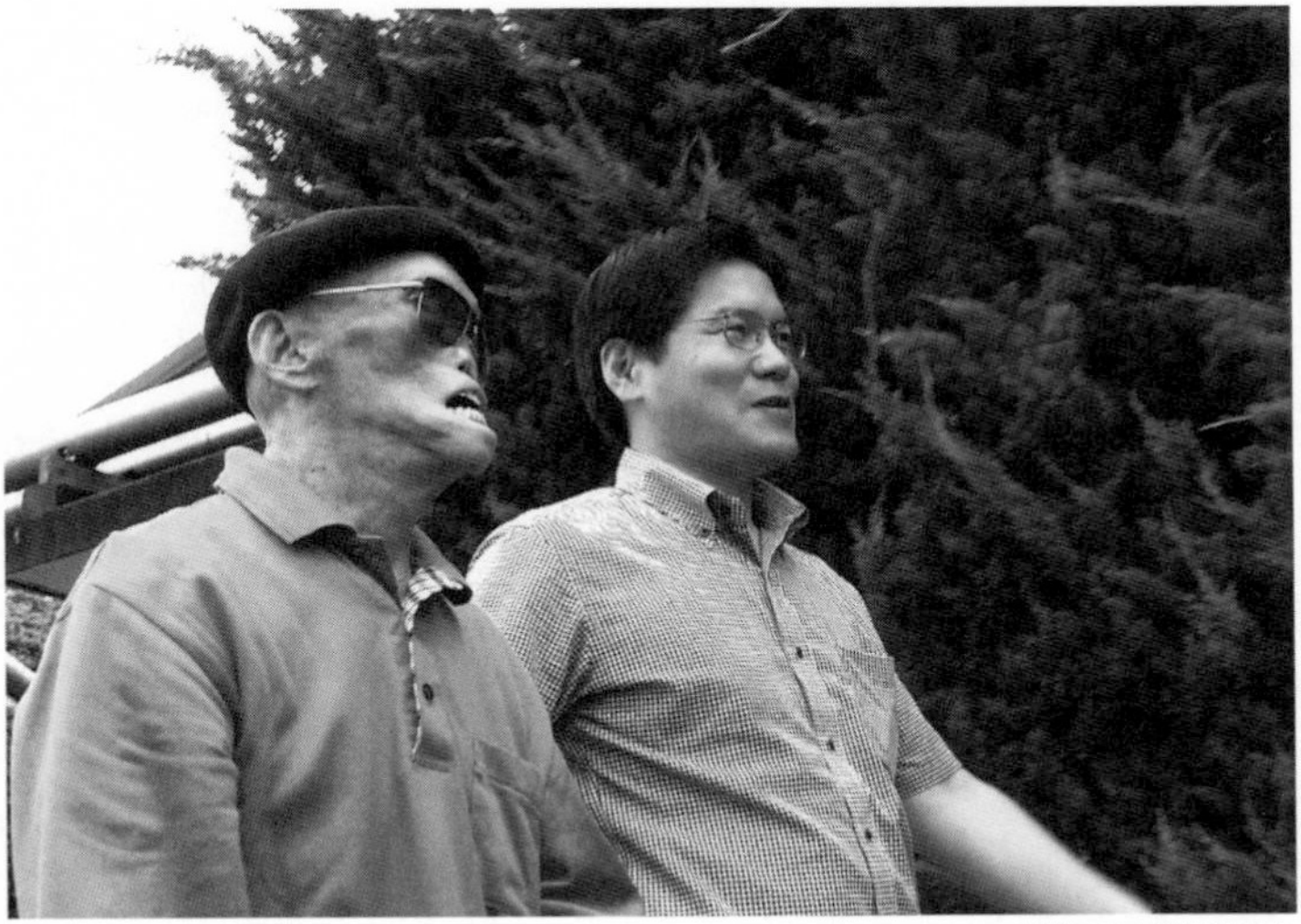

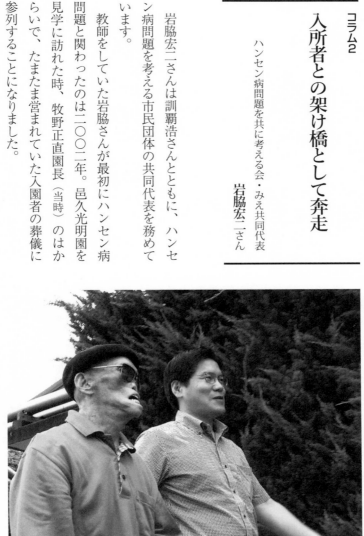

岩脇さんと田端明さん

式で読まれた娘さんからの弔電が強烈に印象に残っているといいます。「何もしてあげられ

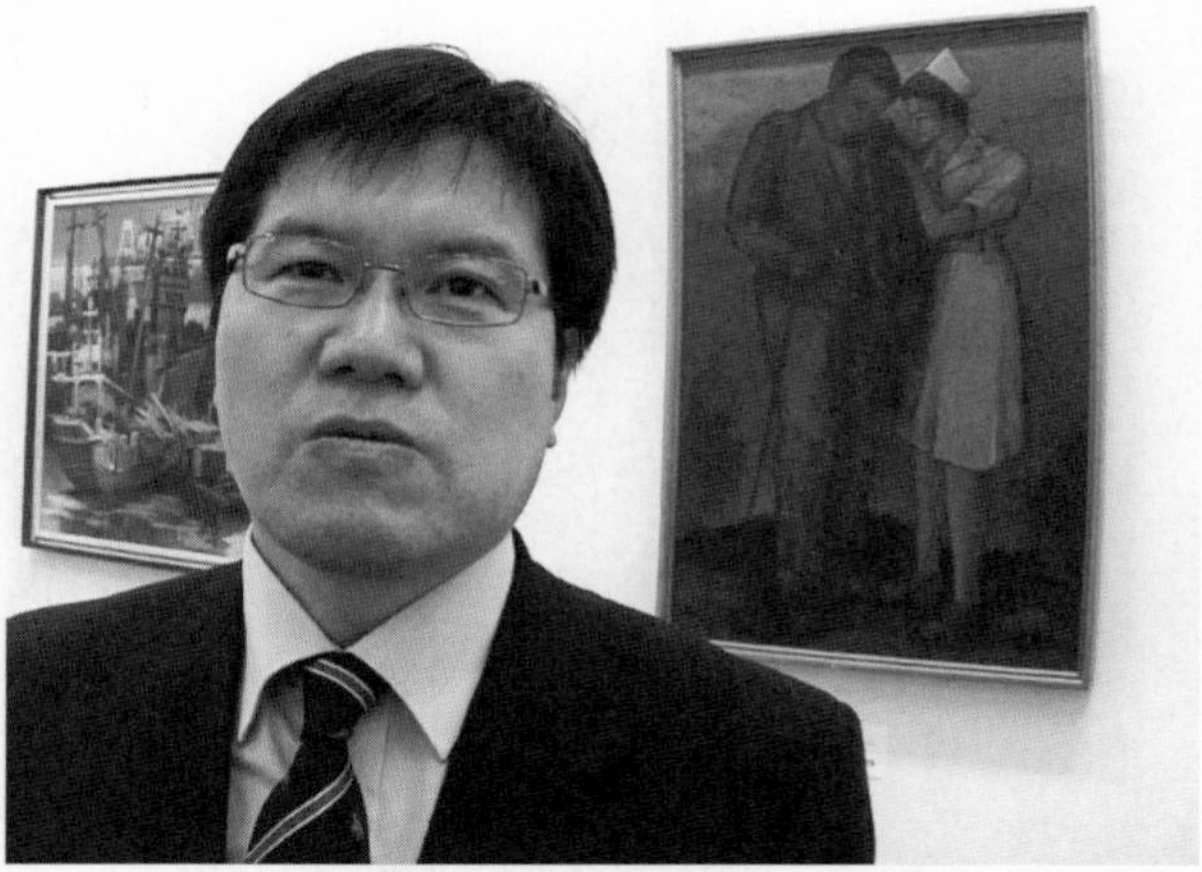

作品展の会場で三重出身・加川一郎さん（長島愛生園）の絵をバックに

なかったけど、どうか安らかにお眠り下さい」……そんな文面でした。

岩脇さんは振り返ります。「式場には姿を見せない家族や親族。それがどういうことを意味しているのか……私は怒りを感じるとともに、自分がいかに浅はかな認識でいたのかと恥ずかしくなりました。でも娘さんが悪いわけではなく、社会に問題があることがわかったんです」。

国賠訴訟の判決後、控訴断念を主張した当時の厚生労働大臣・坂口力さんの影響もありました。

「坂口さんは医師としての良心を貫いたと思います。自分も教育に携わる者としてやらなければいけないことがある」……そんな気持ちでハンセン病問題に取り組み、考える会を立ち上げたのは二〇〇九年。

「市民の中にはハンセン病回復者と出会いや交流の機会がなく、どうしたらいいのか戸惑っている人も多い。その人たちのためにも」と岩脇さん。

時には県行政などとも連携し、毎年のように県内各地で啓発事業を展開してきました。回復者を招いた講演会のほか、療養所で暮らす三重県出身者の芸術作品を集めた作品展、隔離政策に異を唱えた医師を題材にした演劇……。

単に企画するだけではなく、作品展の際には岡山や静岡の療養所まで車を走らせて作品を運搬。イベントが行われる会場では設営から携わり、時には三重の人たちに見せるため入所者の元に出向いて証言をビデオで収録。

フットワークが軽く精力的……岩脇さんと接していて感じることです。最初にお会いしてから二十年が経とうとしていますが、ハンセン病問題にかける熱い思いは変わりません。

「(岡山や静岡など)三百キロ先にいる当事者たちは、僕たちの知らないところで大変な思いをされてきました。知らなかったことは、本当に申し訳ない気持ちです。隔離政策の九十年を穴埋めしようと思えば、私たちのほうから歩み寄っていかなければなりません」。

第八章　家族の〝ハンセン病〟

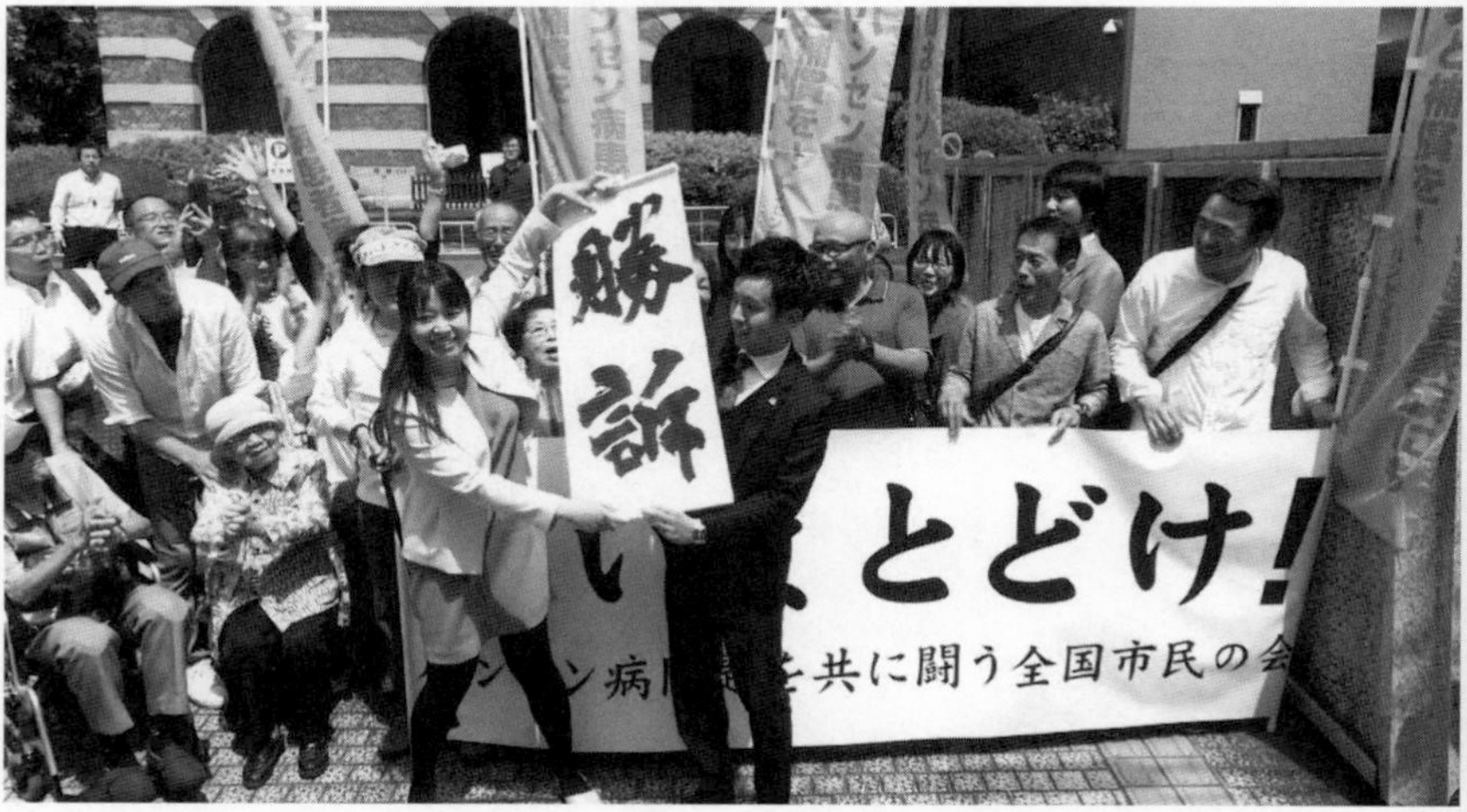

2019年の「家族訴訟」判決（協力：サンテレビジョン）

帰ってきたおふくろ

前章で紹介したフィールドワークには、ハンセン病回復者の親族も参加していました。この章では、家族とハンセン病について考えたいと思います。

江本泰弘さんは一九四〇（昭和十五）年生まれの八十一歳。現在は、二歳年上の妻・ゆき子さんと三重県内で暮らしています。

五歳のときに父親がフィリピンで戦死、そして小学六年生のときに母親とも別れることになりました。母親はハンセン病にかかっていることがわかり、療養所へ入らざるをえなくなったのです。母親が二十七歳のときでした。

泰弘さんは、そのときの様子を振り返ります。

「おふくろは、はっきり言うてました。らい病、ハンセン病やと。おじいさんもおばあさんもショックを受けてました」。

学校でいじめに遭ったことも。

「足がジュクジュクになるとか（友達に）言われましたね」。

インタビューの最中、泰弘さんは何度か涙をぬぐいました。でも母親を恨んだことは「全然なかっ

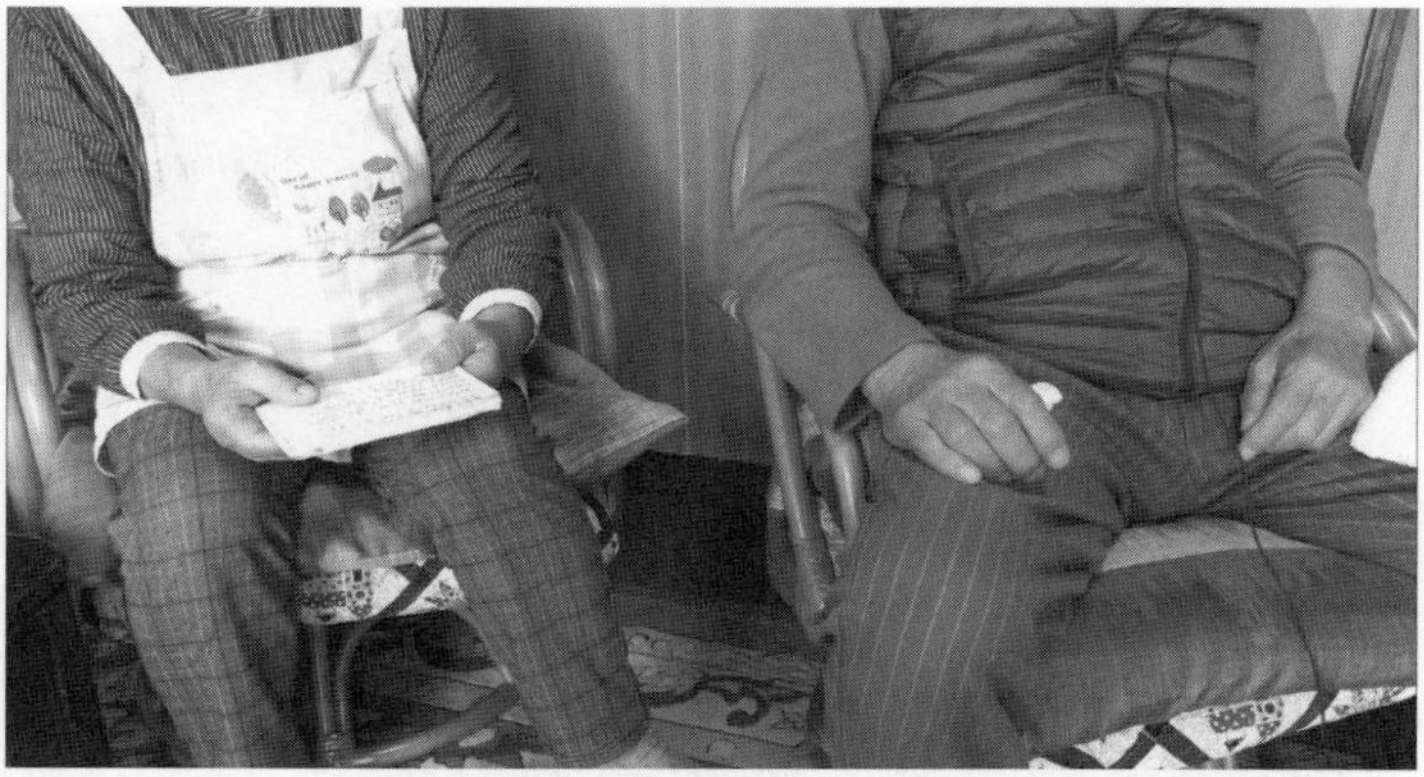

江本さん夫妻

たです」。

母親が収容されたのは静岡県御殿場市にある駿河療養所。富士山が望める療養所です。祖父母に育てられることになった泰弘さんは、祖父に連れられ、定期的に母親のもとを訪ねたといいます。静岡に向かう途中、神社があると必ず車をおりて手を合わせました。

「お母さんの病気が早く治るように願っていたんでしょう」と妻・ゆき子さん。そのゆき子さんと結婚したのは、泰弘さんが十九歳のとき。

その後も、静岡を訪ねることは変わりませんでした。ふたりに子どもが生まれてからも、その子どもが結婚して孫ができてからも。

「年に三、四回行ってました。病院に行くという感覚はなかったですね」と泰弘さんが話すと、ゆき子さんも「孫が生まれたらすぐに連れて行ってね。親元へ帰っていくという感じでした」。

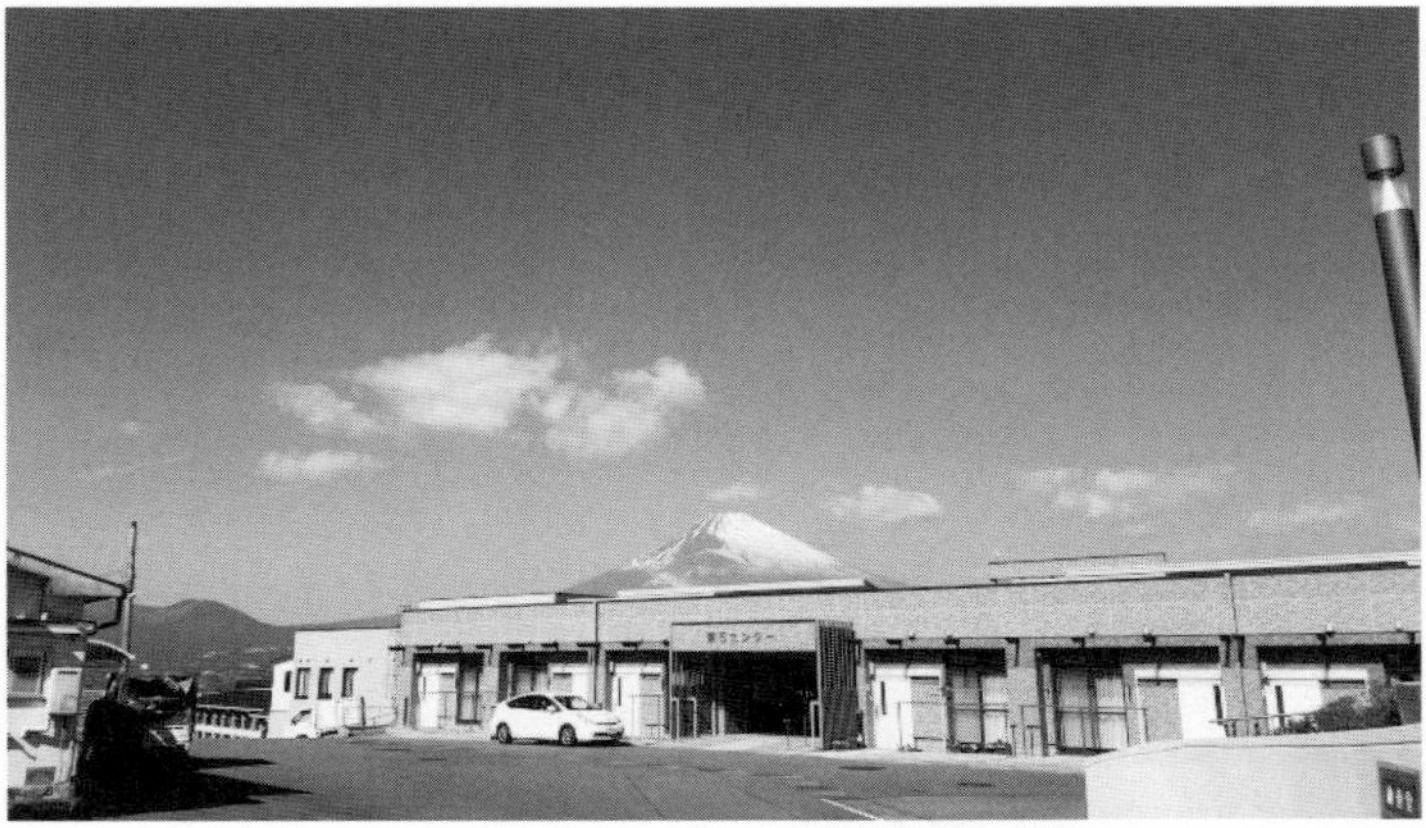

駿河療養所（静岡県御殿場市／ぷらす提供）

そして、母親が療養所を出て三重に帰り、泰弘さんたちと暮らすことになったのです。二〇〇三（平成十五）年のことでした。

「おふくろが言い出した」と話す泰弘さん。でも以前から泰弘さんが「帰ってこいよ」と呼びかけていたのです。駿河療養所の園長の了解ももらっていました。ゆき子さんは「お義母さんと仲良しだった同郷の入所者が亡くなったこともきっかけになったのでは」と推測します。

母親は八十六歳から十年近く泰弘さんの家族と一緒に三重県で暮らし、二〇一二年に九十五歳で亡くなりました。その間、名古屋の百貨店に買い物に出かけたり、大阪や天橋立、岐阜の千代保稲荷神社〝おちょぼさん〟、伊賀上野などに遊びに行ったといいます。

「幸せだったと思いますよ、お義母さんは。孫やひ孫まで見て亡くなったのでね。どこまでが親孝行かはわかりませんけど」（ゆき子さん）。

そんな江本さん夫婦が、ハンセン病療養所フィールドワークに参加しました。知り合いだった、共に考える会の岩脇宏二さんに勧められたのがきっかけでした。

「岡山の（療養所の）話は、お義母さんに聞いてました。でも行ってみて、きれいでびっくりしました。海が目の前にあって」とゆき子さん。泰弘さんも「（駿河の）山と（岡山の）海は全く対照的」と感じたといいます。

泰弘さんは、邑久長島大橋＝「人間回復の橋」のことも知っていました。

「橋ができたとおふくろが言ってました。岡山の島に橋がかかった、と」。

島で隔離の歴史に触れた江本さん夫婦。フィールドワークからひと月後、私はふたりの元を訪ね、泰弘さんに改めて聞きました。「偏見はなくなっていくと思いますか」と。

泰弘さんは少しの沈黙のあと、口を開きました。

「自分もこの先長くはないだろうけど、ハンセン病という病気がある限り、差別はなくならんと思う」。

母親の最後の十年を共にし幸せを感じていた泰弘さんですが、それはあくまでも家庭の話で、社会はまだまだ甘いものではないという見方でした。現に、母親が療養所にいるとき、江本さん夫婦は親族に「（母は）静岡へ働きに行っている」と説明し、母の退所後も療養所にいた過去を周囲に明かすことはありませんでした。

そして私は「差別はなくならん」という言葉に、泰弘さんが幼い頃に受けた心の傷がとてつもなく深いものであることを、改めて知らされました。

子どもを置いて三〇〇キロ離れた富士のふもとに〝療養〟に行かなければならなかった母親と、小六で両親のぬくもりを失った息子……。実は、こういう別れはいたるところにあったのです。

数々の別れ、そして……

元三重県職員でハンセン病担当官を長年務めた高村忠雄さんは、患者を療養所へ連れていくときの様子を克明に記しています。その文章に接すると、悲しみを禁じえません。（一部、言葉を補うなどしています）

この農家の主婦はさほど症状は重くなかったが、田舎の事であり、村人に病気の事が知れわたっていて、再三再四、療養所への入所措置を迫る、村人からの強い表現の投書が相次いだ。特に農村には、この病気に対する強い偏見があった。

三十歳のこの主婦には、小学二年生の男の子がいた。

主婦は自分の病気の事をよく知っており、周囲から白眼視されていることもわかっていた。

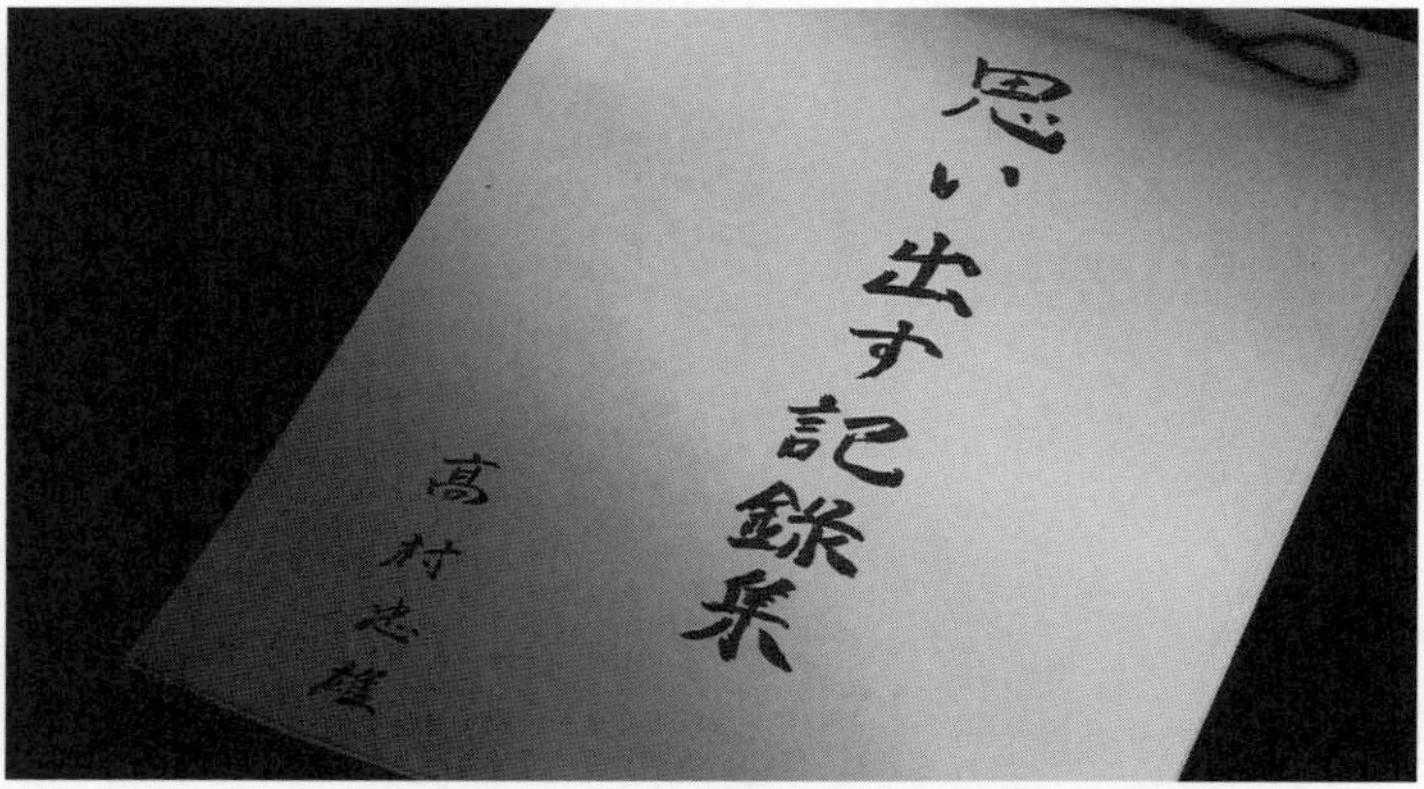

29年間の仕事の内容が丁寧にまとめられている

病気ゆえ、近隣者や村人とも、ほとんど交流がなかった。

秋の取り入れが終わったばかりの田圃道を、朝露を踏んで肩を落としながら、悲しみを秘めた重い足取りが、両手に風呂敷包みをさげて近づいてきた。荷物を持ってあげようと私が手を差し出した時、「お母ちゃん、お母ちゃん！」と、男の子が泣き叫びながら転がるように走り寄ってくる。その後から父親が、子どもの名を呼び続けて迫ってきた。

後ろ髪をひかれたように母親は立ち止まり、子供は「お母ちゃん、どこへ行く！僕も行く」とかけ寄り、母親の腰にしがみつき、大声で泣きわめく。母親は必死に嗚咽をかみしめ、気丈にも「お母さんは用事に行くだけで、用が済んだらすぐ帰る」と懸命に言い聞かす。子供は見知らぬ私をにらみつけ、地団駄を踏んで「嘘や、嘘や!」と言って、さらに強く抱きついて手を離そうとしない。

両親の説得をなかなか聞き入れなかったが、父親は「お母ちゃんは用が済めばすぐに帰るからお父ちゃんと家で待っていよう」と強引に子供の手を引っ張った。

後ろを振り返り、泣きながら連れ戻される子供。

母親はついにたまらず、腹の底からしぼり出すように泣き崩れた。

この文章には、「社会の偏見と母子の別離」というタイトルがつけられていました。

また「結婚をめぐる悲しいこと」と題した文章は、こんな書き出しで始まりました。

両家ともその仲を認め、結婚話が進む相思相愛の男女。その幸福の絶頂にある女性に悲劇が生じた。

高村さんは「女性の家庭には、父親がいなかった」と記しています。

それというのは、数年前に私が療養所に送り、入所中だったからである。女性はこのことを厳に秘し、相手の男性も、女性の父親はすでに死去しているものと信じていた。

しかし、世間にはよくある話で、男性の父親は息子の結婚に際して女性の家庭のことなどを訪ねて回り、女性の父親がらい療養所に入所中であることを聞き知った。男性の両親や親族からこの結婚に猛烈な反対の声がおこり、婚約破棄の通告をしてきた。女性は交際中、父親の入所の事実をどうしても打ち明けることができず、悲しみ、苦しみ、悩みに悩んでいた。

そして女性は、子供の頃よく遊びに行ったという山あいの池に、父の病気を恨む書置きを残し投身自殺をしてしまった。

私は義憤にかられ、相手の男性に対し、病気の詳しい説明を加え抗議の手紙を二度送ったが、返信はなかった。

この病気への社会の偏見と無理解が、ひとりの純真な女性を死に至らせた、まことに痛ましい記憶が、今でも時々よみがえってくる。

高村さんの手記「結婚をめぐる悲しいこと」には、「その二」がありました。こんな内容です。

ある女性の祖母は、療養所に入所して数年が経つ。

女性が交際していた男性にそのことを告げると、男性は「自分たちには関係のないことだ」と断言。女性は「その言葉が心から嬉しかった」という。

しかし数日後に悲しい知らせが。祖母の入所は、男性の両親の知るところとなり、男性は「今までのことは白紙にしてほしい」と。

女性は無念の涙とともに農機具小屋で農薬を飲みくだし、三十年の人生に別れを告げてしまった。

高村さんは、無念の気持ちを手記につづりました。

知らせを受け、お通夜で線香を手向ける私は、何かを大声で叫びたい衝動にかられた。

「おばあちゃん、いつまでも元気で」と遺書を書いているときの女性の心情は、どんなであったろうか。

あの遺書の文字が、当分の間、私の瞼から消えることはなかった。

認められた人生被害

家族からハンセン病患者が出たというだけで家は「村八分」になり、家族は進学や就職、結婚といった人生の節目で差別を受けました。

そんな不条理に対し、裁判が起こされたのです。ハンセン病家族訴訟。国の誤った強制隔離政策で元患者の家族も差別など深刻な被害を受けたとして、家族が国に謝罪と損害賠償を求めた集団訴訟です。

二〇一六（平成二十八）年二月に五十九人が熊本地裁に提訴、三月には五〇九人が原告に加わりました。しかし、その大多数は匿名での参加でした。

判決が出たのは二〇一九（令和元）年六月二十八日。裁判所は、隔離政策が家族に深刻な差別を与えたことを認め、謝罪と賠償（三億七六七五万円）を命じたのです。

判決文では「国は、患者の家族が偏見差別を受ける社会構造を形成し、差別被害を発生させた」とし、具体的には、就学拒否や村八分、結婚差別、就労拒否、家族関係の形成阻害などをあげました。そして「これらの差別被害は、個人の人格形成にとって重大で、個人の尊厳にかかわる人生被害。生涯にわたって継続し、不利益は重大」と断じました。まさに、人生そのものの被害です。

もう少し詳しく見てみると……

「医学の進歩や国内外の知見などから、遅くとも一九六〇（昭和三十五）年には、ハンセン病は患者を隔離しなければならないほどの特別の疾患ではなくなっており、隔離政策の必要性は消失していた」。「遅くとも六〇年の時点で厚生大臣は隔離政策の廃止義務があった。家族への偏見差別に隔離政策が及ぼした影響は重大で、国は偏見差別を除去する義務を家族との関係でも負う」。

判決は、従来啓発活動を担ってきた厚生労働大臣（厚生大臣）に加え、人権啓発を管轄する法務大臣と、教育を担う文部科学大臣（文部大臣）の責任にも踏みこみました。各省には、偏見差別をなくしていく努力が求められることになります。

また国会議員に対しても「一九六五年には隔離規定が憲法に違反していることが明白であった。三十年以上もらい予防法の隔離規定廃止を怠ったのは違法」と指摘しました。

元患者が原告になり、二〇〇一年に同じ熊本地裁で判決が出されたらい予防法違憲国家賠償請求訴訟でも、同様に国会議員の不作為＝違法性が認められています。

家族訴訟において国は控訴せず、判決は確定。原告団は、次のようなコメントを発表しました。（抜粋）

安倍総理は熊本地裁判決を重く受け止め「筆舌に尽くしがたい家族のご苦労を長引かせるわけにはいかない」として控訴を断念したもので、われわれ原告団及び弁護団は、この決定によって国のハンセン病家族に対する責任が確定したものと評価する。

われわれは、確定した国の責任をふまえたハンセン病問題の全面解決をめざし、偏見差別の根本的解消に向けた国全体での取り組みを求めていく。

二〇一九年七月九日

その後、元患者家族に最大一八〇万円を支給する補償法[1]と、家族の名誉回復をはかる改正ハンセン病問題基本法が成立しました。

築けなかった親子関係

原告の大多数が名前を明らかにしていないなか、実名で裁判に臨んだ人がいます。そのうちのひとりが、兵庫県尼崎市に住む黄光男《ファン・グァンナム》さん（六十六歳）。家族訴訟原告団の副団長を務めました。

黄さんは在日朝鮮人二世です。幼い頃に両親や姉が岡山県の長島愛生園に入所、黄さんは一歳四ヵ月から約八年間、岡山市の児童養護施設で暮らすことになります。黄さんは、二〇一九年十二月に国立ハンセン病資料館で開かれたフォーラム「家族が語るもうひとつのハンセン病史」に登壇

（1）親、子、配偶者らには一八〇万円、兄弟姉妹、孫などには一三〇万円。

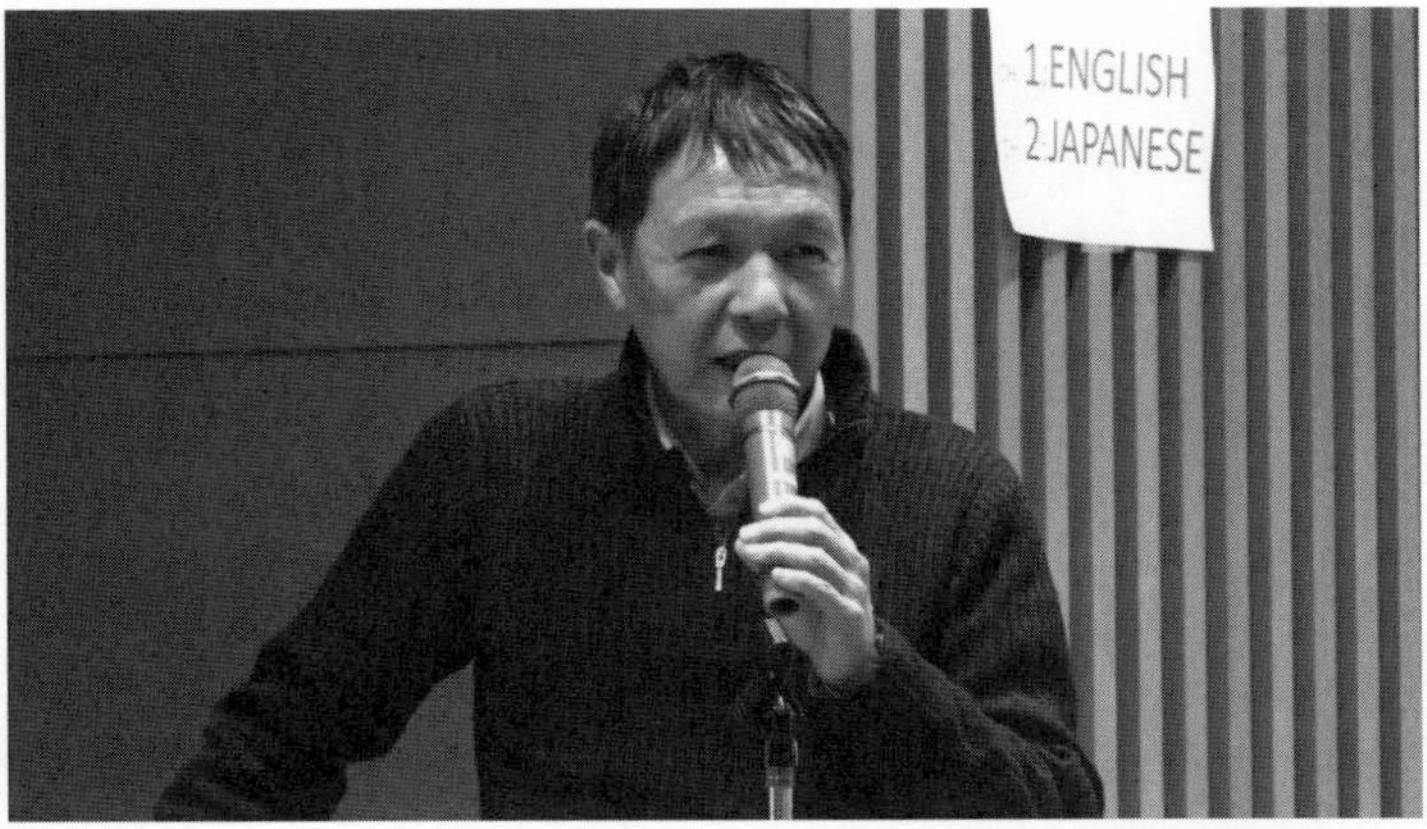

講演する黄光男さん

し、実名で提訴した理由を語りました。

「家族がハンセン病だったことを明かしたのは五十歳を過ぎてから。なぜそれまで語らなかったのか……ハンセン病が恥だとずっと思っていました。家族訴訟がありましたが、多くの原告が、ハンセン病になった自分の両親たちを恥と思っていたんです。なぜいま語るのか、それは原告団長の林力さんの言葉に触れたからです。『恥でないものを恥とするとき、本当の恥になる』……これを聞いて、堂々と語っていいんだと思いました。この言葉が私の背中を押してくれました」。

その上で黄さんは、自分の生い立ちを語りはじめました。

「小学校三年になる四月、両親が（退所して私を）迎えに来ました。『家族でこれから尼崎で一緒に暮らしていこう』と」。

しかし、黄さんにとっては八年間の空白がありました。

「最初に母親を見ても誰かわからなかったし、何でこの人と一緒に住まなあかんの？」そう感じながらも、家族で生活することになったのです。

講演の後、黄さんに時間をとってもらい、もう少し話を聞かせてもらいました。

実は、家族訴訟を起こしたとき、黄さんは、自身には被害がないと思っていました。他の多くの原告の話を聞いて「こんなひどい経験（差別体験）をしてるのか」と驚き、それに比べると自分にはそういうものがなかったと感じていたのです。

しかし証人尋問を控え、担当の弁護士とやりとりをするなかで、自分の受けた被害が見えてきたといいます。

「両親と会えたことは本当は喜ばしいことなんだけど、僕にとっては、そこからが苦しかった……。他人と接してるみたいな、そんな息苦しさがずっとありました」。

「一緒に暮らしはじめた九歳は微妙な年齢ですが、何とか両親とうまくやっていきました。でも普通、親子で『うまくやってる』なんて言えへんでしょ。それだけ他人行儀やったんです」。

そして、「一番話しにくい」という過去を語ってくれました。それは、母親の自殺。二〇〇三年のことでした。

黄さんによれば、ハンセン病国家賠償請求訴訟（二〇〇一年）での原告勝訴を受け元患者には補償金が出され、退所者給与金も支給されるようになりました。

「（母親は）お金に困ることはなくなってるわけです。子どもも自立して、あとは夫婦で仲良く暮らしていけたらええな、という時の自殺。考えたくなかったけど、今回の裁判をきっかけに考えたら、母親の人生が、やっぱりつらかったんかな」。

黄さんは、母親の姿を思い出すような表情を見せながら、続けました。

「一歳の子どもを自分の手で育てたかったんだけど、引き離された……。やっと戻ってきた子どもは九歳になっていた。その息子が他人行儀で、自分を本当の母親というふうに見てくれない、それはずっと感じてきたと思う。母親が若くて仕事をやってた頃は働くことに一生懸命でそういう寂しさも感じなかったけど、子どもが独り立ちしてお金もらって何の心配もなくなった時に、寂しさを感じた……。息子が母親を見る視線が、他人に向けた視線のようにしか感じなかった。それが、すごくしんどかったんだろうと思います」。

黄さんは、力をこめ、こう語りました。

「本来の親子関係が築けなかったのは、すごい人生被害やと思います」。

その上で、家族訴訟の判決には大きな意味があると話してくれました。

「家族の被害が認められて補償金も出るようになったんだから、次は家族と当事者（元患者）の絆を修復する段階に来ていると思うんです。ハンセン病療養所にご両親がおられるんだったら電話の一本でもしてあげて『元気にしてるか』と声を届けてあげてほしい。入所者は『家族に迷惑をかけたらいかん』という思いが強いから、入所者から連絡をとるのはなかなか難しいと思うんです。だからこそ、家族の人から声をかけてあげてほしい。今回の判決の意味はそこにあるのと違うかな」。黄さんは、断絶された親子の関係を修復する判決だと位置づけました。このコメントをお聞きし、もっともだと感じました。

私は、黄さんを含め、ハンセン病と家族の関係を考えようと二〇二〇年五月に制作したドキュメンタリーの冒頭に字幕スーパーを入れることにしました。「ハンセン病元患者の家族に贈る」と。この番組を見てくれた人のなかで一人でも二人でもいいから、行動に移してほしいと思ったからです。

「差別の最初は家族」……その背景

ところで、ハンセン病回復者からは、身内から冷たい対応を受けたという事例を少なからず耳にします。例えば、長島愛生園自治会の中尾伸治会長は、過去にこういうことがありました。「兄が結婚し、子どもが生まれたときに『すぐに帰ってこい』と言われました。実家近くの駅で兄が待っていて『きょうは旅館で泊まれ』と。家へ寄せつけたくなかったんでしょう。兄は『子どもが大きくなるまでは家に帰ってこないでくれ』と言いました。それを伝えたくてわざわざ呼んだのです。それ以後は（しばらく故郷に）帰らなかった……。差別の最初というのは家族かなと思いました」。

また、邑久光明園で暮らす三重出身の松田千恵さん（仮名）も、親族との交流を拒まれてきました。

「実家の近くに行ったときも、電話できませんでした。兄夫婦や甥や姪は近くに住んでいるんですが……。交流したら駄目って言われてるから、手紙も出せないし」。

こういったケースは数多くありましたが、家族に問題があったわけではないと、家族訴訟弁護団共同代表の徳田靖之弁護士は強調します。

「家族の方自身が、地域や学校で大変な偏見と差別にさらされたわけです。その被害は本当に言葉に表せないほどひどいものでした。そこで、なぜ自分がこんなにつらい思いをしなければならないのかと考えたときに、家族がハンセン病になったからではないかと考えざるをえない。そして、家族の方が患者さんに違和感を持ったり距離感を置いたり反発をしたり、場合によっては怒りを感じてしまうということにつながったんではないかと思います」。

徳田さんは、その背景に言及しました。

「国の隔離政策が、最初から家族を標的にしていたと思っています。国は隔離政策を始める際、ハンセン病は恐ろしい伝染病だと言ったわけです。恐ろしい伝染病と言えば、当然同居している家族にはうつっているに違いないということになります。さらに国は、ハンセン病を発症しやすい体質は遺伝するとも喧伝しました。そうなると地域の人や学校の先生、生徒は『家族もハンセン病に感染している』と思わざるをえない。そこから偏見や差別が激しく家族に向いてしまうという現象

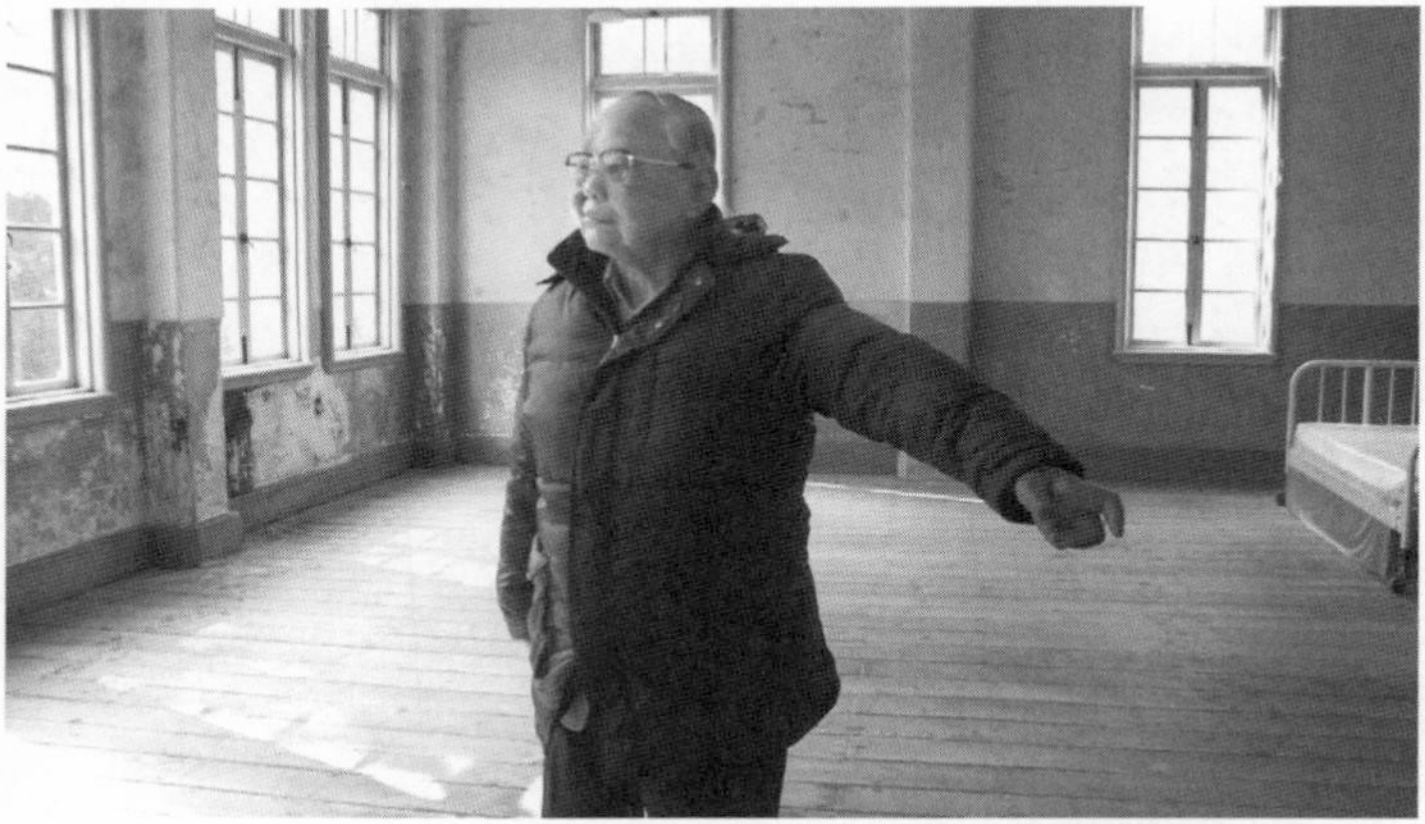

長島愛生園自治会長の中尾伸治さん

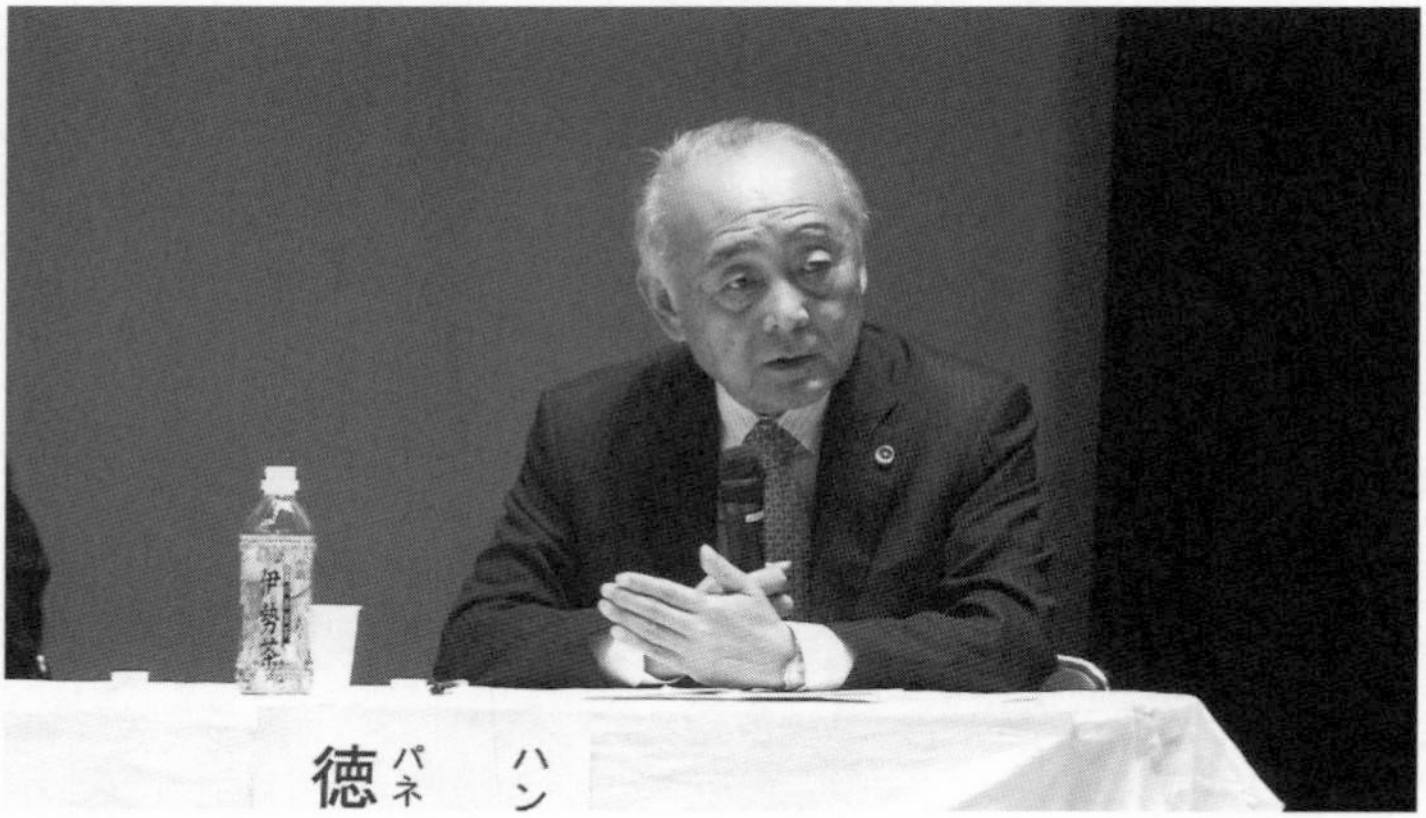

徳田靖之 弁護士

が起こってしまったわけです」。

つまり、本当の〝加害者〟は隔離政策を進めた国であり、地域ぐるみの無癩県運動がそれを後押ししたのですが、患者家族にはそうは映らず「自分がつらい思いをするのは家からハンセン病患者が出たからだ」と、受けとめてしまったのです。

家族が元患者を遠ざけた背景には、国の隔離政策と、社会の差別意識がありました。

調査から見えるもの

ハンセン病元患者や家族に対する社会の意識は変わったのでしょうか。

三重県津市が二〇一七（平成二十九）年に市民を対象に実施した「人権問題に関する意識調査」では、「ハンセン病元患者に対する偏見や差別は今でも残っていると思うか」という問いに対し「どちらかといえばそう思う」「そう思う」と答えた人の割合が、合わせて三十八％でした。「そう思わない」「どちらかといえばそう思わない」との回答は、合わせて十六％（「どちらともいえない」が三十九％）。

もう少し各々の身に近づけた調査があります。少し古いですが、伊賀市が二〇一五（平成二十七）年に行った人権に関する意識調査で「子どもの結婚相手がハンセン病回復者の家族だったら？」という問いかけがなされました。「全く問題にしない」「問題にしない」という回答が五十％だったのに対し、「考え直すように言う」「迷いながらも考え直すように言う」という答えが、合わせて四十四％にのぼりました。これは、伊賀市だけの傾向ではないでしょう。

私は、この四十四％という数字に驚きました。

一九九六年のらい予防法廃止や二〇〇一年の国賠訴訟熊本判決でハンセン病問題が注目を集め、それらに関する報道が数多く行われました。教育現場ではハンセン病を取り上げる機会が増えましたし、映画や文学の題材にもなりました。しかし、病気に対する理解が進んだはずの現代でも、四割を超える人がハンセン病回復者とつながることを拒んでいるのです。

元三重県ハンセン病担当官の高村忠雄さんが「結婚をめぐる悲しいこと」（一七〇頁）と直面した半世紀前と、市民の意識は何ら変わっていないのではないか、残念ながら、そんなことを感じています。高村さんの手記に登場した女性たちが天国からこの数字を見たら、果たして何を思うでしょうか。

みな口では「差別はいけない」と言います。でも、いざ〝自分の問題〟となったときに、頭とは違う対応をとってしまう……そんな個々の行動が大きなかたまりになって、社会の差別を形づくっているのではないか、そんな気がしてなりません。

長島愛生園の吉田大作さんは言います、「人間は差別してしまうもの。わしも差別する心があると思う」と。その上で「理解してくれる人が理解してくれればそれでええんじゃないか、わしはそう思う」。

私の心の中にも差別心があり、それに気づくことがあります。〝自分事〟になったときに差別する側に立たない……ひょっとしたらそれはとても難しいことなのかもしれません。


ところで、こんな調査結果もあります。

ふれあい福祉協会が回復者を対象に行ったアンケート（回答二七〇人／二〇二一年三月公表）で、らい予防法廃止前と現在を比較して「家族・親族との関係の変化」をたずねる質問が設けられ、約四十七％が「変化なし」と答えた一方、「変化があった」という回答が三十八％ありました。

変化の内容として「家族親族が会いに来てくれた」「墓参ができた」「家族親族がねぎらってくれた」「子や甥姪らの存在が心強い」といったプラスの側面が多くあげられ、法律の改廃が国民の意識や生活に与える影響の大きさを感じざるをえませんでした。

と同時に、もう少し早く廃止されていれば、再会や墓参の場面がもっと増えたのではないか、との思いも頭をよぎります。

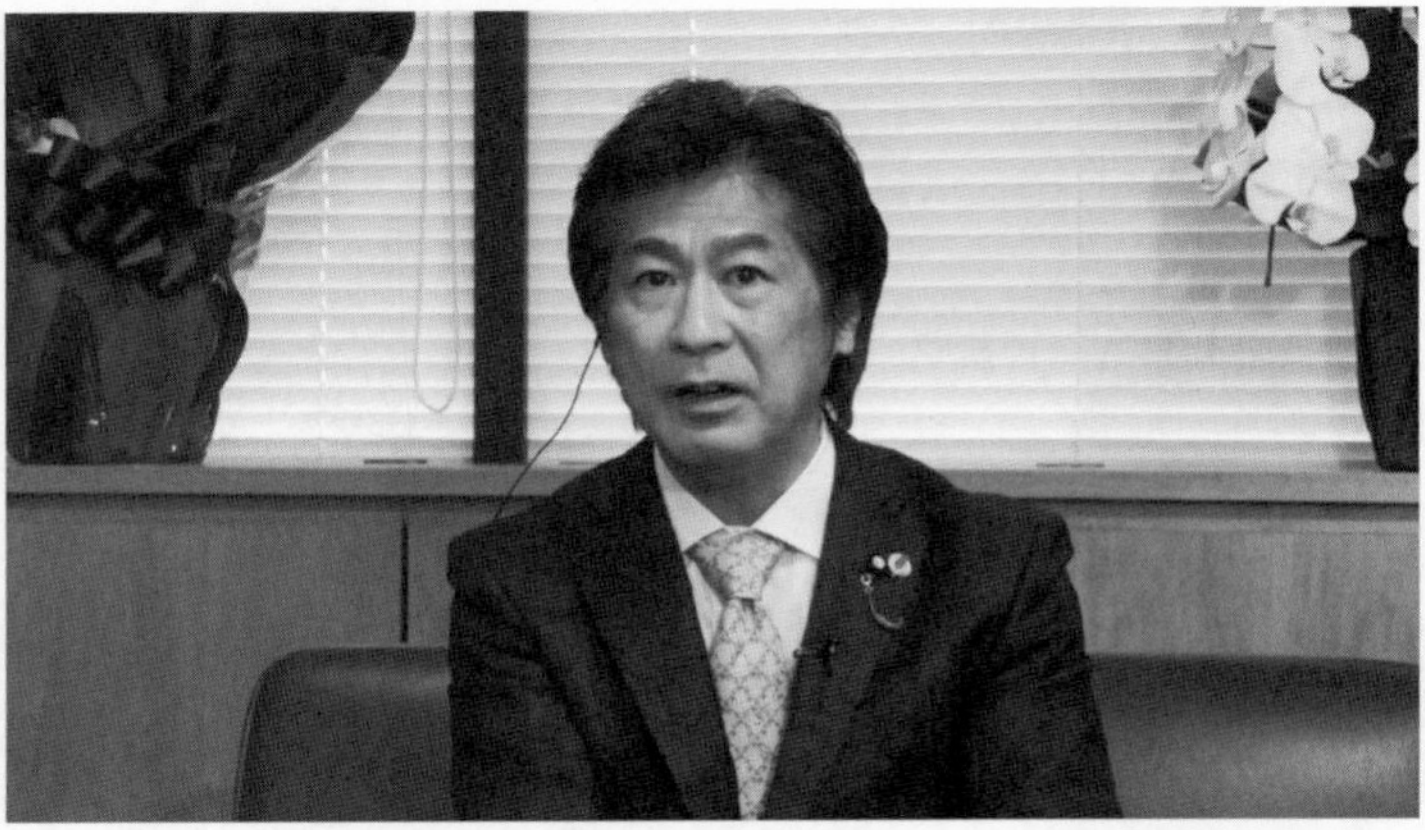

田村憲久 厚生労働大臣

申請は全体の三割

家族訴訟の判決を受けて、元患者家族に最大で一八〇万円を補償する法律が施行されたのは二〇一九（令和元）年十一月。厚生労働省によれば、二〇二〇年十一月までの一年間に補償金の請求を受け付けた件数は六四三一件（二〇二一年八月現在でも七三二六件）。

一見多いように見えますが、対象者は約二万四〇〇〇人と見られています（厚生労働省の試算）。厚労省が二万四〇〇〇人を「大粗《おおあら》の数字」と見ているとはいえ、多くの家族が申請に至っていないのが実情です。

その理由としては、情報が対象者に十分に行き渡っていないことや、偏見や差別を恐れて申請をためらうケースがあることなどが考えられます。

これに対して田村憲久厚生労働大臣（三重県選出）は、就任直後の三重テレビ放送のインタビュー（二〇二〇年十月）で、こう話しています。

「（元患者本人に加えて）ご家族も本当につらい日々を過ごされたと思います。（申請の）手続きをするのに、なるべく周りの人に知られたくないという方が多いと思いますので、自治体を経由しない厚労省直接の窓口も設けています。とにかく、皆さんのご苦労に対して慰謝させていただく制度があるということを知ってもらう努力をしたいと思います」。

もちろん、家族に補償金の申請を強制するわけにはいきませんが、少なくとも家族の方には制度の存在を認識してほしいし、なぜ補償金を支給する法律ができたのかという経緯も知ってほしいと願っています。

なお、申請にあたっては「煩雑だった」という声も耳にしました。申請する家族も高齢化しているため、その辺りにも十分な配慮を望みたいところです。

※厚生労働省健康局　補償金担当
電話：03－3595－2262

第九章　教訓はいかされたか
～新型コロナとハンセン病～

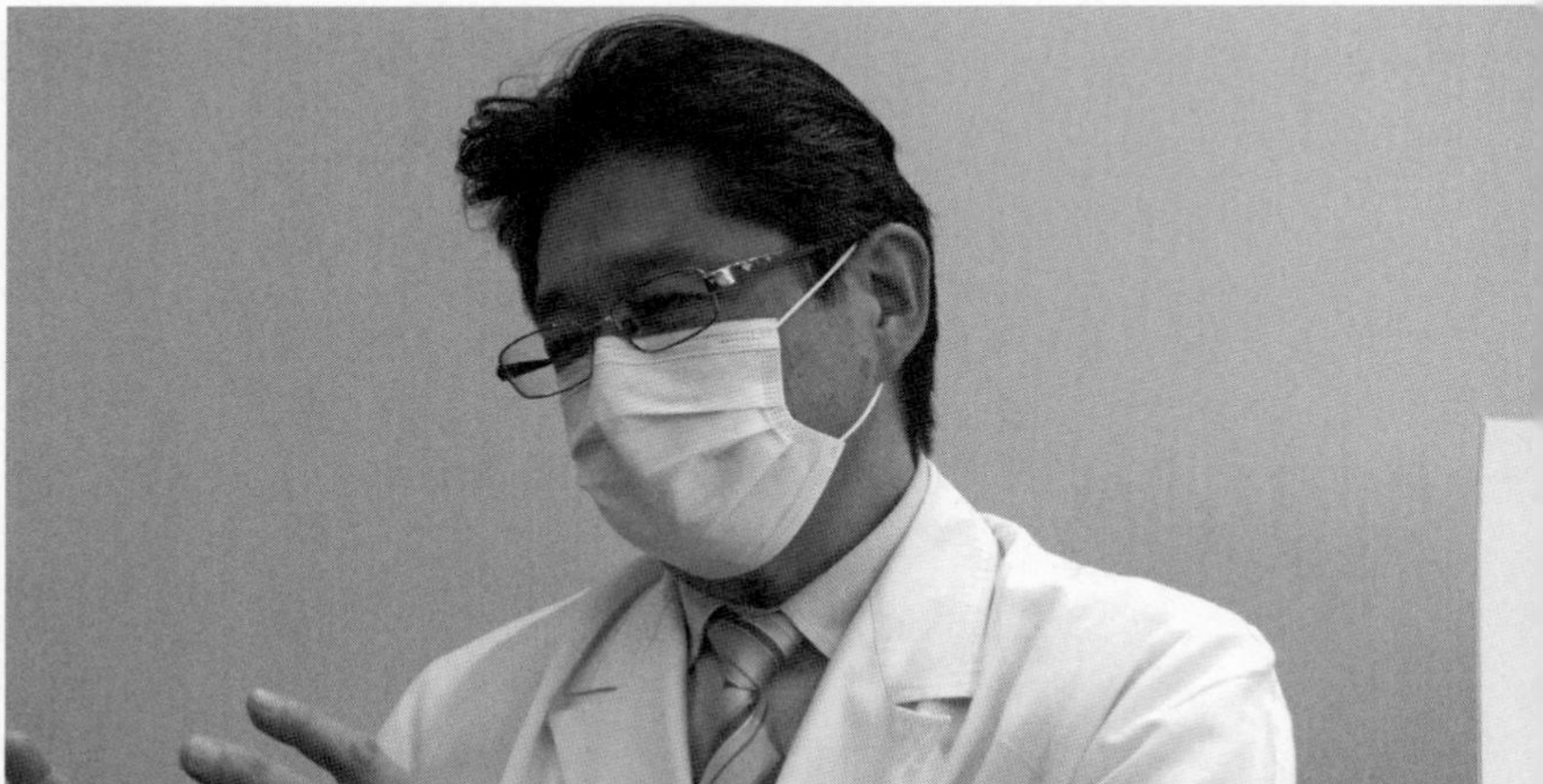

長島愛生園　山本典良園長

新型コロナへの差別

第七章で紹介したフィールドワークの参加者のレポートに、こんなフレーズがありました。

ハンセン病問題を通して、今後起こりうるであろうパンデミックや、新しい感染症に伴う人権侵害の恐れなども考える機会があればよいと考えます。（五十代・女性）

〝わからない〟という恐怖がもたらす考えが、差別や人々の暴走を生むということを今回学びましたので、今後新たな感染症が流行したときには科学的な根拠に基づき冷静に対応することが、同じ過ちを繰り返さないために大切だと思いました。そのような社会になったら、ハンセン病になり大変な思いをされた方々も、少しは浮かばれるのではないでしょうか。（四十代・女性）

この文章が書かれたのは二〇一九年の秋。その数ヵ月後に新型コロナウイルスの大流行が起こるとは、誰が予想したでしょう。

そして、ハンセン病の教訓は生かされたのでしょうか。

新型コロナは、コロナウイルスのひとつ。コロナウイルスには、一般の風邪の原因となるウイルスやSARS、MERSのウイルスが含まれます。飛沫感染、接触感染で感染するとされていて、このため、いわゆる〝密〟の回避などが求められています。

国内では、二〇二〇年一月に神奈川県の男性が初めて感染。奈良県のバス運転手の感染やクルーズ船での集団感染で衝撃が広がり、あっという間に全国に拡大しました。

三重県でも同年一月三十日に最初の感染者が報告され、これまでに一万二〇〇〇人以上が感染（二〇二一年八月末現在）。企業や福祉施設、学校、病院、スポーツ教室などでクラスターも発生しました。

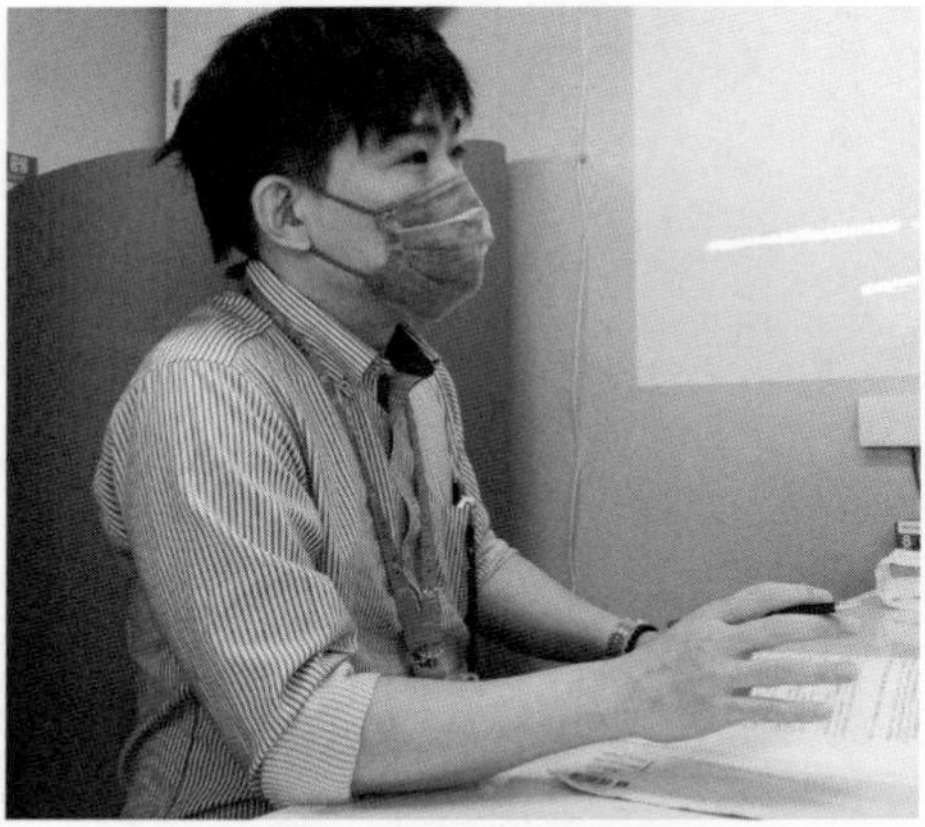

岡谷さんは現在、新型コロナ対策に奔走

ハンセン病に関わった経験を新型コロナ対策に生かすことを求められた県職員がいます。三重県医療保健部医療政策課の岡谷秀作さん（四十一歳）です。岡谷さんは、ハンセン病療養所フィールドワーク運営の中心的役割を担ったひとりです。新型コロナの感染拡大に伴い、二〇二〇年二月から新型コロナ感染症対策チーム企画調整グループ（現在の新型コロナウイルス感染症対策本部事務局）にも籍を置き、ほかの部局との調整のほか、知事・副知事らへの報告資料の作成、報道機関に提供する資料づくりを担当することになりました。

「テレビのニュースなんかを見ていまして、船に隔離されたりだとか大変な状況を知っていましたので、何かできることはないかとは思っていたのですが、本体（対策チーム）に組み入れられるのは想定外でした。驚きはありましたが、自分としてできることがあればやってみたいと感じています」。

着任直後のインタビューでこう話していた岡谷さん、県民の感情を肌で感じた局面もありました。

「不安からくるということはわかりますが、少し偏った意見をいただくことも事実です」「一部の方だけかもわかりませんが、かかってしまった方、接触した方の人権は無視しても構わないという心ない意見も頂きます」「感染力が非常に強く未知の部分が多い上、高齢者など命に関わる方もおられることから、ある程度強権的な対応をせざるをえない部分はありますが、ハンセン病問題に似た構造になってきている気がします」「第二のハンセン病を生まないことを願っています」。

しかし……。

二〇二〇年四月二十日、津市の三重県庁は緊張感につつまれていました。新型コロナウイルス感染症対策本部の本部員会議。県内での感染拡大を受けて、三重県の鈴木英敬知事（当時）が緊急事態措置を発表したのです。

鈴木知事は、県民に外出自粛を求めたり宿泊施設に予約延期を要請するとともに、感染した人への嫌がらせや差別が起こっているとして、こう呼びかけました。

「新型コロナは、いつどこで誰がかかるかわかりません。自分の家族や友人が差別に遭ったらつらいと思うんです。そういう気持ちになって、冷静な対応をお願いします。傷つけあっても意味がありません」。

県内では、感染した人が嫌がらせを受け引っ越しを考えなければならないような状況に陥ったり、感染者の家族が普段利用しているガソリンスタンドで「できれば来ないでほしい」と断られた事例が報告されています。

目に見える差別に加えて、SNSによる攻撃も。

インターネット上での差別問題に取り組み、感染者の相談にも応じている反差別・人権研究所みえの松村元樹常務理事（事務局長）によれば、ネット上には「（感染者への）制裁は当然」「人権などあるものか」「見せしめが必要」といった書き込みが多数見つかりました。

間違った情報が流布されるケースも。松阪市の中華料理店に対しては「コロナが出た」「従業員が感染した」などのデマが拡散され、予約がキャンセルされたり嫌がらせの電話がかかってきたりしました。

そもそも、新型コロナ感染者に対する極端な反応は、どこからくるのでしょう？

「未知の病気への不安」「少しでも自分から遠ざけておきたい」といった側面はあるでしょうが、

松村さんは、こんな見方をしています。

「（感染者は）ウイルスを市民生活に持ち込んで住民の健康や生命を脅かしたり、休業・自粛をもたらすなど、生活を圧迫する〝加害者〟だと位置づけてしまっているのではないでしょうか」。

新型コロナとハンセン病の共通点

新型コロナウイルスとハンセン病……急性疾患か慢性疾患か、感染力が強いか弱いか、治療法が確立されているか否かなど異なる面はあるものの、本来保護されるべき患者が偏見や差別にさらされる点は共通です。そして、感染した人の家族や関係者が忌避・迫害の対象になる点も同じ。

SNS上では「コロナ一家いい加減にしろ」「親族一同ゴミクズ」「〇〇（地名）の家族は消えてくれ」「住所の特定を」「勤務先を公開すべき」という書き込みが見られました（傍点引用者）。また、医療従事者の子どもが保育園への登園を断られるケースもありました。患者と家族、職場は同一視されたのです。

さかのぼって、ハンセン病に目を向ければ、患者の出た家が村八分にされ引っ越しを余儀なくされたり、家族が就職や結婚といった節目で差別を受けたりしました。これは、前章の家族訴訟でふれた通りです。

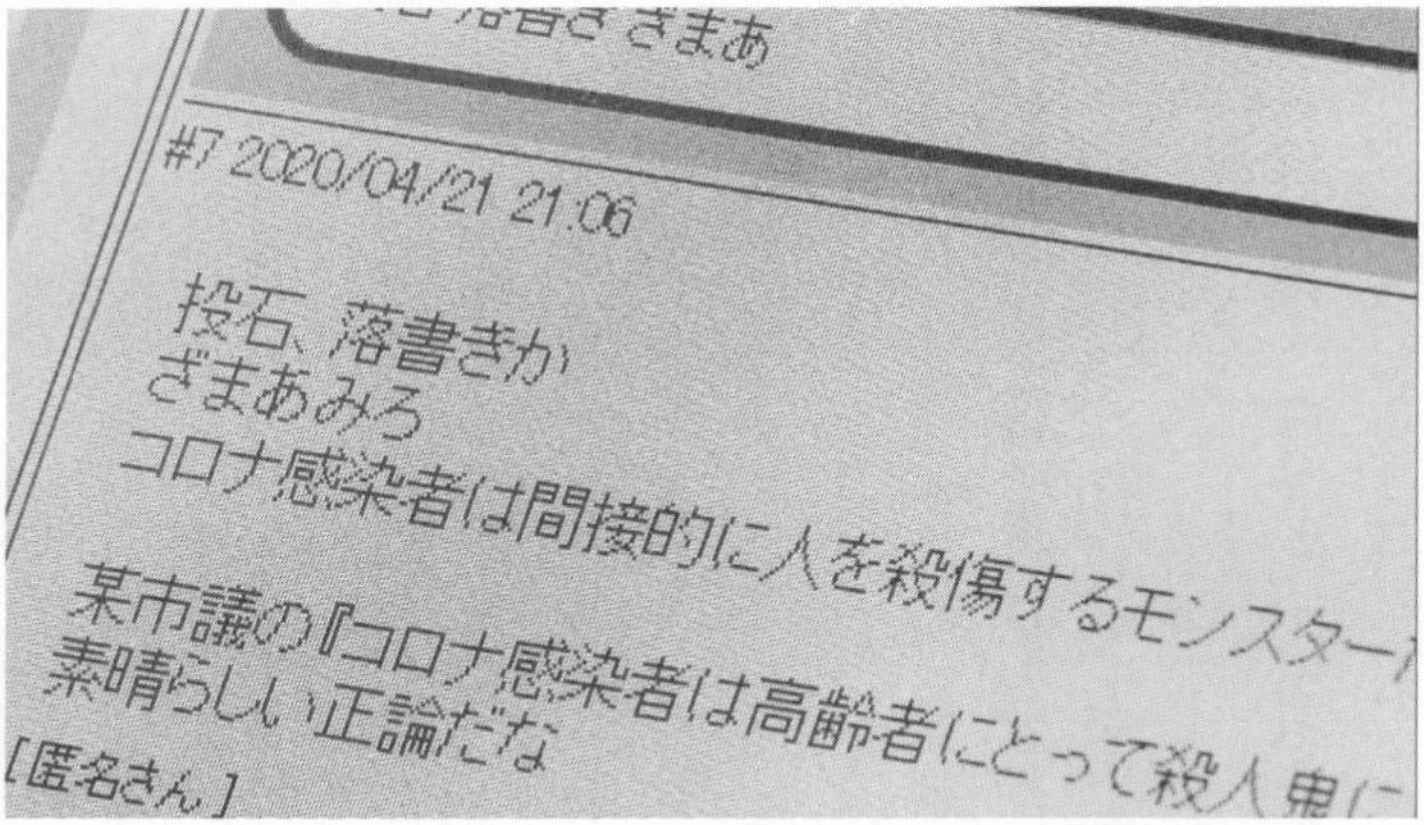
#7 2020/04/21 21:06
投石、落書きか
ざまあみろ
コロナ感染者は間接的に人を殺傷するモンスター
某市議の『コロナ感染者は高齢者にとって殺人鬼に
素晴らしい正論だな
[匿名さん]

SNSへの書き込み（調査：反差別人権研究所みえ）

そして、松村さんの言葉を借りれば「差別の厳しさが差別の現実をねじ伏せる」点も共通だと感じました。罹患した患者や家族は、（不当な扱いをされていることに声をあげたいにもかかわらず）差別やデマが自分たちに及ぶのを恐れて声をあげられないというのです。

非常時に差別が露呈することも見えてきました。新型コロナの感染者が増え緊急事態宣言が出されるなかで、差別事象が増加しました。

一方、ハンセン病患者も〝お国の一大事〟には社会の隅に追いやられていきました。戦争につき進んでいった時代です。お国のために戦えない＝役に立たないとみなされた人たちは、無癩県運動のなかで、療養所へ収容されていきました。

また終戦の年、療養所には医療品や食糧が満足に行き渡らず、私が調べた岡山県のふたつの療養所では、五人に一人が亡くなっていきました。

ウイルスより怖いもの

新型コロナ感染者への差別に〝ハンセン病〟を感じた人は少なくありませんでした。

家族訴訟弁護団の共同代表をつとめた徳田靖之弁護士は「感染した人や家族への偏見・排除など、ハンセン病と同じような問題が起きてしまっています。医療従事者の子どもが保育所から登園を断られるとか、感染している人が退院後に社会のいろんなところで暮らすことを阻まれるとか……そういう現象が起こっているということは、まさにハンセン病問題の教訓を社会がきちっと学んでいないことの表れではないでしょうか」。

自分が苦しむのは家族が病気にかかったからだと思うような構図だけは、ハンセン病でおしまいにしてほしいと痛切に感じます。

兄・寺田一郎さんとともに長年ハンセン病回復者の支援を行ってきた名張市の病院理事長、寺田紀彦さんも心を痛めています。

「令和の時代になっても、感染症に対する間違った認識と偏見は変わらないようです。細菌やウイルスの恐ろしさ以上に、人の心が怖い……」。その上で「未知の細菌やウイルスは今後も絶えることはないでしょう。感染症など諸々の病気に対する偏見や差別を取りのぞいていかねばならないと思います」。

鈴木前知事は「新型コロナは、いつどこで誰がかかるかわからない」と述べました。極端なことを言うようですが、社会を構成する個々人が偏見や差別と決別できずにいるなら、それが自分や家族にはねかえってくることも覚悟しなければならないと思います。

一方、ハンセン病は誰もが感染する病気ではなかったと、長島愛生園の山本典良園長は説明します。

「ハンセン病は、かつて『文明国にらい（病）なし』と言われたように、その国の衛生環境状態などにより発病が左右され、住民全員が発病するわけではなかったため、『誰もが感染発病するから』という理由で差別偏見を抑制できなかった。したがって、今回新型コロナウイルス感染者にさえも差別偏見が生じていることは憂うべき状況で、もしハンセン病のような感染症が現状で出現すれば、確実に差別偏見が生じたであろう」（『愛生』令和二年五・六月号）。

つまり、誰もが感染の可能性がある新型コロナへの差別さえ克服できない状況で、ハンセン病のような病気が流行ったら大変なことになる、という警鐘だと受けとめました。

さらに山本園長はインタビュー（二〇二〇年十月）で、ハンセン病回復者に対する世間の目の厳しさを、治癒した人への対応を考察しながら説明してくれました。

「コロナが治った人は、見た目にはわかりません。にもかかわらず誹謗中傷を受けるのです。一方、ハンセン病は、病気が治っても四十年、五十年と後遺症が残る人もいる……つまり、ハンセン病にかかったことが見てわかるんです。誹謗中傷を受けやすい疾患だといえます」。

医療機関は、つねに感染の危険と隣り合わせ。山本園長は、緊急事態宣言が全国で発令されていた二〇二〇年四月三十日の園内放送で、こんなことを話しました。

「職員の努力にもかかわらず、感染者が発生する可能性が高いと考えています。その上で、愛生園にコロナウイルスを持ち込んだ職員が判明するのが避けられないのであれば、その最初の感染者は私であってほしいと願っています。ハンセン病療養所である愛生園は、その歴史を考えると、病気で人を差別することは決して許されませんし、許しません」。

療養所トップとして差別に立ち向かう決意を感じました。

若い世代も、この問題に真剣に向き合ってくれています。私は二〇二〇年十一月、県立津西高校の人権学習に参加させてもらい、生徒の皆さんとハンセン病や新型コロナについて考えました。授業のなかで書いてもらった彼らの作文は、多くの示唆を与えてくれています。（以下抜粋）

感染症が流行すると、出回った情報の真偽を確認せずに広めてしまうところがあり、感染者だけでなくその家族まで批判されることがあると知り、いま話題になっている新型コロナと重なっていると気づいた。

一度差別や偏見が起こると、差別や偏見をする理由がなくなっても、もう後に戻ることはできないということはこわいと思った。


国立感染症研究所ハンセン病研究センターの阿戸学 感染制御部長も、こう話します。

「確立した偏見差別は消滅しがたい。感情が合理的思考に勝る。対応可能になるまで、できるだけ恐怖・罪悪感情をあおらないことが大切」。

法律や条例で……

SNS上での差別に対しては、法規制を求める動きも。

政府が新型コロナウイルス感染症対策の一環として設けた「偏見・差別とプライバシーに関するワーキンググループ」会議（二〇二〇年九月）に委員として出席した三重県の鈴木英敬知事（当時）は、県内での差別の実態や対策を説明した上で、法整備の必要性を訴えました。

また、県内の市町の中で比較的早い時期に感染者が出た多気郡明和町では、議会が意見書を可決しました。そこには「（インターネットの）書き込みにより他人の人権が侵害されることを放置することは許されず、人権侵害情報が迅速に削除される法的な仕組みが必要です。国においては、表現の自由、通信の秘密を厳守した上で、インターネット上で発生している人権侵害を解消するため、実効性のある法整備を速やかに行うよう強く要望します」と記されています。

本来なら、法律で規制する前に国民の良識が働いてほしいという思いがありました。この状況に至れば、法規制も考えなければならないのかもわかりませんが、一抹の寂しさも感じます。

条例で独自色を出す自治体も。三重県は、二〇二〇年に制定した感染症対策条例のなかに、差別の禁止を盛り込みました。感染者や家族、医療従事者などへの差別を禁止するとともに、民族差別や部落差別を念頭に、以下のように〝便乗〟した差別にも厳しい目を向けています。

いかなる団体または個人に対しても、感染症の発生及びまん延に起因して生じる国籍、性別、職業、居住地等のいわれのない理由によって、差別することその他の権利利益を侵害する行為をしてはならない。

県は、感染症の発生及びまん延に起因して生じる人権に関する問題について、教育活動、啓発活動を通じた正しい知識の普及、相談に応じる体制を確保する。

回復者の願い

ハンセン病療養所の入所者は、どう見ているのでしょうか。

長島愛生園で暮らす為さんの妻・幸子さん（八十三歳）は、こう話してくれました。

「とうの昔に解消されたと思とったら、なにがなにが……。あまり変わってないし、やっぱりつらい思い、悲しい思いをします。何もかも発展して良くなってきているのに、何故それだけ変わらへんのやろ、と不思議に思います」。

そして「差別された人が受けた傷は、すぐには癒えないのではないでしょうか」と、新型コロナ感染者を気づかいました。自らの経験から出た言葉でもありました。

幸子さんは、こう結びました。

「新型コロナへの偏見が、何年、何十年と続かないことを願っています。ハンセン病のように……」。

ふれあい福祉協会が回復者を対象に行ったアンケート調査では、こんな意見が記されています。

・新型コロナに対する差別、偏見のひどさに胸が痛みます。情報過多な時代で、あっという間に地域に知れ渡り、本人も家族も差別を受けています。人間は何とあさましい生き物か。自分たちが受けてきた差別がよみがえって胸が痛くなります。

・（感染した）当事者は、自由と人間の尊厳を失う。病気の本質を知ることが大切です。
・人の差別意識は誰にも大なり小なりあるものと考えるので、啓発と教育による意識改革が必要。

細々とではありますが二十年近くハンセン病のことを取材させていただき、四十人近くの回復者の方から話を聞かせてもらいました。そのなかで気づいたことがあります。それは、自分たちだけでなく、ほかの立場の人も差別に苦しまないよう願っているということです。

長島愛生園で暮らし、国家賠償訴訟の原告になった宇佐美治さんは、二〇〇二年にこう話していました。

「生まれとか人種によって人が差別されたり、病気で差別されたりということが日本でも世界でもひどかった……。自分たちだけのことではなくて、あらゆる差別や偏見とのたたかいに連帯していきたいと思っています」。

また、多磨全生園（東京都東村山市）の佐川修さんも同じ思いでした。

「今はハンセン病というのはただの感染症に過ぎないということで怖くも何ともないんですが、エイズだとか水俣病だとか、ヤコブ病だとかＳＡＲＳとか、そのほか難病と呼ばれるものがたくさんありますからね。そういう人たちに対して世間の人たちが偏見を持たないで思いやりの心を持ってほしいということを、大きく訴えていかなきゃならんと思っています」。（二〇〇三年のインタビュー）

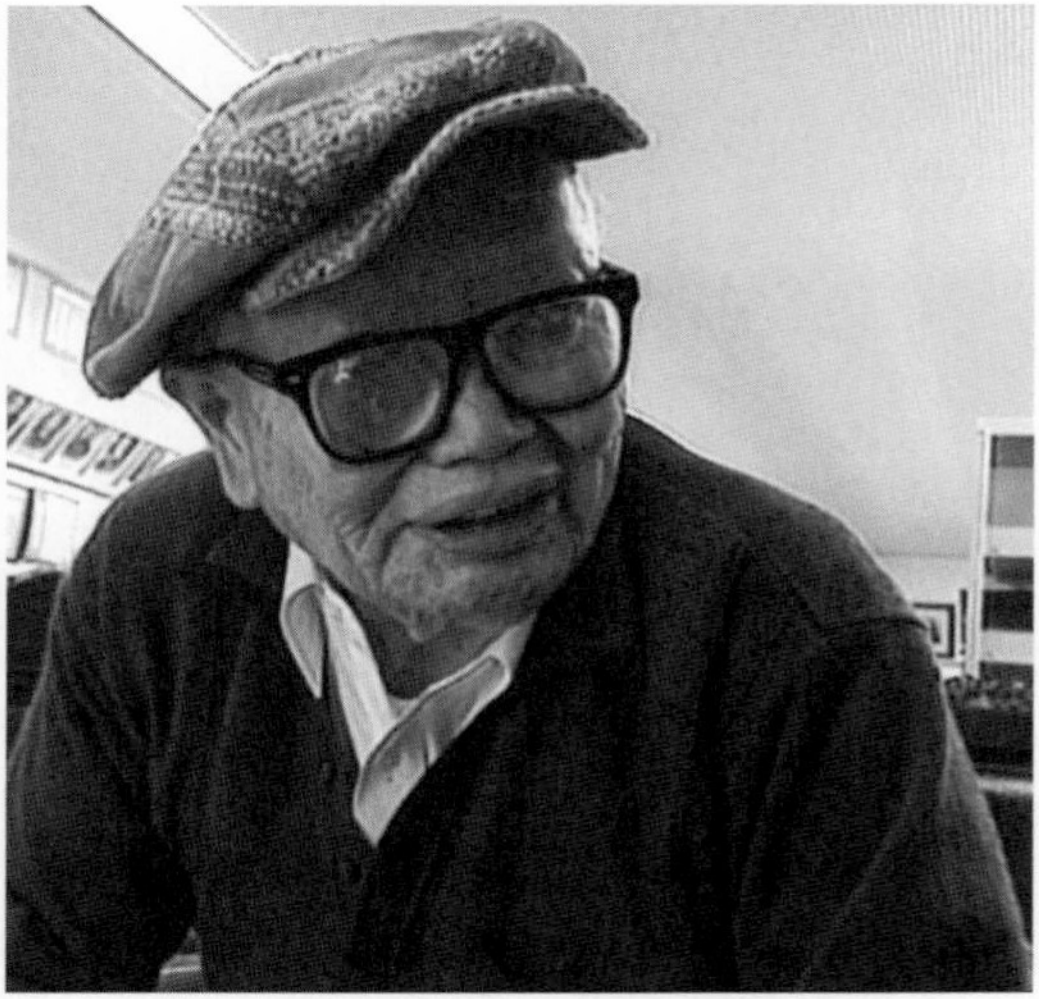

宇佐美治さんは“闘士”だった

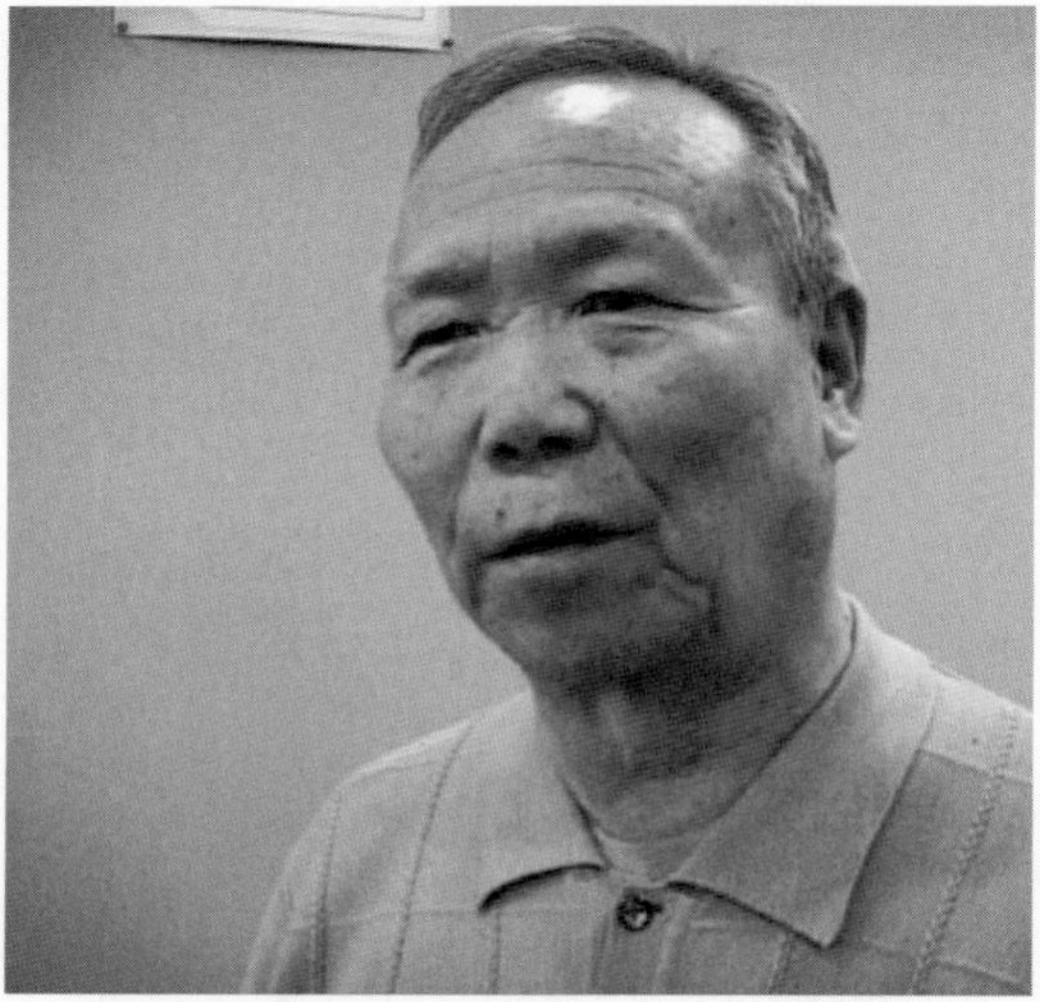

様々なことを教えてくれた佐川修さん

自分たちのように苦しい思いをする人を二度と生みだしてほしくないという願いでした。

残念ながら、宇佐美さんも佐川さんも二〇一八年に他界。おふたりの言葉は遺言のように思えてなりません。おふたりの、そして多くのハンセン病回復者の思いを受け止めるのは、まさに今です。


最後に……

新型コロナ感染者への偏見・差別が問題になるとき「ハンセン病の教訓が生かされていない」と言われます。それは間違いないことですが、私はこんなことを考えています。

そもそも「ハンセン病の教訓」は社会に共有されていたのだろうか？　教訓が生かされなかったことが問題ではなく、そもそもハンセン病の差別の歴史が社会に何ら知られていなかったことが問題ではないだろうか、と。

第十章　出かけてみませんか　資料館
～療養所の歴史と暮らしを知る～

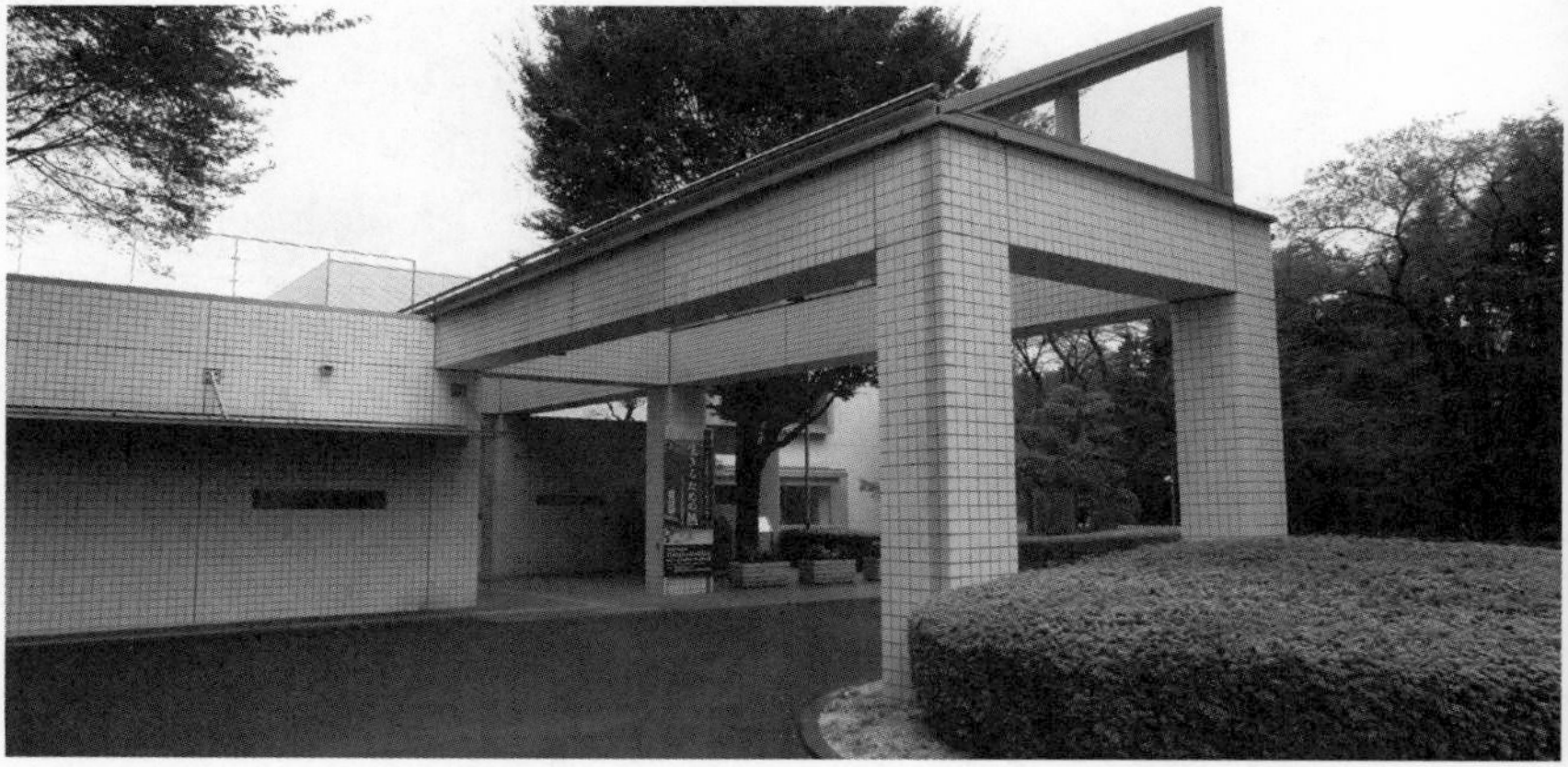

国立ハンセン病資料館は多磨全生園に隣接する

常設展と企画展

都内に私がよく訪ねる施設があります。本書にも何度か名前が出ている国立ハンセン病資料館です。所在地は、東村山市青葉町。いくつかルートがあるのですが、私は西武池袋線の清瀬駅で降りてバスで向かいます。ここで講演する機会を与えてもらったこともありました。

資料館は、藤楓協会が一九九三（平成五）年に設立した高松宮記念ハンセン病資料館が前身。その後、二〇〇七（平成十九）年に国立ハンセン病資料館として生まれかわりました。国家賠償請求訴訟での原告勝訴を受けた総理談話にハンセン病資料館の充実が盛り込まれたからです。

私はハンセン病の歴史を知るため、そして入所者や学芸員の方からお話をうかがうため何度もお邪魔しました。資料館とは、こんな施設です。

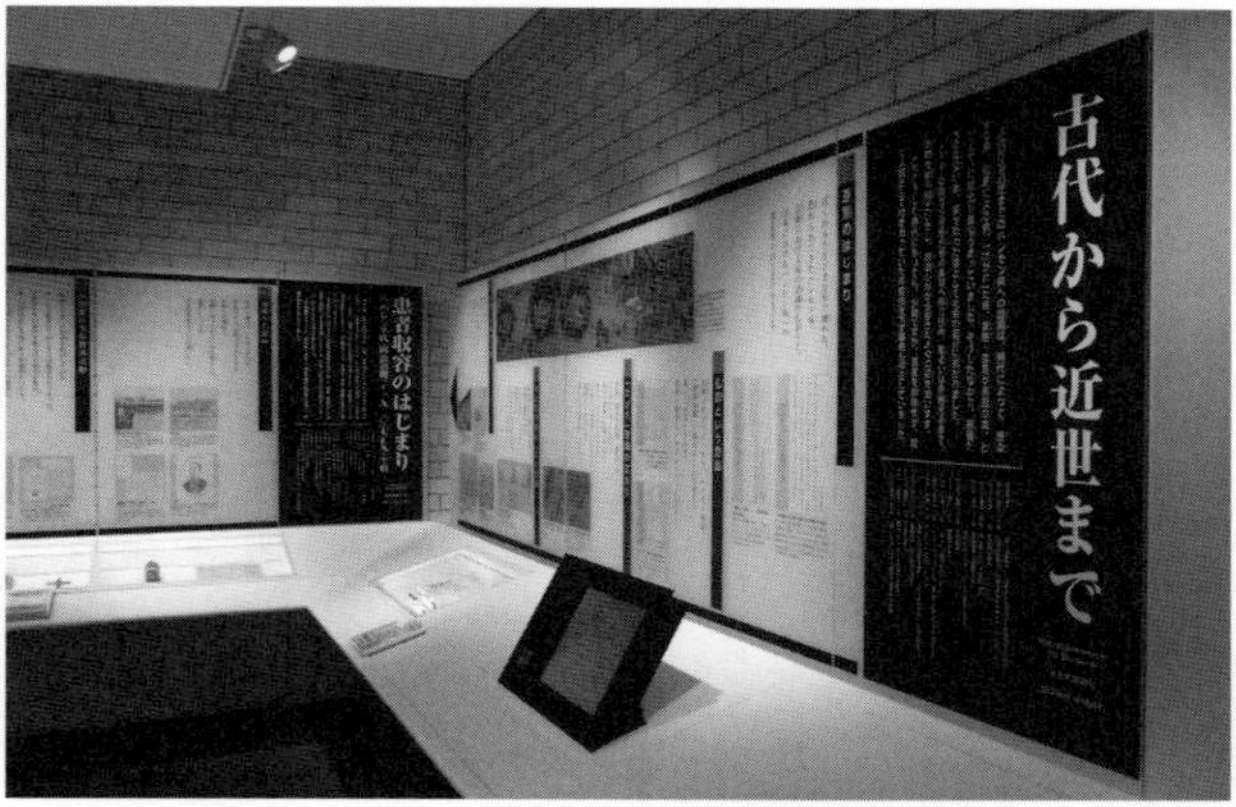

ハンセン病の歴史などを紹介する常設展

常設展ではまず展示室1「歴史」として、差別の始まりから患者の収容、隔離の強化、戦後の患者運動、国家賠償請求訴訟までの流れが紹介されています。

また展示室2「癩療養所」では、治療薬ができる前の過酷な暮らしを解説。強制収容の写真や再現された療養所の生活が、隔離政策の厳しさを物語っています。

展示室3は「生き抜いた証」。苦しい状況のなかでも生きがいを求めて生活改善や創作、交流など様々な活動に取り組んだ入所者の足跡に触れることができます。

なお、リニューアルから十年以上が経過し、新たな資料や調査結果が報告されていることなどから、常設展の展示内容の見直しについて検討する会議が立ちあがっています。

資料館では常設展のほかに、多くの企画展や講演会が開催されてきました。その歩みを見ていると、光をあてる側面が、専門的な資料館ならではだと感じます。企画展の名前を列挙しますが、これ行きたかったなぁという催しが少なくありません。

ちぎられた心を抱いて　～隔離の中で生きた子どもたち～（二〇〇八年）

かすかな光をもとめて　～療養所の中の盲人たち～（二〇一一年）

青年たちの「社会復帰」　1950－1970（二〇一二年）

癩院記録　～北條民雄が書いた絶対隔離下の療養所～（二〇一二年）

写真家・趙根在が伝えた入所者の姿（二〇一四年）

隔離のなかの食　～生きるために　悦びのために～（二〇一七年）
この場所を照らすメロディ　～ハンセン病療養所の音楽活動～（二〇一八年）
キャンバスに集う　～菊池恵楓園　金陽会絵画展～（二〇一九年）

十三園の表情　石井さんの写真展

二〇二〇年の企画展で印象に残っているのが、石井正則さんの写真展「13（サーティーン）～ハンセン病療養所の現在を撮る～」です。「13」とは、全国にある国立ハンセン病療養所の数。俳優・ナレーターなどとして活躍する石井さんは、ハンセン病をテーマにしたテレビドキュメンタリーを見たのを機に全国のハンセン病療養所を訪れるようになり、「8×10（エイト・バイ・テン）」と呼ばれる大判カメラなどで撮影してきました。展示されたのは二十七点。すべて石井さん本人の手焼きプリントです。

私は会期中の十月初旬にお邪魔しました。会場に入ってすぐに出会った写真は、多磨全生園の正門。二〇一六（平成二十八）年、石井さんが初めて療養所にカメラを向けたときのものでした。それに続いて、患者収容桟橋や厚い壁、解剖台、納骨堂、火葬場といった隔離を象徴する写真の数々

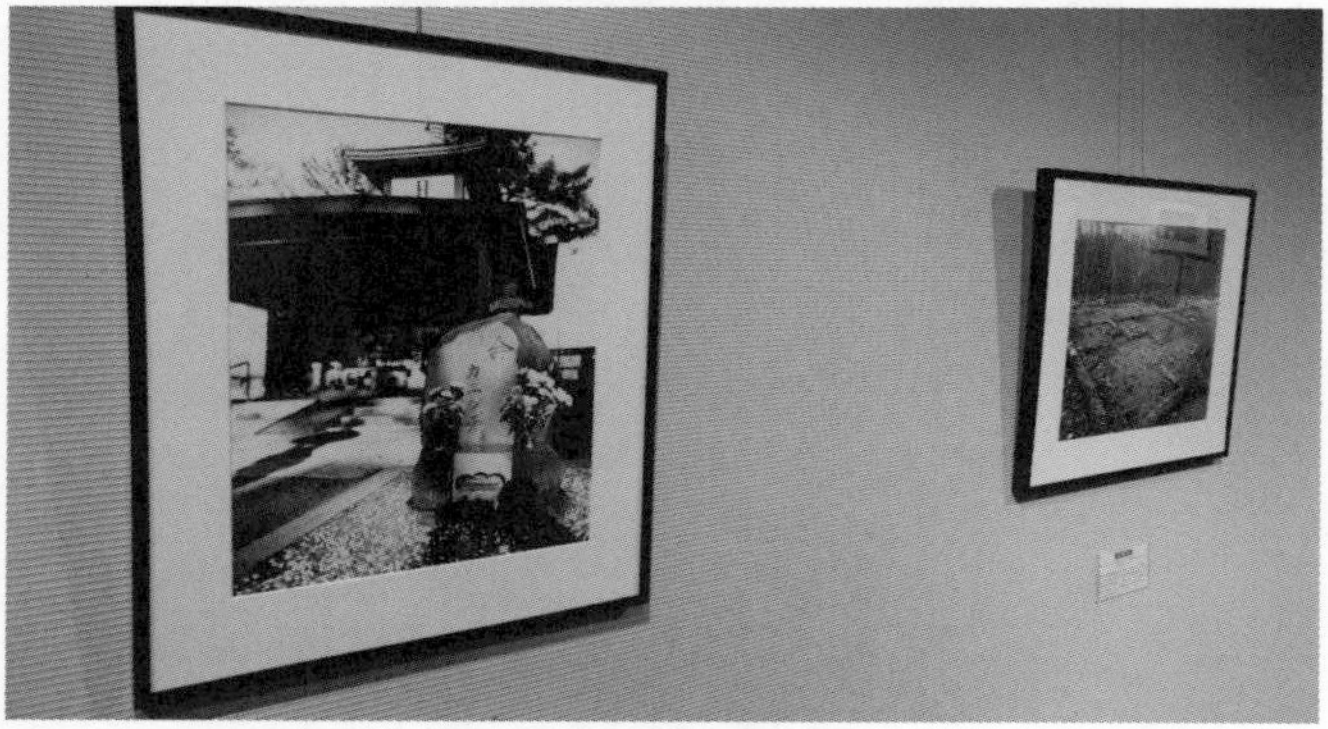

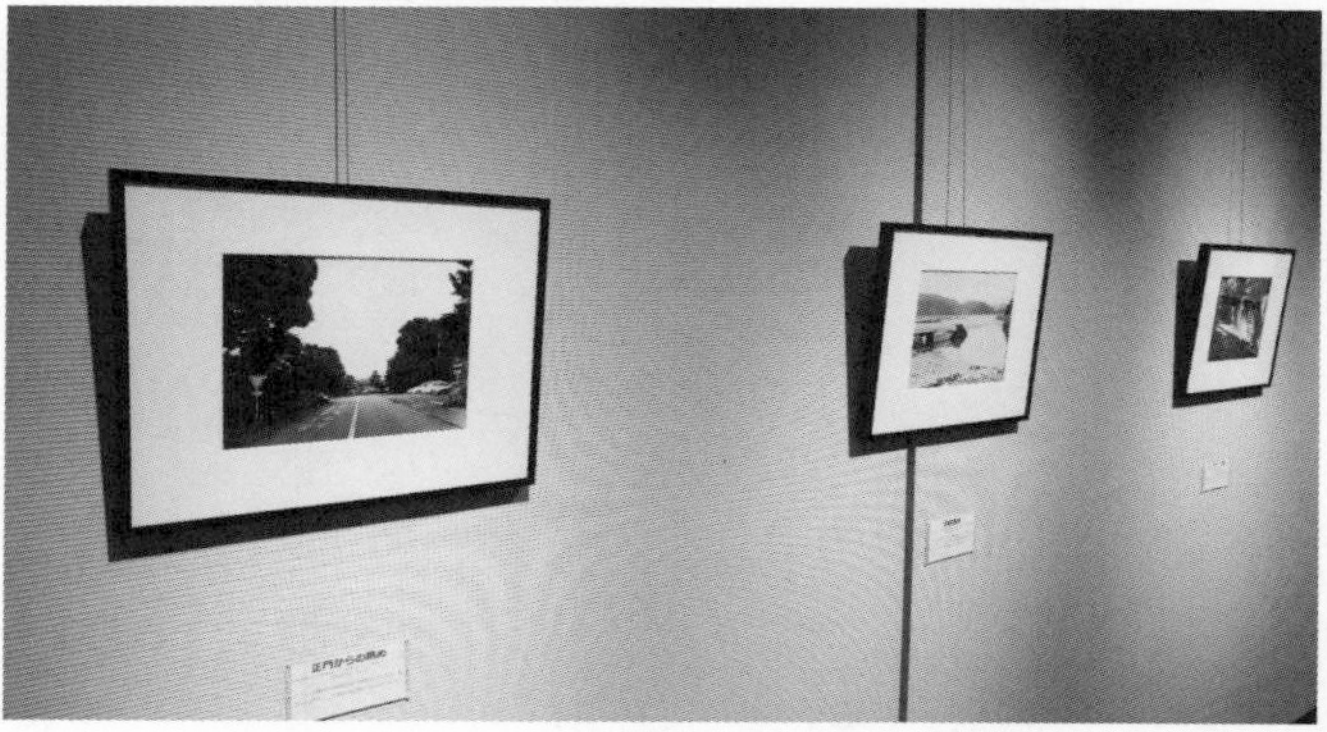

写真展は 2020 年 9 月 19 日から 12 月 6 日まで開催

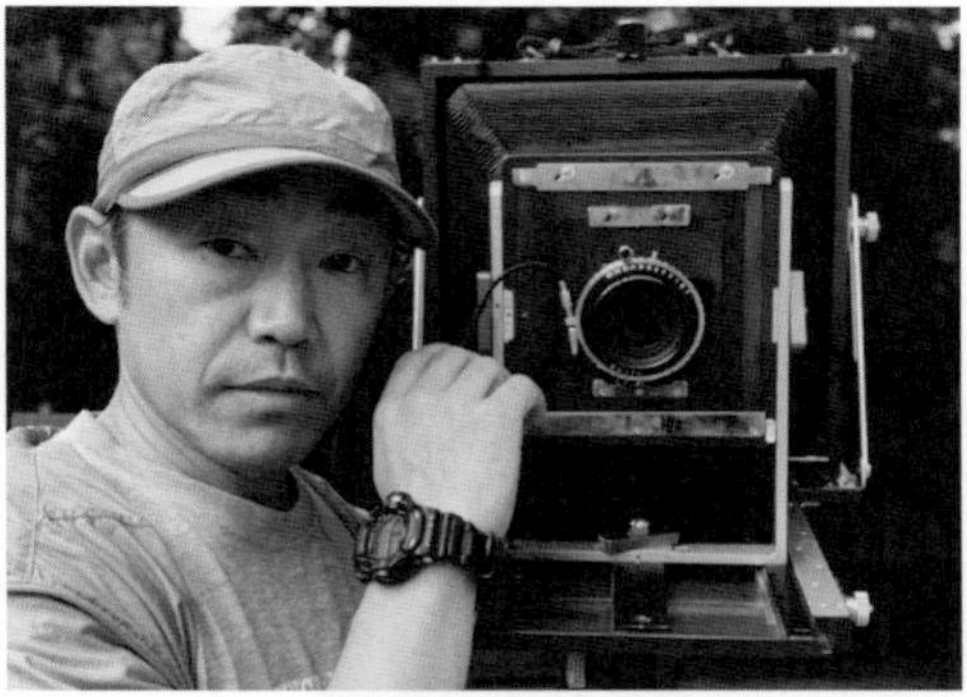
全療養所を訪ねた石井正則さん（石井さん提供）

……。そして入所者の笑顔。

最後のコーナーでは、「人間回復の橋」や、療養所内に新たに設けられたケアセンター、入所者が植えた桜など〝療養所のいま〟に触れることができました。

十月十一日には石井さんによるトークイベントが、動画共有サイトＹｏｕＴｕｂｅで会場から配信されました。

このなかで石井さんは、最初に全生園を訪れた日を振り返りました。

「明らかにこの場所は空気が違うと感じました。この空気をフィルムにとどめておかなければと思い撮影したんです」。そして、入所者との関係にも触れ「いつもパワーをもらって帰ってきます。人生の師匠に会いに行っているような気持ちです」と話しました。

私も二十年近く岡山の療養所に通わせてもらっていますが、同じようなことを感じています。取材というよりも、学びに行っているような、励まされに行っているような……。家族との別れや病気の苦しみ、偏見と差別……そんなものを乗り越えてきた皆さんだからこその強さや優しさに惹かれる自分がいます。

企画展の様子を番組で紹介するにあたり、石井さんがコメントを寄せてくださいました。

「ハンセン病のことをよく知らないと行っちゃいけないんじゃないか？　と構えたりせず、むしろあまり調べたりせず、まっさらな状態で観に来ていただきたいです」。

全国の療養所を訪ねて感じたことも記してくれました。

「信じられないようなことが起こっていて、そして誰でも、その信じられないようなことをしてしまう可能性があるということを感じました。また、療養所のなかで苛烈な人生を歩んでこられた方々の『生きる力』にたくさんのエネルギーをいただきました」。

スポーツ、音楽、絵画

こんな企画展も見ごたえがありました。二〇一六年秋に開かれた「生きるための熱～スポーツにかける入所者たち～」。療養所のなかで行われていたスポーツの記録です。ハンセン病療養所の入所者とスポーツ？……不自然に感じるかもわかりませんが、こんな説明がつけられていました。

「重症化する前に収容された人も多く、またハンセン病は急激に症状が進むことは少ないため、スポーツに取り組む体力が十分にある入所者が多くいました。また、症状が進んでそれらを観戦することしかできない入所者にとっても『血を湧き立たせ』る場面というものが不可欠だったのです」。

　企画展では、一九三〇年代から六〇年代にかけて野球がもっとも多く行われていたことや、療養所同士の対抗戦が組まれていたことが紹介されました。

　さかのぼれば、一九一〇（明治四十三）年にはすでに運動会が催されていた記録があり、その後、野球やテニス、相撲が行われるようになります。戦後は、バレーボールやソフトボール、バドミントンなどが人気を集めました。

　一九七〇年代には「再び入所者を虜にするスポーツが登場します」（企画展図録より）。それが、ゲートボールでした。

　第一章・為さんの章で説明しましたが、少し加えるなら、ゲートボールは適度な運動量であり、障がいがあってもスティックでボールを打つことができればプレーに参加でき、コートで入所者同士が交流できるという良さがあったようです。女性が参加できた点も、野球とは異なっていました。

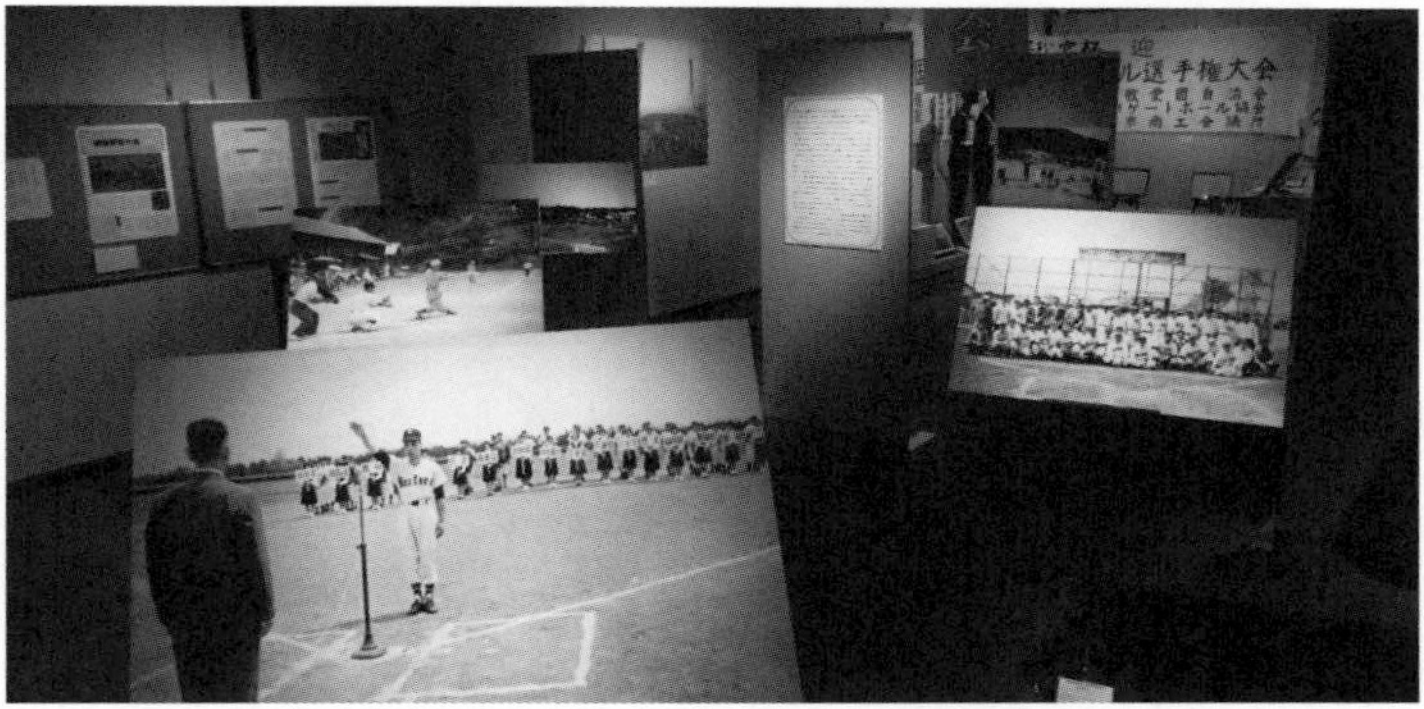

入所者は様々なスポーツに打ち込んだ

各園のチームはとても強く、星塚敬愛園（鹿児島県）のチームは四度、長島愛生園のチームは二度、全国ゲートボール選手権で優勝を果たしています。

この企画展の名前は「生きるための熱」。改めて、開催趣旨に目を向けてみましょう。（抜粋）

入所者には、限られた空間と選択肢しか許されない療養所の中でも生きていることを実感するために、また自分が患者・回復者だということを一時的にでも忘れられる時間を手に入れるために、熱中するものが必要でした。

生きがいを見出し療養生活を少しでも充実したものとするために、また社会と関わる場面を手に入れるために、没頭し他人と対等に渡りあえるものも必要でした。

入所者にとってスポーツは、単なる娯楽の域を越えて、生きるために必要なものだったのです。

音楽に触れる企画展もありました。二〇一八年春に開かれた「この場所を照らすメロディ～療養所の音楽活動～」です。

各療養所には、楽団や音楽サークルがありました。長島愛生園の青い鳥楽団や松丘保養園（青森県）の楓音楽クラブ、菊池恵楓園（熊本県）の文協管弦楽団、星塚敬愛園のブルースカイ楽団など。

目が見えない入所者は点字の楽譜を舌読し、手が不自由な人は、演奏できる楽器を選んで練習に取り組んだといいます。園内で演奏会を開催したり、のど自慢で演奏を担当したり、また活動の場を療養所の外に広げていった楽団も少なくありませんでした。

青い鳥楽団のバンドマスターでウェルズリー・ベイリー（1）賞を受賞した近藤宏一さん（故人）は「自分たちの活動がハンセン病問題の啓発活動になっていることが大きな喜びでした」と話しています。

会場では、バイオリンやギター、マンドリン、サックス、アコーディオン、ドラム、ハーモニカなど実際に使われた楽器の数々も展示されました。また「青い鳥行進曲」など、かつて録音された演奏が流れていましたが、様々な背景を知った上で聴くと、練習の風景が目に浮かび、演奏会の盛り上がりが伝わってくるような気がしました。

サークルといえば、絵画サークルもいくつかの療養所で誕生し、文化活動の重要な一角を占めていました。なかでも、

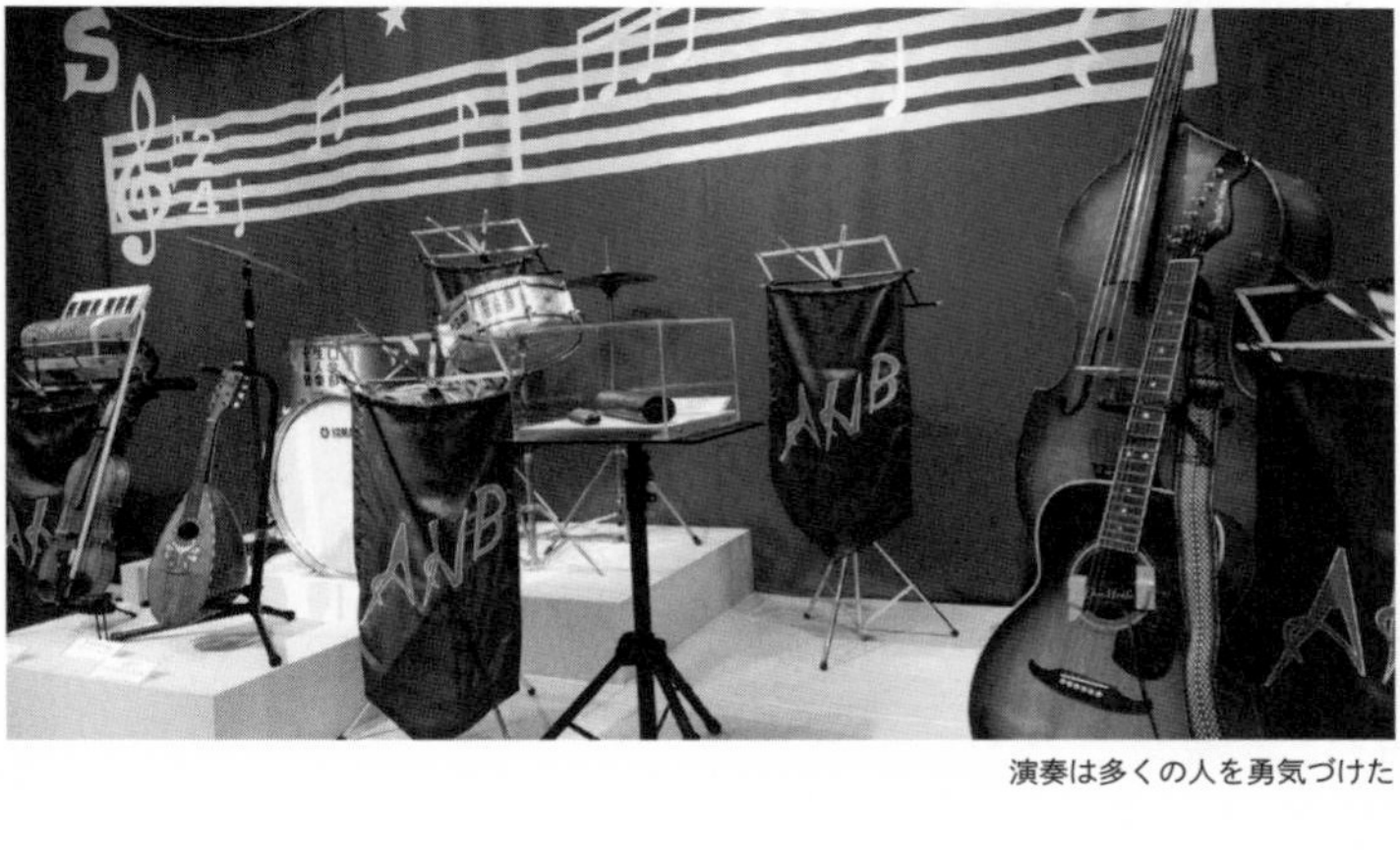

演奏は多くの人を勇気づけた

菊池恵楓園（熊本県）の絵画クラブ・金陽会は一九五三（昭和二十八）年の発足以来、十～二十人の入所者が活発に活動を続け、九百点以上の作品が残されています。

毎週金曜日に活動していたことから「金曜会」と名付けられましたが、皆が描く絵が暗かったので、せめて会の名前だけでも明るくしようと、太陽の「陽」の字をとって「金陽会」と改称したそうです。これまで、地元の熊本市現代美術館をはじめ各地で絵画展が開催されてきました。

二〇一九年六月、東京での初開催となった金陽会展にお邪魔すると、まず、三重県出身の入江章子さん（故人）の穏やかな作品が目にとまりました。

入江さんとは直接の面識はありませんが、三重テレビが放送していた情報番組「エムテレ」の視聴者取材コーナーで、元三重県職員（ハンセン病担当官）の村田長次さんが熊本の入江さんを訪ねた様子をリポートしてくれました。今から十八年前のことですが、そのとき（映像のなかで）出会った入江さんのやさしい表情が、展示された絵と重なって感じられました。

メンバーが描くのは、故郷や家族、幼い頃の数少ない楽しい思い出、病気になっていなければこんな生活をしたかったという願望、療養所の負の側面などですが、どの作品からも、強さに裏打ちされた優しさのようなものが感じられました。風景や人を見るというよりも、入所者のこころを見

（1）ザ・レプラシー・ミッション（本部・イギリス）が一九九五年に創設した賞で、ハンセン病による困難に向き合い克服した人などに贈られる。

たような気がしました。

取り戻せていないもの

ところで、常設展示室には、ガラスに入った展示物がありました。展示物といっても文字だけが書かれたプレート。「取り戻せていないもの」と題して、四つの言葉が並べられています。

入所前の生活　人生の選択肢　家族との絆　社会との共生

私は、この展示ケースのタイトルが「取り戻せなかったもの」ではなく「取り戻せていないもの」となっていることに、ほんのわずかな希望を感じました。まだ取り戻せる余地があるというニュアンスを残している点で……。

「入所前の生活」に戻ることはできませんし、入所者の平均年齢が八十七歳となった今、「人生の選択肢」を取り戻すことも限界があるでしょう。

しかし「家族との絆」については、黄光男さんが語っていたように、家族訴訟の判決を受け入所者に連絡をとる人が一人でも二人でも出てくることが期待されていますし、その可能性もゼロではありません。

そして「社会との共生」も、部分的ですが戻りつつあります。

二〇〇八（平成二十）年、議員立法によりハンセン病問題の解決の促進に関する法律、いわゆるハンセン病問題基本法が成立し、翌年に施行されました。この法律は、療養所で暮らす元患者の医療と生活の保障、社会復帰支援、それに名誉回復を国に義務づけたほか、国立ハンセン病療養所の施設・土地を地域住民や自治体が使えるようにする規定も盛り込んでいます。

これを受けていくつかのハンセン病療養所には、近隣住民らが利用する施設が誕生しました。多磨全生園（東京都東村山市）には、二〇一二（平成二十四）年七月に花さき保育園が開園。

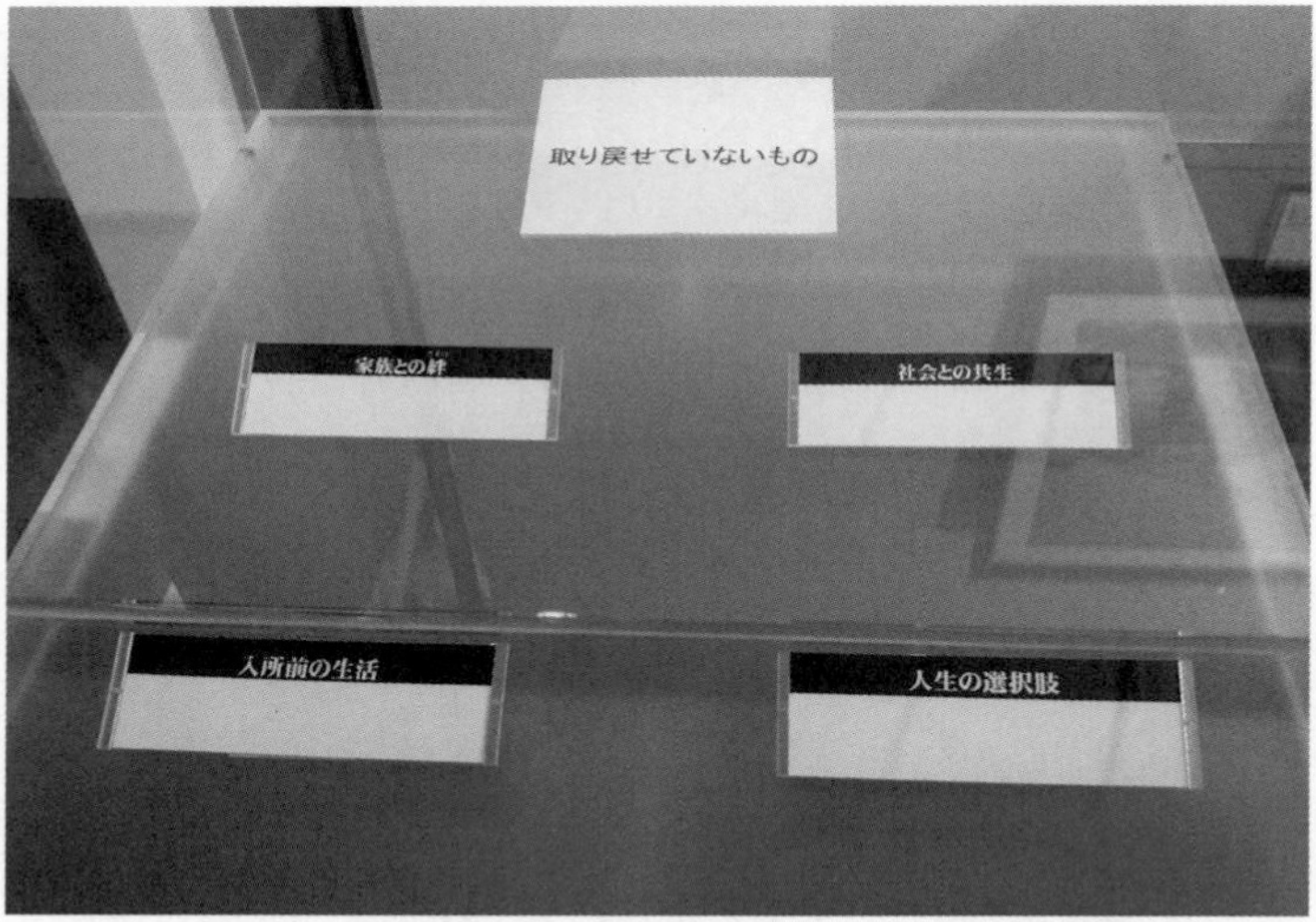

展示「取り戻せていないもの」

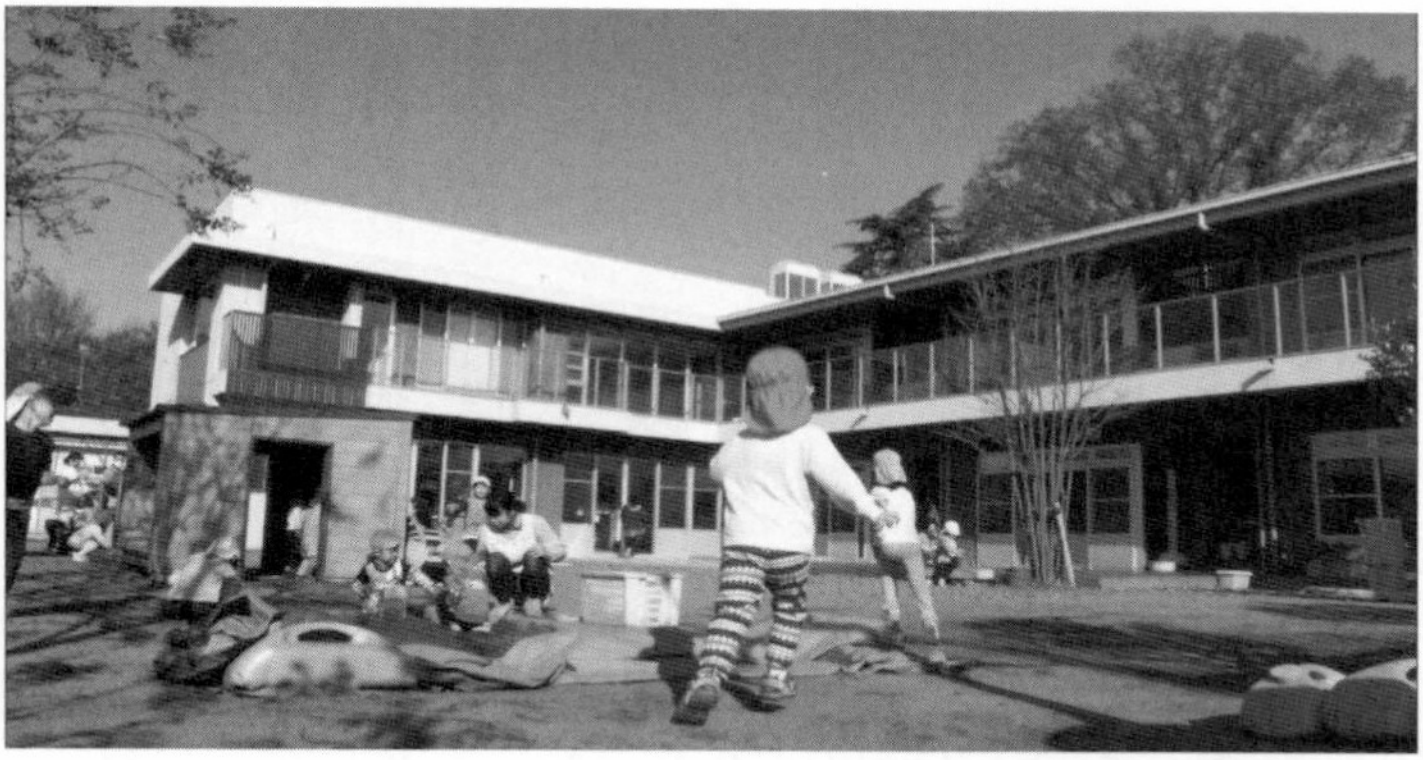

療養所内に響く園児の歓声

二〇一九年十二月中旬にお邪魔したとき、森田紅副園長は「先週の土曜日にお楽しみ会が終わったばかりなんです」と説明してくれました。春には園児が全生園を散策し、全生園の夏祭りには園児が招かれ、九月には敬老会……定期的に交流が続いているようです。

また邑久光明園には、特別養護老人ホームせとの夢が建設され、入所者同士の交流が行われるようになりました。

ハンセン病療養所は、当然ながら入所者が増えることはなく、減るばかりです。そんななかで新しい話し相手ができることは、療養所と特養、双方の入所者にとってよいことではないでしょうか。

ただ、考えてほしいことがあります。いま私が述べてきた「社会との共生」は、いずれも療養所の外から〝社会〟が入ってくるものでした。それが本来の共生でないことはわかっています。ハンセン病回復者が、故郷を含めて暮らしたい場所で過ごし、希望する仕事に就き、子孫を残していく……そうあるべきだったのです。

しかし、それがかなわなかった……。本当の意味での社会との共生ではありませんが、いまは狭義の〝共生〟を進めていくしかないのかもしれません。

国立ハンセン病資料館
東京都東村山市青葉町4-1-13
電話：042-396-2909
開館時間：午前9時30分～午後4時30分
休館日：月曜・国民の祝日の翌日など
資料館は、新型コロナ感染拡大防止のため、開館時間短縮、事前予約・定員制を導入しています（二〇二一年八月現在）。最新の情報はホームページ等でご確認ください。

コラム3

物語を秘めている場所で

喫茶さざなみハウス店主　鑓屋翔子さん

長島愛生園に、私（小川）が大好きな場所があります。それは「さざなみハウス」…カフェです。

ハンドトリップのコーヒーや地元の食材を活かした週替わりのランチが人気のお店。

店主は、鑓屋《やりや》翔子さん。大阪市出身で、空き家の改修に携わったり商工会やＮＰＯで勤務した後、二〇一九年七月にお店をオープンしました。

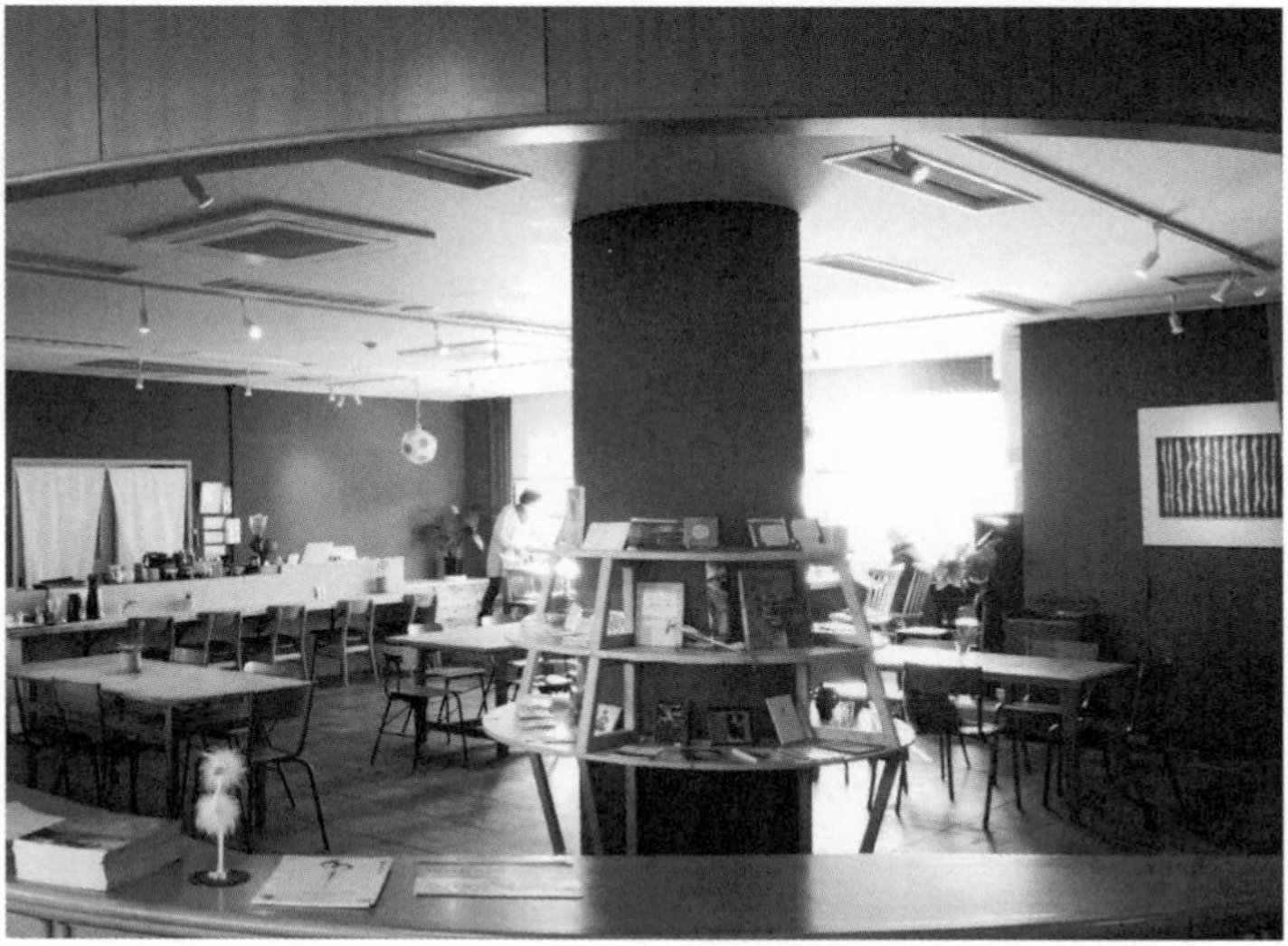

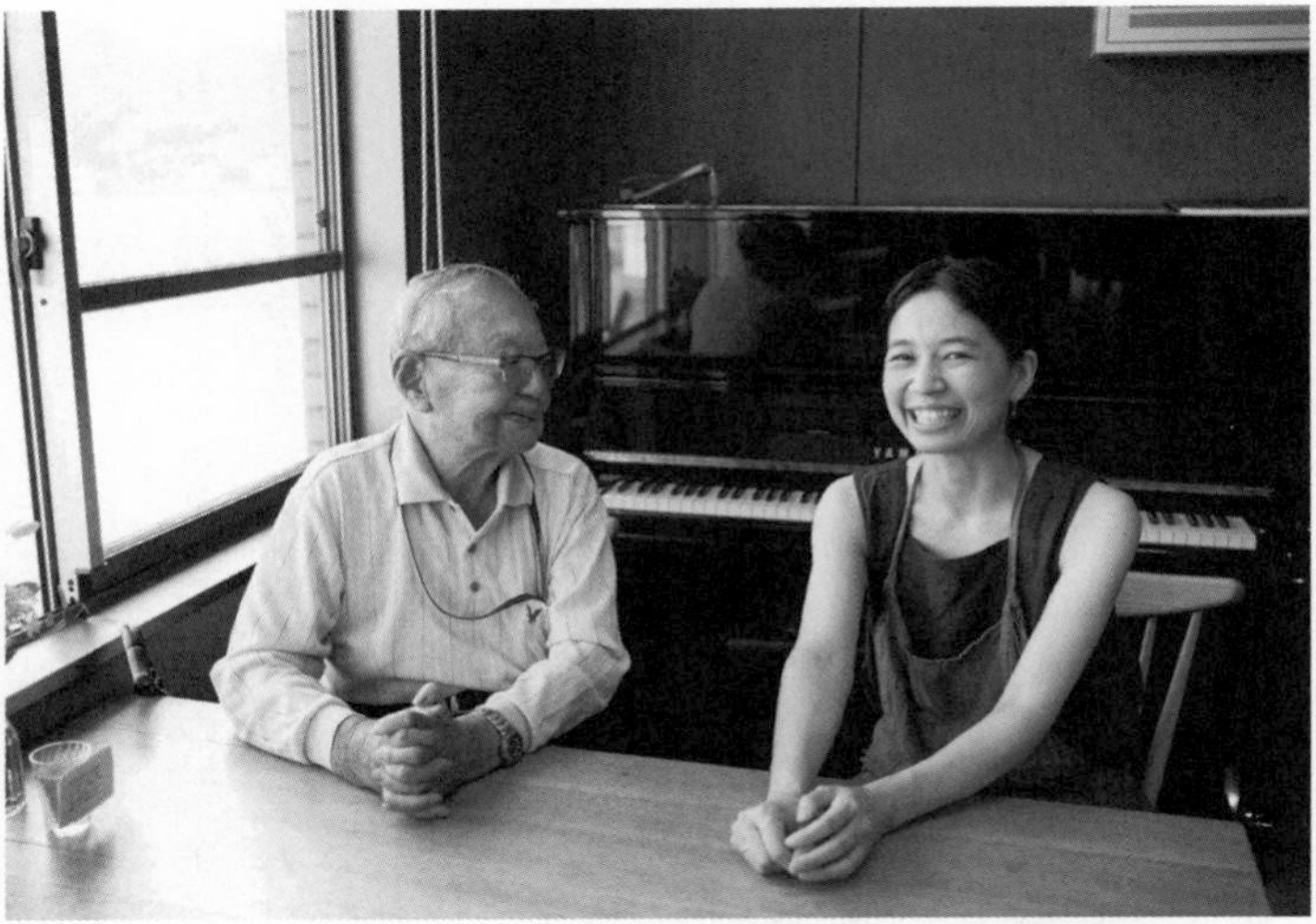

鑓屋さんと自治会長の中尾さん（撮影：山口彰久）

愛生園福祉課事務所の移転に伴って建物の利活用が検討される中で「喫茶店の運営をやってみないか」と打診を受けたのです。

「お店をしたいという気持ちはありましたが、ハンセン病についてはニュースで聞く程度でした」と話す鑓屋さん。

「長島は交通手段も限られている本当に不便な場所で、自治会との打ち合わせを重ねてみても、ここで喫茶店がうまくいくのか誰もが不安で、まさに見切り発車のような状態でした」。

でも「島の自然や歴史に触れた時、土地が持つパワーにピンときて、物語を秘めている場所に自分を委ねてみたいという気持ちが強くなりました」。

さざなみハウスでは、アート展や音楽ライブ、朗読のイベントなども行われています。

鐺屋さんは、こんなことも期待しています。「歴史館で学ぶことも大事ですが、海の近くにあるから行ってみようとか、このアーチストが好きだからライブに参加しようと来てもらった人が、ここで断片的にでもハンセン病の歴史に触れたり入所者と話すきっかけになれば……」。

お店を訪れる入所者も少なくありません。「ハンセン病というとネガティブなイメージで語られることが多いので、一体どんな悲惨な気持ちを抱えている人なんだろうと最初は緊張していたんですが、お店に来てくれるのは、自分の祖父母と変わらない年代の人たちでした。長島の人たちと過ごす中で、自分の思考や価値観がいかに頑固だったのかを反省し、想像力のなさにうんざりすることも。ハンセン病問題に限らず、世の中のいろんな事に対してどれだけ解像度を高めていけるか、そしてそれがきちんとできる自分なのかを考えるようになりました」。

さざなみハウス（長島愛生園内）
営業時間：午前8時～午後4時（土日は午後6時まで）
定休日：月曜と火曜
電話：080-2923-0871
「青い鳥楽団の足跡」をテーマにした演奏会や「愛生」誌を読むイベントなども開催。

第十一章　遺《のこ》すことば
～差別なき社会へ～

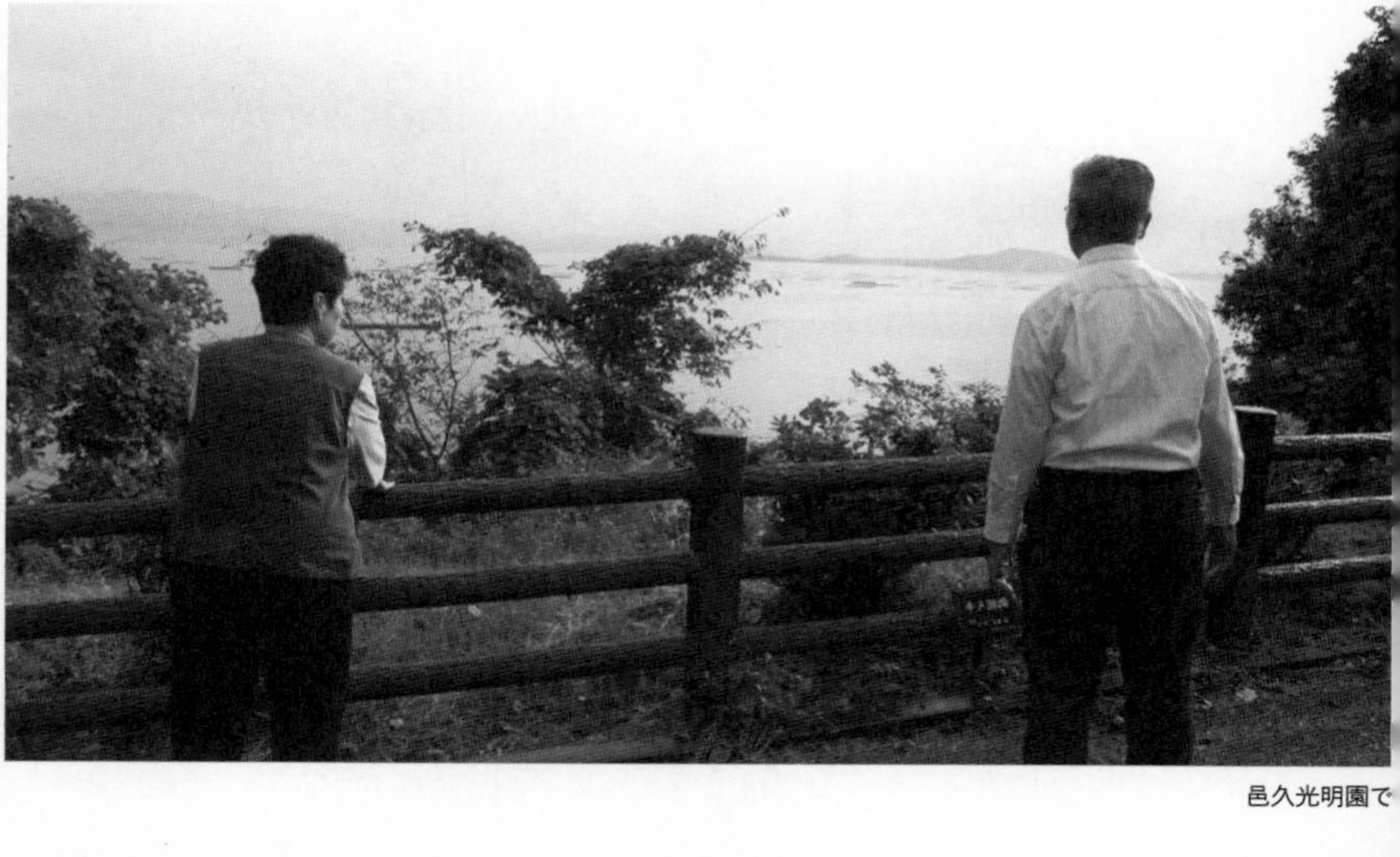

邑久光明園で

不十分だった報道

らい予防法の違憲性を問うた国家賠償請求訴訟は二〇〇一年、原告が勝訴。この裁判では、行政のみならず政治家もその責任を問われました。判決では、「一九六〇年にはらい予防法の隔離規定の違法性は明白になっており、規定を改廃しなかった立法上の不作為の違法性を認める」と記されています。

政治家も無関心だった……その背景を考えていくと、報道機関が果たした役割のぜい弱さに突き当たらざるをえません。

いくつかの新聞社や放送局は、ハンセン病を題材に丹念な取材を続け特集を組むなどしたものの、三重テレビを含め多くの社は継続的なテーマにすることはありませんでした。

言い訳をするわけではありませんが、厚生労働省の啓発パンフレットを見るとハンセン病に関する年表があり、一九六四年から一九九三年までは空白となっていて、岡山県のパンフでは、一九五三年から一九八八年までが途切れています。しかし、その約三十年の間に何も問題がなかったわけでは当然ありません。

療養所の中では何千人という人が生活し、社会へ出た人は差別や病気の再発に苦しみました。また、らい予防法の廃止をめざす動きもみられました。にもかかわらず、多くのマスコミはそこまで目を向けるに至らず、「もうすんだことだ」とか「一部の人のことだ」といった理由をつけて目をそらし、取材課題にのせることはなかったのです。

もし報道機関が隔離政策の誤りを大々的に提起し、それが国民まで届いていれば、〝国民の代表〟である国会議員も無関心でいられなかったのではないか、場合によっては国会＝法律を動かせたかもしれない……そんな気もしています。市民の皆さんに問題の存在を知らしめなかった責任は免れないと感じています。

「人間回復」の主体は

ハンセン病問題を語るときに「人間回復」というフレーズがよく使われます。それは、差別された側が権利を回復したという文脈で使われるのが普通でした。例えば、橋が完成した、療養所の外へ出られるようになった……。

しかし、駿河療養所（静岡県御殿場市）で入所者自治会の会長を務めていた西村時夫さん（故人）は、講演のたびに疑問を投げかけました。「人間回復をするのは、果たして私たち元患者の側でしょうか」と。「面倒な病気の人を排除して、あとの人たちが幸せで快適な生活ができるということがあるのでしょうか。あったとしても、それが人間の本当の喜びであり幸せなのでしょうか」。

また、無癩県運動のなかで患者の居場所を保健所などに通報し、強制収容に力を貸したのは市民。国の政策の誤りが厳しく指弾されるべきはもちろんですが、長年にわたって差別を放置してきた市民の側こそ、人間性を回復しなければならないというメッセージにほかなりませんでした。

家族訴訟原告団副団長の黄光男さんは、判決のなかのある部分に注目しました。

国は、ハンセン病隔離政策等により、患者の家族が大多数の国民らによる偏見差別を受ける一種の社会構造を形成し、差別被害を発生させた。(判決要旨より。傍点引用者)

「社会構造ってそもそも何なんだろうと考えたときに『世間』っていうものがある。日本独特の文化みたいなもので、わざわざ『さま』をつけて『世間さま』とか『世間に顔向けができない』とか『世間体が悪い』とかいろんなときに使われますが、そんな世間っていうものが、まだまだ差別を残している……。(差別の)本丸である世間にどうやって訴えていくか、そこに力を入れて啓発を進めていきたい」(黄さん)。

この本を書いている私自身も〝世間〟の中にいます。日常生活のなかで、まだまだ人間回復ができていないと感じることも少なくありません。自分の言動を後悔することもしばしば。そんなとき思い浮かべるのは、入所者の皆さんの顔。

幸子さんの手紙

為さんは、三重県内の小中学校を何度か講演に訪れました。二〇〇五年に伊賀市の柘植《つげ》中学校に招かれた際、妻の幸子さんも三重に来ていたのですが、生徒の前に立つことはありませんでした。その代わり、幸子さんは手紙を書いたのです。先生によって読まれたその手紙には……


この機会に皆様にお目にかかることも考えましたが、やはり勇気がありません。

それで、私の考えを少し綴ってみます。

私がハンセン病とわかったのは昭和二十三年頃なので、薬もなく食べるものも十分にない時代でしたので、手や足、顔に強く後遺症が残ってしまいました。

ハンセン病には大きな特徴があります。

それは、後遺症が出ているところは神経が麻痺しているので、熱いとか痛いとかがまったく感じないのです。

その後遺症は、残念ながら今の医学でも元には戻りません。

だからといっていつまでもくよくよしていても仕方がないので、自分の障害を受けとめて、残された目をいかして、何でも挑戦しています。

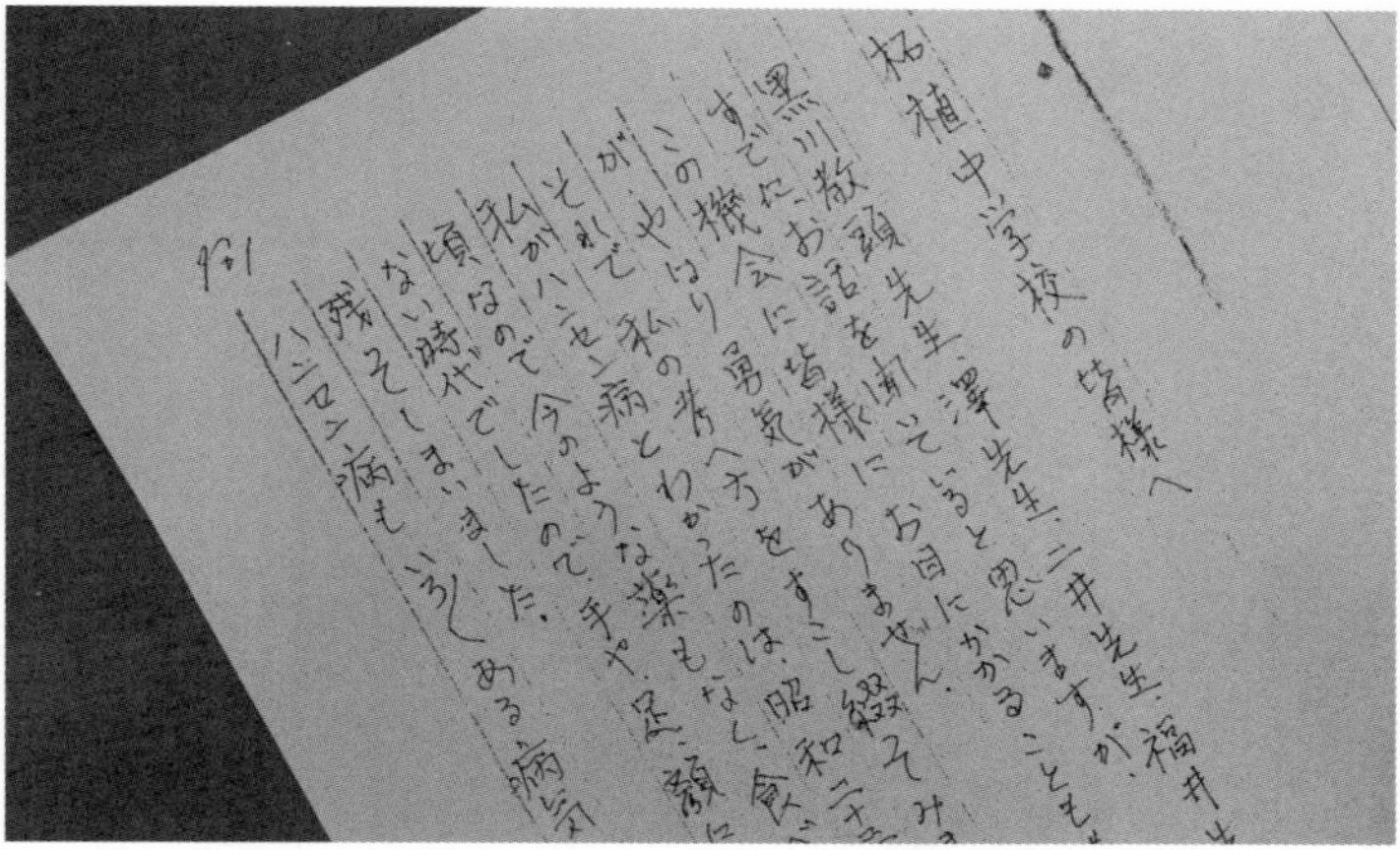

自分は障害者だからといって甘えていては何もできません。

何としてでも「やるのだ」という強い気力を持っていればできるのではないでしょうか。

中学生の皆様にお願いです。

障害者もみんな頑張って生きているのですから、街で出会っても振り返って眺めたりせず困っているなと思ったら普通に声をかけ接していただければ嬉しいです。

私はいつも心の中で「為せばなる、為さねばならぬ何事も、ならぬは人の為さぬなりけり」と、自分に言い聞かせています。

平成十七年六月末日　　川北幸子　記

思い残すことはひとつ

長島愛生園にお洒落なカフェがオープンしたのは二〇一九年夏。お店の名前は「さざなみハウス」。園外からも多くの人が訪れる憩いの場となっています。

このカフェでひとときを過ごすのは、為さんの楽しみのひとつでした。

二〇二〇年十月、取材でお邪魔した際、為さん夫妻と三人でコーヒーを飲みにさざなみハウスへ。

幸子さんは、ふとした拍子に、為さんにこんなことを尋ねました。

「思い残すことはないんか?」と。

答えは間髪入れずに返ってきました。

「子どもがおらんこと」。

為さんは続けました。

「私の家系、四十二代で終わりですよ。それはやっぱり悔しいです。でも、ここへ来て口だけでも元気でおれるということは、ええことですよ。ここへ来て七十三年。もうちょっと生きたいとこやけど」。

後から思えば、幸子さんは、私に聞かせるようにあえてそんな質問をしたのかもしれません。入所者にとって、子どもを持てないことは、心にあいた大きな穴のように感じました。彼らの言葉を

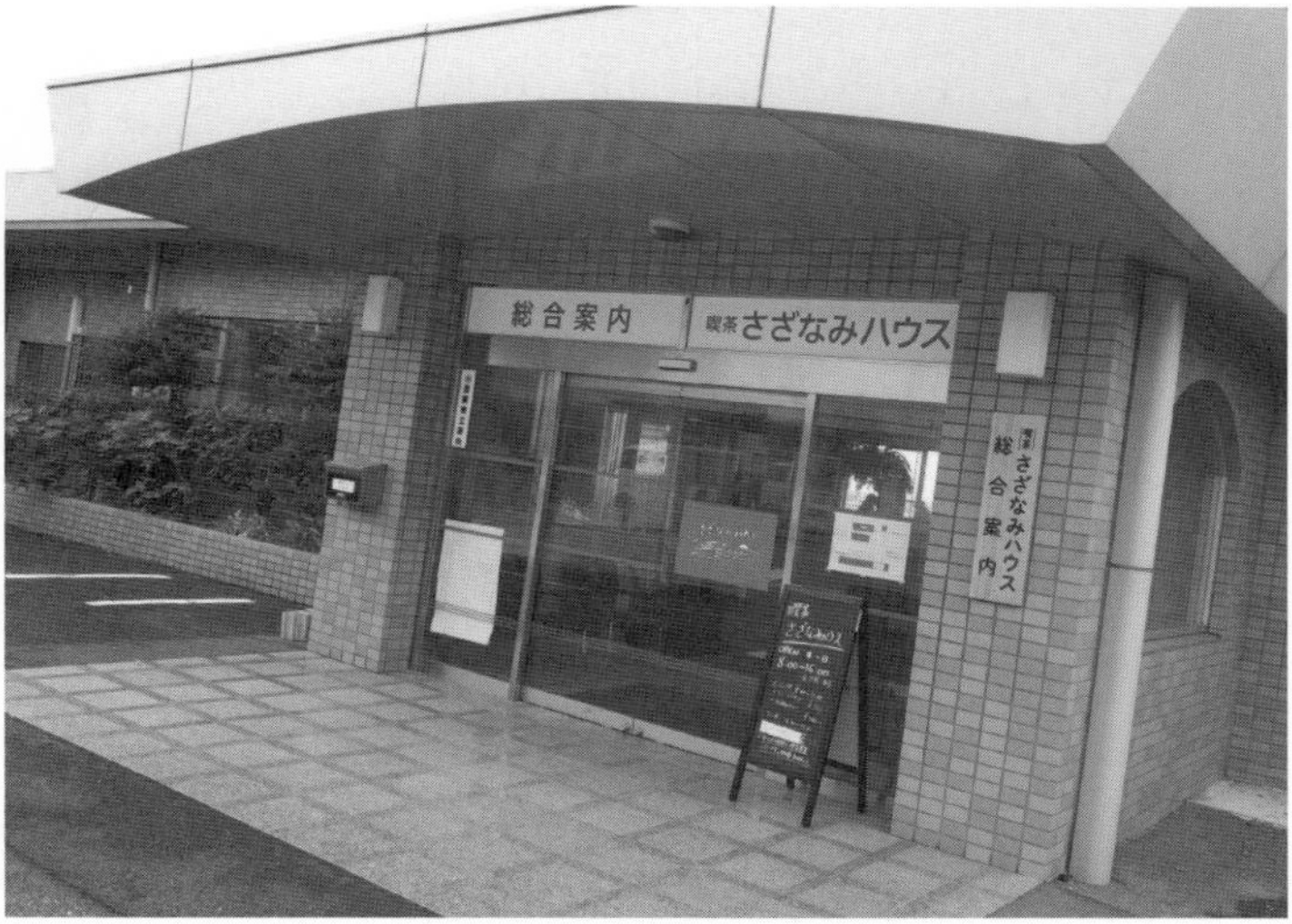

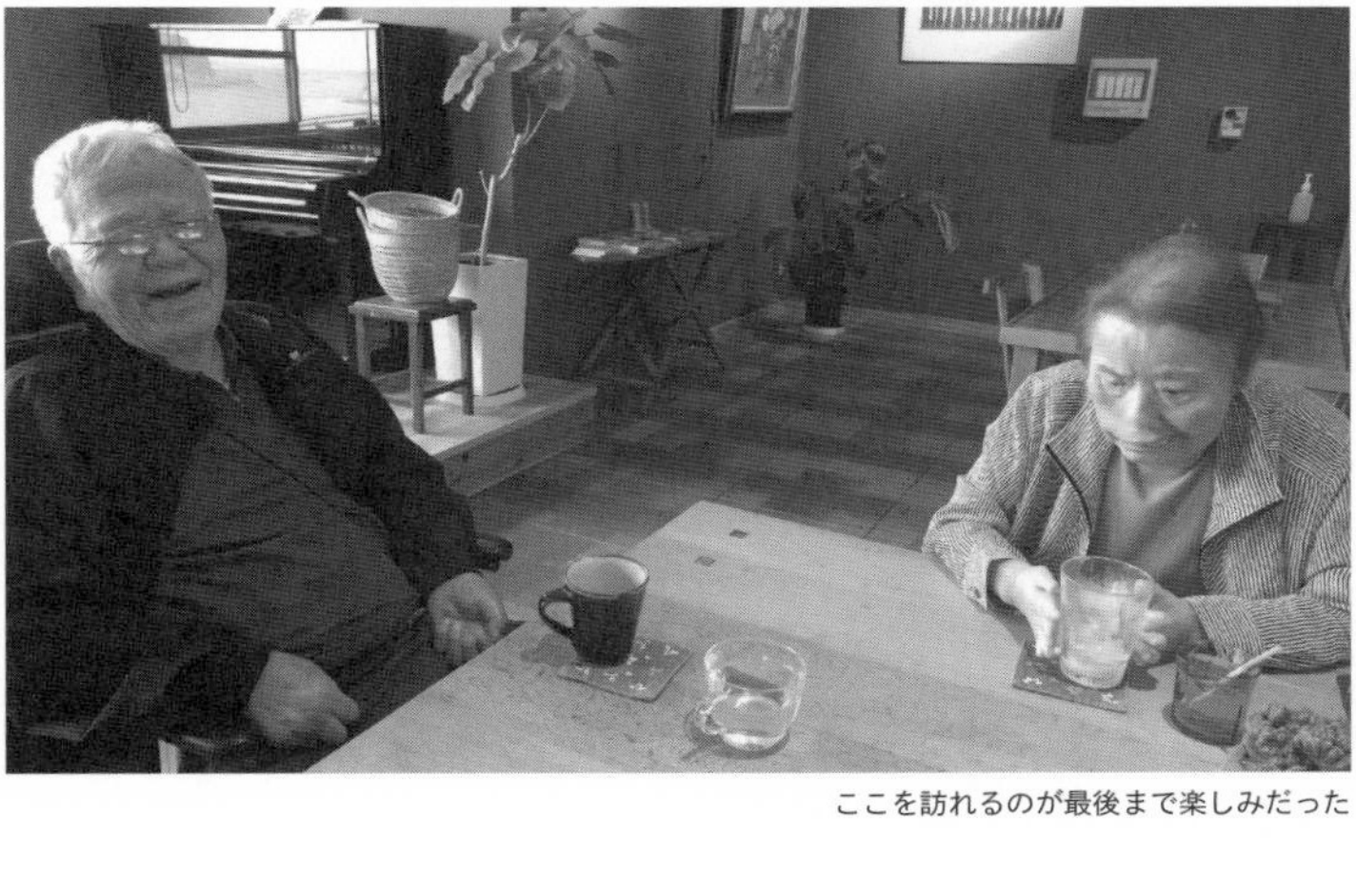

ここを訪れるのが最後まで楽しみだった

聞くと、逆に家族の大切さが身に染みてきます。

為さんたちと知り合った翌年の二〇〇三年、私に息子が生まれました。そのとき、為さんが言ってくれた言葉です。

「子どもをぎゅーっと抱きしめてやり。子どもを胸に抱くとあったかいぞ」。

為さんのなかにどういう思いがあったのかはわかりません。私は、涙が出そうになりました。少し嬉しくて、そして、哀しくて……。

同じく愛生園で暮らす田沼きぬえさんは、こんな言葉を残していました。

「みんなね、家族そろって暮らせるということを喜んで生きていかないかんと思います。道を外れたことをせずにやっていってほしい」（二〇〇二年四月のインタビューで）。

家族とともに暮らせるのは、この上ない幸せだと、改めて気づきました。

虹のむこうには

ハンセン病回復者の皆さんが力をふりしぼってまいてくれた種は、県内でも芽が出つつあります。

ハンセン病問題を自身の問題として考えようと、二〇〇九年に「ハンセン病問題を共に考える会・みえ」が発足しました。このグループは、三重県健康福祉部（現・医療保健部）などとともに毎年、

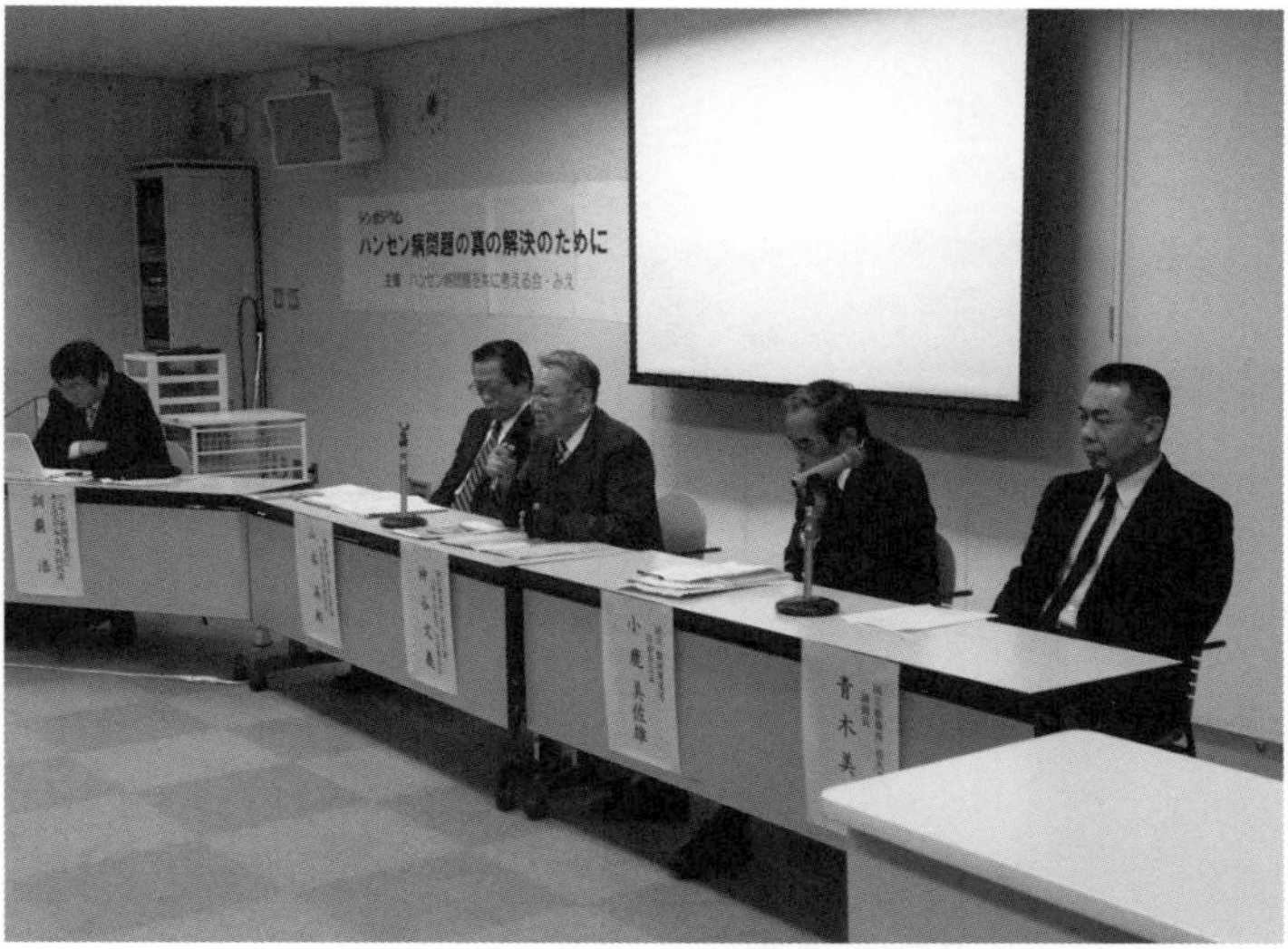

療養所関係者を招いたフォーラム（2010 年）

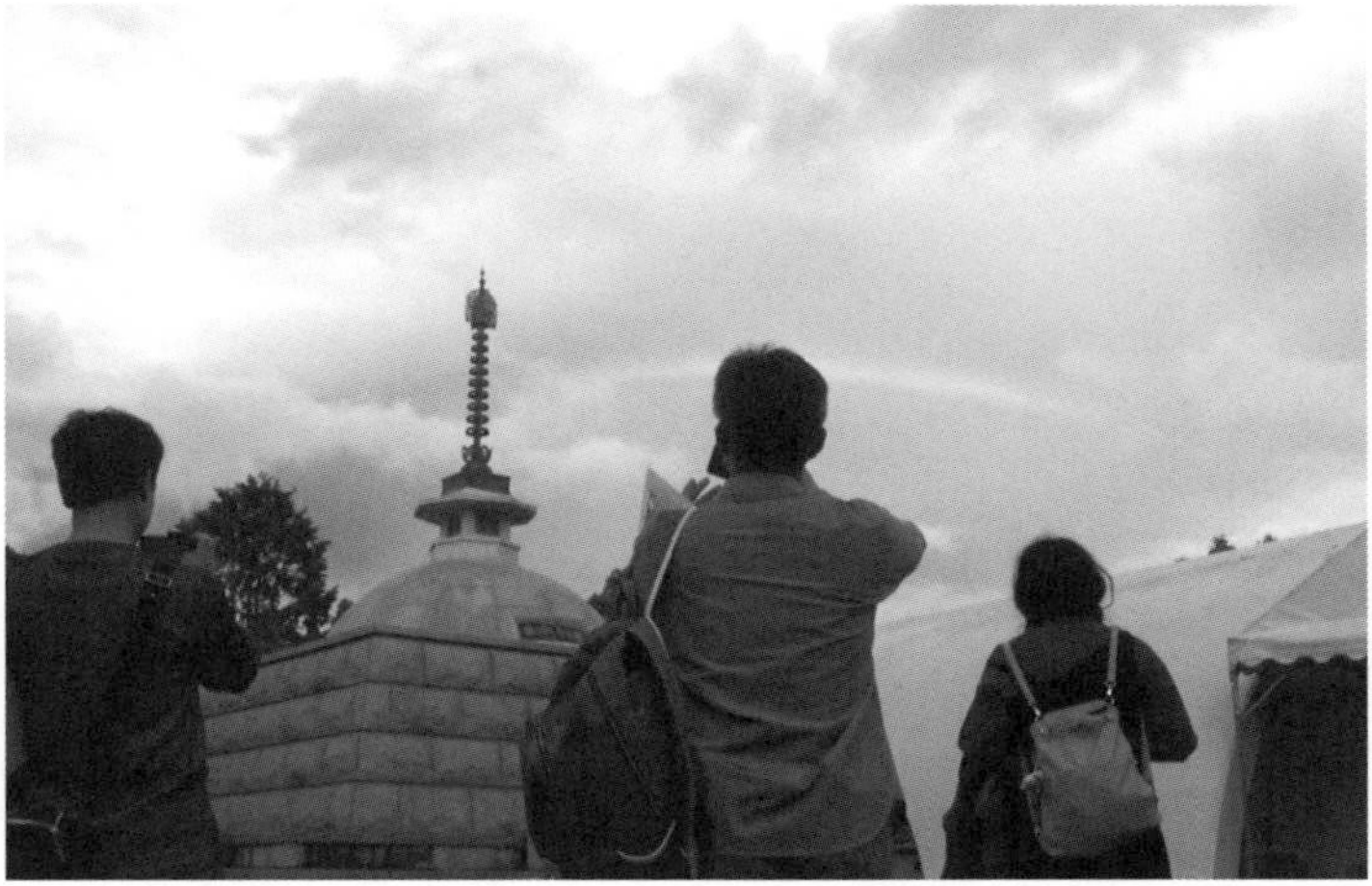

啓発事業を実施。シンポジウムのほか、ハンセン病をテーマにした演劇の上演やコンサート、パネル展、それに三重県出身者の絵や陶芸を集めた作品展も開催しました。第七章で取り上げたフィールドワークも、その一環です。

そして、入所者の個人的な里帰りも実現しました。津市出身で、愛生園で暮らしていた田端明さんは二〇〇三年、地元有志のサポートで六十三年ぶりの本格的帰郷（一泊二日）を果たし、その後、一部の親族とのつながりも戻りました。

一方、研修を含めて三重から長島を訪ねる人も増え、入所者と家族ぐるみの交流を続けている人たちもいます。

三重テレビ放送も節目ごとに取材を行い、微力ですが、県民に知ってもらう手伝いができたのかなと思っています。

最後に、紹介したい光景があります。

二〇一九年秋に行った療養所フィールドワークで参加者が最後に訪れた場所は、長島愛生園の納骨堂でした。説明が終わったそのとき、納骨堂のむこうに虹がかかったのです。

参加者は、こう感じました。（レポートより）

納骨堂の向こうの空に虹がかかった光景を見た時、何か明るい兆しのようなものを感じた。（四十代・男性）

納骨堂から見えた綺麗な七色の虹は、真のハンセン病問題の解決により、偏見や差別のない世界への架け橋となってくれると信じたいです。（五十代・女性）

私も、虹のかけはしの向こうには、人を人として尊重する社会があることを願ってやみません。本当は思い出したくないし、話したくない……そんな体験を、人生の晩年になって語ってくれた人たちの意思と遺志を胸に刻み、取材活動を続けてゆきたいと思います。

寄稿　出会うこと。知ること。

常盤　貴子

三重テレビで制作されたドキュメンタリー「大ちゃんと為さん　～あるまちの風景～」のナレーション依頼を、番組のディレクターでもあり、本書の著者でもある、小川秀幸さんからいただいたのは二〇一六年。

ハンセン病については、教科書で習った程度の知識しか持ち合わせていなかったので、知るきっかけをいただけたと、有難く依頼をお引き受けした。

小川さんは、すぐにハンセン病に関する資料をあれやこれやと送ってくださり、ハンセン病患者の方々が受けてきた差別と誤解を、多くの人たちに知ってもらいたいという、想いのこもったお手紙もくださった。

この人は……出会ったんだな、と思った。

サン＝テグジュペリ作『星の王子さま』の中で、「人は出会い、共に時を過ごした相手には責任があるんだ」という場面が大好きな私は、出会いという千載一遇を無下にすることなく、しっかりと責任を果たそうとしている人を、どうにも応援したくなる。そして、私自身も「せっかく出会えたんだから」と、やはり飛び込んでしまうところがある。

小川さんはハンセン病の取材を二十年も続けていらっしゃるという。やっぱり。かく言う私も、今また、新たな資料をドッサリ送っていただき、こうして、文章を書かせていただいている。

先日、大好きな音楽家の阿部海太郎さんと話をしていると、「かつて長島愛生園にあった『青い鳥楽団』というハーモニカバンドに魅了されて、時折、愛生園で音楽イベントをやっているんです」と聞き、あまりにもタイムリーな偶然の一致に心躍った。

ナレーションをやらせていただこうと決めたときから、「時を告げる時計の針」は動き出し、自分の中で散らばっていた点が今、線になりつつあることを感じる。

私たちには、今、知る自由がある。調べようと思えばいつでも調べられ、知ることができる。これは平和そのものなのではないだろうか。知ることによって、理解し、判断することができるのだもの。

私はこれまで、色々な役をやらせていただいたけれど、その中でも、「国策」によって苦しめられた国民の痛みは、演じていても辛くなる。

だから私たちは、「国」といえども人が動かしているもの。間違えることだってあるんだということを心に刻み、見識を深め、自問自答しなければいけないのだと、本書を拝読し改めて痛感した。
この本を手に取られたあなたは、……もう出会ったのかもしれません。小川さんに。私に。愛生園や光明園に。ハンセン病に。
このことを伝えていく仲間ができたことを、心から嬉しく思います。一緒に知り、伝えていきましょう。

最後に、国立ハンセン病資料館に行ったことで出会えた、日本が誇る素晴らしい詩人、塔和子さんの詩を引用させていただきます。塔さんは、十一歳でハンセン病を発病し、香川県の国立療養所大島青松園に入所しながら、多くの詩を書かれています。

胸の泉に

かかわらなければ
　この愛しさを知るすべはなかった
　この親しさは湧かなかった
　この大らかな依存の安らいは得られなかった

この甘い思いや
さびしい思いも知らなかった
人はかかわることからさまざまな思いを知る
子は親とかかわり
親は子とかかわることによって
恋も友情も
かかわることから始まって
かかわったが故に起こる
幸や不幸を
積み重ねて大きくなり
くり返すことで磨かれ
そして人は
人の間で思いを削り思いをふくらませ
生を綴る
ああ
何億の人がいようとも

かかわらなければ路傍の人
　私の胸の泉に
枯れ葉いちまいも
落としてはくれない

――塔和子詩集『未知なる知者よ』海風社、一九八八年

（ときわ・たかこ　俳優）

おわりに

本書の第一章で、為さん夫婦の会話を紹介しました。

幸子さん「死んだらどこに入るんや？」

為さん「迷っとる」

幸子さん「知り合いも大勢おるし、ここ（長島愛生園の納骨堂）に入ったら」

それから四年後、為さんはこの世を去りました。眠るのは、故郷から二〇〇キロほど離れた長島愛生園の納骨堂です。

おふたりは様々なことを考え、話し合ってきたに違いありません。「納骨堂」は、その結論でした。

幸子さんは、こんなことをつけ加えました。

「魂は三重県に帰ってるかもわかりませんけど」

この言葉が、わずかな救いでした。

ハンセン病の取材では、これからも複雑な感情を抱き、やりきれない思いに陥ることもあるでしょう。

でも撮り続け、書き続けていくしかないと思っています。〝出会った〟からには。

最後に……

次の世代に差別を残さないようにとあえてつらい体験を語ってくれた回復者の方々や、療養所やボランティアの関係者、様々な意見を寄せてくださった視聴者のみなさんにこの場を借りてお礼申し上げます。

また、国立ハンセン病資料館や長島愛生園歴史館をはじめ各機関が提供してくださった貴重な資料や写真は、私の拙い文章を補ってくれるものでした。

取材・編集をともにしたスタッフや、出版をあたたかく見守ってくれた社内の人たちにも感謝しています。

そして出版にあたっては、的確できめ細かな助言をいただいた皓星社の晴山生菜社長と竹中龍太さんのお力がなければ本書が世に出ることはありませんでした。ありがとうございました。

二〇二一年は、らい予防法廃止から二十五年、国賠訴訟判決から二十年の年です。その節目に発刊したいという思いで進めてきましたが、これからが大切なんだ……常盤さんの文章はそんなことを感じさせてくれました。

様々な人たちとの出会いに感謝しつつ、ペンを置きたいと思います。

二〇二一年九月

小川　秀幸

ハンセン病関連年表（太字は三重県に関するもの）

一八七三年（明治六）	ノルウェーの医師、ハンセンがらい菌を発見
一九〇七年（明治四十）	「癩予防ニ関スル件」制定（放浪患者を収容）
一九〇九年（明治四十二）	全国五ヵ所に公立療養所開設
一九三〇年（昭和五）	初の国立療養所として長島愛生園開園
一九三一年（昭和六）	「癩予防法」制定（全患者の隔離を定める）
一九四〇年（昭和十五）	熊本県本妙寺地区で強制収容
一九四一年（昭和十六）	**「癩予防協会三重県支部」発足**
一九四三年（昭和十八）	アメリカで治療薬プロミンの効果発表
一九五一年（昭和二十六）	「全国国立らい療養所患者協議会」（現・全療協）発足
	参院・厚生委員会で三園長が隔離政策継続を要望
一九五三年（昭和二十八）	「らい予防法」制定（隔離政策が継続）
一九六四年（昭和三十九）	鳥取県が全国に先がけ「里帰り事業」開始
一九六五年（昭和四十）	**三重県が入所者対象に「里帰り事業」開始**
一九八八年（昭和六十三）	岡山県に「邑久長島大橋（人間回復の橋）」開通
一九九三年（平成五）	東京都に高松宮記念ハンセン病資料館開館
	（二〇〇七年に国立ハンセン病資料館として再開館）
一九九六年（平成八）	「らい予防法」廃止　菅直人厚生大臣が謝罪

一九九八年（平成十）	「らい予防法違憲国家賠償請求訴訟」熊本地裁に提訴
二〇〇一年（平成十三）	熊本地裁で原告全面勝訴の判決　国は控訴せず
	その後、和解が成立
二〇〇二年（平成十四）	**三重県が津市で「ハンセン病・人権のつどい」開催**
二〇〇三年（平成十五）	長島愛生園に歴史館完成
	ハンセン病回復者、田端明氏が三重に帰郷（六十三年ぶり）
	熊本県の黒川温泉で療養所入所者の宿泊拒否事件
二〇〇四年（平成十六）	**三重県の野呂知事が岡山県のハンセン病療養所訪問**
二〇〇五年（平成十七）	**三重県が『三重県のハンセン病問題、その資料と証言』発刊**
二〇〇九年（平成二十一）	「ハンセン病問題基本法」施行
	「ハンセン病問題を共に考える会・みえ」発足
	津市で「ハンセン病問題を共に考える集い」（以後各地で開催）
二〇一六年（平成二十八）	最高裁がハンセン病「特別法廷」を謝罪
	「ハンセン病家族訴訟」で集団提訴（五六八人）
	邑久光明園に社会交流会館完成
二〇一八年（平成三十）	ハンセン病療養所の世界遺産登録をめざすＮＰＯ発足
二〇一九年（令和元）	長島二園の建物等十件が国の登録有形文化財に
	「家族訴訟」で原告が勝訴　補償法など成立
	ハンセン病療養所フィールドワーク実施（三重県など主催）

参考文献

大谷藤郎『らい予防法廃止の歴史』勁草書房、一九九六年
熊本日日新聞社編『検証・ハンセン病史』河出書房新社、二〇〇四年
ハンセン病違憲国賠訴訟弁護団『開かれた扉――ハンセン病裁判を闘った人たち』講談社、二〇〇三年
長島愛生園入園者自治会編『隔絶の里程――長島愛生園入園者五十年史』日本文教出版、一九八二年
邑久光明園入所者自治会編『隔離から解放へ――邑久光明園入所者百年の歩み』山陽新聞社、二〇〇九年
ハンセン病家族訴訟弁護団編『「家族がハンセン病だった」――家族訴訟の証言』六花出版、二〇一八年
山陽新聞社編『語り継ぐハンセン病――瀬戸内3園から』山陽新聞社、二〇一七年
黒坂愛衣『ハンセン病家族たちの物語』世織書房、二〇一五年
『橋を渡る――邑久長島大橋架橋30周年記念』国立ハンセン病資料館、二〇一八年
各企画展図録　国立ハンセン病資料館
『三重県のハンセン病問題、その資料と証言』三重県、二〇〇五年
『愛生』国立療養所長島愛生園
光田健輔『回春病室――救ライ五十年の記録』朝日新聞社、一九五〇年
藤野豊編・解説『近現代日本ハンセン病問題資料集成』不二出版、二〇〇二年～
塔和子『未知なる知者よ』海風社、一九八八年
『ハンセン病の向こう側』厚生労働省パンフレット、二〇二〇年
『―希望ある明日へ向けて―知ってほしい、ハンセン病のこと。』国立ハンセン病資料館パンフレット、二〇二〇年

三重テレビ放送　ハンセン病関係番組　制作の記録（放送月は初回放送分を記載）

「かけはし　～元ハンセン病担当官の苦悩と喜びから～」――二〇〇二年五月放送　55分
「ハンセン病とともに」――二〇〇三年三月放送　30分
「石蕗《つわ》の花咲くふるさとへ　～ハンセン病回復者 63年目の故郷～」――二〇〇四年三月放送　55分
「いのちの〝格差〟　～戦争に翻弄された病　ハンセン病～」――二〇〇八年十月放送　55分
「〝さとがえり〟　～ハンセン病回復者帰郷事業の半世紀～」――二〇一四年五月放送　55分
「大ちゃんと為さん　～あるまちの風景～」――二〇一六年十二月放送　55分
「虹のむこうには　～市民が向き合った〝ハンセン病〟～」――二〇二〇年一月放送　30分
「大作さんと正　～家族の〝ハンセン病〟～」――二〇二〇年五月放送　55分
「遺《のこ》すことば　～三重から島へ　ハンセン病回復者の思い～」――二〇二一年一月放送　55分

協力者一覧

国立ハンセン病資料館
三重県医療保健部
国立療養所長島愛生園
長島愛生園入所者自治会
国立療養所邑久光明園
邑久光明園入所者自治会
両園三重県人会
国立療養所大島青松園
全国ハンセン病療養所入所者協議会
厚生労働省
日本財団
笹川保健財団
ふれあい福祉協会
ハンセン病問題を共に考える会・みえ
日本文藝家協会
サンテレビジョン
反差別・人権研究所みえ
動物介在活動ぷらす
川北為俊
吉田大作
伊勢学
常盤貴子
石井正則
スターダストプロモーション
ホリプロ
田槙奈緒（イラスト）
井上光彦（写真）
山口彰久（写真）

小川秀幸（おがわ・ひでゆき）

1966年、三重県伊賀市生まれ。三重テレビ放送報道制作局長。

大阪市立大学卒業後、三重テレビ放送入社。2001年のらい予防法違憲国家賠償請求訴訟の判決を機にハンセン病問題の取材をはじめ、元三重県職員とハンセン病回復者の交流、回復者の里帰り、ハンセン病と家族などをテーマに9本のドキュメンタリーを制作。

一連の取材で第52回ギャラクシー賞報道活動部門優秀賞、平成27年日本民間放送連盟賞（放送と公共性）優秀、「大ちゃんと為さん」で第54回ギャラクシー賞テレビ部門選奨などを受賞。

ニュース情報番組「Mieライブ」で大谷昭宏さんの報道コーナーを担当。

著書に『かけはし――ハンセン病回復者との出会いから』（近代文芸社）、『ローカル局のこころ――三重テレビ取材帳』（風詠社）。

また桂福団治さん、林家菊丸さんら三重県出身の落語家とともに四日市市で初代桂文治顕彰落語会「文治まつり」の立ち上げに携わる。これまでに16回開催。

現在、三重県人権教育研究協議会理事、反差別・人権研究所みえ評議員、津地方裁判所委員会委員など。

虹《にじ》のむこうには　為《ため》さん・大作《だいさく》さんの言葉《ことば》
ハンセン病取材二十年の記録

2021年10月8日　初版第1刷発行

著　者　小川秀幸《おがわひでゆき》
発行所　株式会社 皓星社
発行者　晴山生菜

〒101-0051　東京都千代田区神田神保町 3-10-601
電話：03-6272-9330　FAX：03-6272-9921
URL http://www.libro-koseisha.co.jp/
E-mail：book-order@libro-koseisha.co.jp
郵便振替　00130-6-24639

装丁　藤巻亮一
印刷・製本　精文堂印刷株式会社

ISBN978-4-7744-0753-1　C0036